Sa Majesté Dominiqu

POLITIQUE ET SYSTÈME DE SANTÉ

Concepts, parcours historique, analyse stratégique et perspectives
pour l'émergence du Cameroun.

Préface du Dr Mathias Somé

Dédicace au Professeur G.L Monekosso (in memoriam)

Postface du Dr Julienne NGO LIKENG

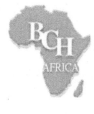

Building Capacities for better Health in Africa Cameroon Productions
« *Empowering individuals and communities, promoting local
ownership in health* »

Les éditions

Du même auteur:

Le développement sanitaire en Afrique francophone

Enjeux et perspectives post 2015, Harmattan 2015.

Graphisme couverture : Madja Entertainment Inc.

Dépôt légal : 1ᵉ trimestre 2022

Bibliothèque et Archives Nationales du Québec

Bibliothèque et Archives Canada

Tous droits réservés

Copyright © Les éditions l'Empreinte du passant

Canada

ISBN : 9798403222334

À méditer !!!

« Nous allons nous efforcer de donner à notre système de santé la capacité de répondre aux besoins réels de la population, en donnant aux formations hospitalières et aux centres de santé les moyens nécessaires en personnel, en matériels et en médicaments … À terme, nous devrions aboutir à un dispositif d'assistance médicale qui ne laisserait aucun Camerounais sans soins, quels que soient ses moyens » **(Son Excellence M. Paul Biya, Président de la République du Cameroun. Extrait des préliminaires : Ministère de la Santé Publique, 2016, *Stratégie Sectorielle de Santé 2016-2027*, Yaoundé, Minisanté.**

« La Santé est le plus grand trésor de l'humanité ; tout au long du cycle de vie, Hommes, Femmes, jeunes, adultes et vieux, riches ou pauvres, ont le droit d'en jouir pour participer activement au développement socioéconomique de leur pays ; la promotion et la protection de la santé doivent être une préoccupation commune à placer au-dessus des chapelles de politiques politiciennes ; la santé est si précieuse que sa gestion ne saurait être l'exclusivité des Gouvernants sans contrôle citoyen » **(Kondji Kondji, D., 2008, BCH Africa).**

« On ne donne pas la santé à un individu, à une population comme un cadeau ; on l'aide par l'information, l'éducation, la communication et l'empowerment/capacitation, à se maintenir en bonne santé, à prévenir les maladies, à s'administrer les soins élémentaires de premiers secours et à s'orienter vers les formations sanitaires à temps pour une prise en charge curative que requiert son état de santé perturbé » **(Kondji Kondji, D., 2008, BCH Africa).**

« La promotion et la protection de la santé d'un peuple doivent être un motif de fierté et d'affirmation de la souveraineté nationale ; si l'apport des partenaires extérieurs doit être accepté dans le cadre des Accords de coopération internationale, en aucun cas ce dernier ne doit être indispensable au point d'en devenir dépendant (qui finance, influence). Par un sursaut d'orgueil, l'État doit honorer ses obligations régaliennes pour la santé de ses populations et ses Forces vives doivent mobiliser des ressources additionnelles, exiger l'impératif de redevabilité de la gestion de la santé et s'organiser pour assurer un contrôle social citoyen » **(Kondji Kondji, D., 2016, ACASAP).**

La santé en tant que droit humain pour tous, doit être inscrite au rang des priorités du développement ; bien qu'elle ait pour déterminants généraux : la Paix, l'Éducation, l'Alimentation, le logement, un Écosystème stable, les Revenus, l'équité, la Justice Sociale et le Respect des Droits de l'Homme, elle peut devenir une sérieuse menace pour la sécurité et le développement socioéconomique dans le monde ; les Pandémies émergentes et ré-émergentes en sont une illustration patente » **(Kondji Kondji, D., 2019).**

La santé : une préoccupation majeure pour la Paix et la Sécurité mondiales

Dédicace

Hommage in mémorial au Professeur G. L. Monekosso

Au moment où nous publions cet ouvrage, nous tenons à rendre un éternel hommage au regretté **Professeur G. L. Monekosso** auprès de qui nous avons beaucoup appris de ce qu'est la Santé Publique et Communautaire aussi bien sur le plan théorique que pratique et qui avait toujours soutenu notre initiative de partager l'information et la connaissance en matière de santé avec les professionnels de santé, les acteurs et intervenants du secteur santé et le grand public.

Puisse le vœu maintes fois exprimé par l'Illustre Savant disparu de voir le système national de santé se renforcer, des soins de santé primaires revitalisés, des districts de santé viabilisés avec des ressources humaines pour la santé, réorientées vers le service communautaire se concrétiser à travers cette publication inédite.

Très respectueusement, nous lui dédions cet ouvrage

PRÉFACE

La situation sanitaire en Afrique, en ce début du troisième millénaire, est marquée par la pauvreté aggravée, le spectre des endémies, épidémies, pandémies et autres catastrophes naturelles. Ces dernières constituent des menaces réelles pour le développement socio-économique. Pourtant, de tout temps, les États africains, avec l'appui de la communauté internationale, ont consenti d'énormes sacrifices sur le plan sanitaire en vue de s'assurer une main-d'œuvre jouissant d'une vie socialement et économiquement productive.

La santé n'est pas l'apanage de ses seuls professionnels. Il apparaît que seule l'implication réelle de tous les secteurs de la vie nationale pourrait permettre une amélioration significative de la situation sanitaire. Les investissements verticaux ont montré leurs limites en matière de développement en général et de développement sanitaire plus précisément. Au Cameroun, les efforts de développement sanitaire se traduisent par un ensemble de réformes d'ordre politique, stratégique et structurel. Ces réformes ne sont pas suffisamment connues par la communauté nationale en général et par la majorité des acteurs, partenaires et bénéficiaires de l'action sanitaire en particulier, pour promouvoir et favoriser l'implication pour « la Santé Pour Tous ».

Des mutations successives s'observent dans le pays sur le plan sanitaire sous l'influence de la mondialisation. L'information et la formation de tous sur le passé et le présent des politiques sanitaires devraient permettre un meilleur engagement dans leur mise en œuvre. C'est donc dans l'optique de la « Santé pour Tous et par Tous », à travers l'information et la formation, que s'inscrit la présente publication. Elle vise entre autres à : promouvoir une synergie judicieuse des acteurs, intervenants et partenaires dans le développement sanitaire du Cameroun par une meilleure connaissance de l'évolution historique et conceptuelle de la politique sanitaire nationale. Elle permet de contribuer au processus de réorientation des ressources humaines de la santé vers le service communautaire.

En tant qu'œuvre historique, ce manuel devra retenir l'attention des Politiques et des Décideurs à divers niveaux pour les éclairer sur le chemin parcouru et justifier leurs investissements actuels et futurs. En tant qu'œuvre d'information, ce manuel devra servir de guide d'orientation à différents partenaires des secteurs apparentés, aux acteurs des organismes non gouvernementaux et des Collectivités Territoriales Décentralisées, au monde associatif ainsi qu'au grand public. En tant qu'œuvre de formation enfin, ce manuel devra servir d'outil d'initiation du personnel de santé à l'art de la santé publique et communautaire, à la pratique du développement sanitaire axé sur la viabilisation des districts de santé. Il pourra également leur servir d'outil dans le cadre de l'orientation/formation des structures de dialogue et de participation communautaire.

Plus concrètement, je recommande volontiers cet ouvrage :

- aux responsables en charge du développement sanitaire national comme exemple d'outil de référence ;
- aux étudiants en spécialisation en Santé Publique comme livre de chevet ;
- aux étudiants en médecine, à ceux en sciences infirmières et en techniques médico-sanitaires pour leur programme de formation comme lecture obligatoire ;
- aux enseignants-chercheurs et aux étudiants des Instituts de formation en Santé Publique et développement qui y trouveront des contenus pertinents en rapport avec leurs curricula officiels de formation ;
- aux partenaires au développement ainsi qu'aux secteurs connexes à la santé qui s'en inspireront pour mieux orienter leurs interventions dans le cadre de l'intersectorialité et du partenariat national et international ;
- aux professionnels des médias qui en auront besoin comme support de connaissances de base du secteur de la Santé Publique et source d'information fiable et crédible ;

aux responsables et membres des Collectivités Territoriales Décentralisées qui s'y référeront pour mieux comprendre les compétences relevant du domaine de la Santé Publique et la bonne gestion des programmes et projets qui s'y rattachent.

L'auteur, Expert international en Santé Publique et en Communication pour le Développement a participé de façon active au processus de développement sanitaire à tous les niveaux du système national de santé du Cameroun. Il a également participé au processus d'élaboration du cadre conceptuel du district de santé viable et de la Stratégie Sectorielle de Santé 2016-2027. Nanti d'une telle expérience, il se propose de la partager avec la communauté sanitaire nationale et internationale.

Convaincu que l'information, la formation et le renforcement des capacités sont des stratégies efficaces d'éducation pour le développement lorsqu'elles sont utilisées à bon escient, je souhaite que cette publication apporte à ses lecteurs, la satisfaction à leur besoin de « savoir pour mieux agir » et à leur curiosité intellectuelle.

Puisse cet ouvrage contribuer positivement au processus de développement sanitaire en général, et plus particulièrement à la revitalisation des soins de Santé Primaires et à la viabilisation par tous des districts de santé au Cameroun.

Dr Mathias SOMÉ

Spécialiste de Santé

Président de la Fédération Africaine des Associations de Santé Publique.

AVANT-PROPOS

Contexte et justification

En septembre 1995, la Collection Santé Publique « *Savoir pour mieux agir* » publiait un manuel de formation du personnel sanitaire intitulé : *Réorientation des Soins de Santé Primaires au Cameroun*. Ce manuel était en adéquation avec certains contenus des programmes de formation des personnels médico-sanitaires révisés par le Ministère de la Santé Publique en 1994. Sept ans après, les nouvelles évolutions enregistrées dans le secteur de la santé faisaient appel à une certaine actualisation du contexte à documenter afin de satisfaire les besoins d'information et de formation des acteurs et partenaires de la santé.

C'est dans le souci d'apporter une réponse pertinente et adéquate à ces besoins ressentis et maintes fois exprimés, que l'Auteur avait publié en janvier 2005, l'ouvrage intitulé *Politique et Système de Santé, évolution historique au Cameroun : de la conceptualisation à l'opérationnalisation*. Quinze ans après, plusieurs innovations aux plans scientifique, technologique et sanitaire ont vu le jour et ont de manière significative influencé l'évolution des politiques et du système de santé en Afrique et plus précisément au Cameroun. Le besoin de publier un ouvrage qui se réfère aux aspects théoriques de la discipline, fait une véritable analyse stratégique de l'évolution du secteur, avant d'émettre conséquemment, des perspectives.

En termes d'innovations sur le plan historique après l'avènement des Soins de Santé Primaires (Alma Ata, 1978) adoptés par le Cameroun en 1982, la restructuration du système de santé en Afrique (Lusaka 1985), l'Initiative de Bamako (1987) adoptés au Cameroun en 1993 sous la dénomination « Réorientation des Soins de Santé Primaires » et les Objectifs du Millénaire pour le Développement adoptés par les Nations Unies en 2000, deux grands évènements internationaux ci-après relevé, ont marqué l'histoire mondiale de la Santé Publique et fortement influencé le secteur santé au Cameroun :

- Les Nations Unies ont proposé à la communauté mondiale le passage des Objectifs du Millénaire pour le Développement en 2000, aux Objectifs de Développement Durable en 2015.

- Les Nations Unies dans le souci de promouvoir l'équité et la justice sociale en santé, ont en 2012, recommandé aux pays d'instaurer la Couverture Sanitaire Universelle.

Quarante ans après l'avènement des Soins de Santé Primaires à Alma Ata, les chefs d'État et de gouvernement, ministres et représentants des États et des gouvernements se sont réunis à Astana au Kazakhstan les 25 et 26 octobre 2018 sous l'égide de l'OMS et de l'UNICEF dans le cadre de la deuxième conférence internationale sur les soins de santé primaires avec pour thème : « D'Alma Ata à la couverture sanitaire universelle et aux objectifs de développement durable ».

À l'issue de cette conférence, les participants, tout en réaffirmant leurs engagement pris à Alma Ata, ont formulé dans une nouvelle déclaration dite d'Astana dont la vision se résume en quatre points : a) des gouvernements et des sociétés qui fixent leurs priorités, promeuvent et protègent la santé et le bien-être des populations par l'intermédiaire des systèmes de santé solides ; b) des soins de santé primaires et des services de santé qui sont de grande qualité, sûrs, complets, intégrés, accessibles, disponibles et abordable pour tous et partout ; c) des environnements stimulants et propices à la santé dans lesquels les individus et les communautés sont dotés des moyens de conserver et d'améliorer leur santé et leur bien-être et y participent activement ; d) des partenaires et des parties prenantes unis et cohérents (WHO, 2018).

Cette vision est sectionnée en quatre composantes qui devraient inspirer et illuminer les réformes des politiques de santé et les processus d'instauration de la Couverture sanitaire Universelle (CSU). Plus concrètement, la Communauté internationale a au terme de cette Conférence, pris les engagements suivants :

- Faire des choix politiques ambitieux pour la santé dans tous les secteurs ;

- Construire des soins de santé primaires durables ;

- Donner aux individus et aux communautés les moyens d'agir ;

- Aligner le soutien des parties prenantes sur les politiques, les stratégies et les plans nationaux ;

> **La Déclaration d'Astana sur les Soins de Santé Primaires, invite toutes les parties prenantes de tous les secteurs à entreprendre des actions communes pour construire des soins de santé primaires plus solides et durables en vue de parvenir à la Couverture Sanitaire Universelle (CSU).**

Le Cameroun depuis 2009, s'est donné une Vision de développement à l'horizon 2035 pour devenir un pays émergent ; dans le cadre de l'accomplissement de ses obligations régaliennes en matière de santé, le pays a engagé plusieurs réformes et actions stratégiques visant à contribuer à cette vision de développement. Une Stratégie Sectorielle 2016-2027 a été élaborée. Toutes ces innovations nécessitent d'être connues par tous les acteurs et bénéficiaires de l'action sanitaire.

L'objet de cette publication est de documenter et de partager avec la communauté nationale et internationale, l'évolution des politiques et du système de santé du Cameroun des années d'indépendance jusqu'en 2019 afin de mieux éclairer les gouvernants à prendre en compte les forces, les faiblesses, les opportunités ainsi que les menaces issues d'une analyse objective de notre système national de santé en vue de faire de la Couverture Sanitaire Universelle, un succès.

Intention de l'auteur

Notre intention à travers cette publication est :

- d'initier un plaidoyer en faveur d'un meilleur positionnement politique et d'une sensibilité plus conséquente du secteur de la santé par l'État, le secteur privé et la Société Civile ;

- de contribuer au processus de réorientation des ressources humaines de la santé vers la pratique de la santé publique et l'exercice du service communautaire qui exigent de leur part, la maîtrise d'un ensemble de connaissances, d'attitudes et d'aptitudes spécifiques que les cursus académiques ne valorisent pas suffisamment ;

- d'intéresser les partenaires à l'action sanitaire par l'information et la formation sur l'évolution historique récente de la politique nationale de santé afin de motiver leur implication inconditionnelle et justifiée au processus de développement sanitaire.

- de contribuer au renforcement des capacités sociales et communautaire en matière de promotion de la santé en vue d'une véritable cogestion du secteur.

Public cible

Ce manuel est conçu à l'intention :

- des responsables politiques, décideurs et partenaires au développement pour une revue objective des efforts consentis et une réorientation des investissements à envisager vers plus d'efficacité et de rentabilité.

- des Acteurs du secteur privé et de la société civile afin de percevoir leur rôle indispensable dans l'action sanitaire et susciter leur engagement et soutien ;

- des chercheurs dans le domaine de la santé publique en général et des politiques de santé en particulier ;

- des formateurs et apprenants des institutions de formation des personnels de santé ;

- des partenaires des secteurs apparentés à la santé, des organismes non gouvernementaux et associations œuvrant dans le domaine de la santé pour une bonne préparation à la coaction ;

- des responsables des organes de la gouvernance sanitaire aussi bien centrale que locale, des représentants des structures de dialogue, élites et leaders communautaires dont la maîtrise du contexte sanitaire est une des conditions pour une réelle implication.

Fonctions du manuel

Ce manuel voudrait servir une quadruple fonction d'information, de formation, d'historique et de plaidoyer :

- Comme outil d'information, il rappelle des théories, des concepts, des principes et des stratégies relatifs à la santé publique et communautaire et présente l'évolution de la politique sanitaire du Cameroun et son application dans le système national de santé.

- Comme outil de formation/apprentissage, le manuel vise à susciter l'activité d'acquisition et de transformation des savoirs en connaissances chez les lecteurs/apprenants et à favoriser leur autonomie.

- L'approche historique choisie sert à faire le lien entre les concepts et leur application dans l'espace et dans le temps afin de faciliter la compréhension de l'ensemble. La connaissance du passé devrait constituer une base pour la maîtrise du présent et permettre la projection d'un futur réaliste.

- L'ouvrage à travers la clarification des concepts et la documentation descriptive et analytique de l'évolution du secteur permet aussi bien aux professionnels du secteur que des acteurs du secteur privé, de la société civile, aux partenaires techniques et Financiers actuels et potentiels, de comprendre que la santé n'est pas l'apanage de ses seuls praticiens formés ; c'est l'affaire de tous qui mérite implication, participation, appropriation et même autonomisation.

Les quatre fonctions du manuel sont complémentaires et participent de l'effort de promotion de la santé pour tous et par tous.

Vue sous cet angle, cette contribution ne saurait à elle seule combler toutes les attentes des lecteurs ; d'autres publications officielles et individuelles devront davantage contribuer à instruire et éclairer l'opinion publique en matière de développement sanitaire au Cameroun. Conscient de ce que cette publication ne laissera pas son lectorat indifférent, notre souhait est que chaque lecteur fasse part des observations, des questions et d'autres préoccupations que lui inspirera cet ouvrage dans le cadre d'un réseau de partage de connaissances en santé publique.

REMERCIEMENTS

Nous adressons nos remerciements à tous ceux qui ont de près ou de loin, apporté leurs contributions techniques et leur soutien indéfectible à la conception et à la production de cet ouvrage. Nos remerciements particuliers vont à l'endroit du Ministère de la Santé Publique du Cameroun, de la Fédération Mondiale des Associations de Santé Publique (FMASP), de l'Association Camerounaise de Santé Publique (ACASAP), du Bureau Exécutif de l'ONG BCH Africa Cameroun, des Etudiants de la première à la septième promotion et du corps enseignant de l'École privée de Santé Communautaire de Douala (Africa's Professional Training Center in Community Health), des Éditions Monange et des personnalités ci-après pour leurs soutiens multiformes:

Dr Mathias Somé ; Dr Raphael Thérèse Okalla Abodo ; Dr Julienne Ngo Likeng ; Dr Jacqueline Matsezou ; Dr Fouakeng Flaubert ; Sa Majesté Ndombi Otto ; Mr Zaccheous Achidi Asanga, Mr Mbia Paul ; Mme Ngo Massal Epouse Ngando ; Mme Marie Bebe Etondey ; Mme Dibatchou Ceranie ; Messieurs Mbeng Benoît Alexandre, Jean Keumoé, Essoungou David, Tibang Guillaume, Patrice Georges Konji Bang, Shiro Claude Bebone, Ndedi Kondji Jean Lucke Barry, Alain Geraud Ndombi et Membi Moïse.

Avec tous, nous voudrions ainsi partager tout le crédit qu'aura cet ouvrage. Cependant, nous acceptons d'assumer individuellement la responsabilité des imperfections éventuelles ainsi que des analyses et prises de position qui y sont contenues. Tout en espérant que le présent ouvrage répondra avec satisfaction aux besoins de son lectorat autant que celui qui l'a précédé en 2005, l'Auteur souhaiterait que la prochaine publication sur la même thématique (Politique et Système de Santé), soit à plusieurs contributeurs.

14

INTRODUCTION :

PLAIDOYER ET MOBILISATION SOCIALE

Pourquoi devons-nous accorder plus d'importance et de moyens à la santé publique en Afrique ?

En ce début de XXIème siècle, la santé est de plus en plus perçue comme étant un facteur essentiel pour la croissance et le développement, l'équité et la stabilité. Etant donné que plusieurs déterminants sociaux, environnementaux et comportementaux sont à l'origine des maladies et des décès, il importe que les dirigeants du monde réexaminent le rôle de la santé publique dans cet environnement sociétal et politique en pleine évolution et s'en préoccupent particulièrement.

La préoccupation majeure des systèmes de santé au XIXème siècle était de développer le **modèle biomédical** marqué par un arsenal organisationnel et infrastructurel des hôpitaux. Le XXème siècle, face à l'évolution des besoins de type promotionnel, préventif, curatif et de gouvernance participative, a vu émerger au plan mondial, des approches de santé communautaire dans les années 70 avec les Soins de Santé Primaires (SSP, Alma Ata 1978) et de Promotion de la santé en 1986 avec la Charte d'Ottawa. Il faut ajouter pour l'Afrique spécifiquement, la Réorientation des SSP issue des Conférences internationales de Lusaka, de Harare et l'Initiative de Bamako. Ces évolutions en matière de Santé Publique internationale ont recommandé la combinaison du **modèle biomédical** largement usité avec les **modèles socio-environnemental et comportementaliste.** À cette réforme, bon nombre de pays francophones d'Afrique y compris le Cameroun ne se sont pas bien accommodés.

Le continent africain est marqué par la persistance et la réémergence des endémo-épidémies et pandémies aux déterminants épidémiologiques, environnementaux, sociaux et comportementaux essentiellement maîtrisables. L'adoption de la démarche de Santé Publique et l'application rigoureuse de ses services clés et ses fonctions facilitatrices essentielles permettront d'améliorer de manière durable la santé et le bien-être des populations.

Les huit Objectifs du Millénaire pour le Développement (OMD) de 2000 n'ont pas connu les résultats escomptés en Afrique à leur échéance de 2015. Les

Nations Unies viennent une fois de plus de convier leurs États membres à réaliser dix-sept Objectifs de Développement Durable. Le troisième porte sur la santé et le bien-être. Les seize autres exercent une influence sur les déterminants de la santé. C'est dire que la santé est une des pierres angulaires du développement et qu'il faut lui accorder une place de choix dans les priorités gouvernementales.

Dans son rapport produit en 2008, la Commission de l'OMS sur les Déterminants Sociaux de la Santé recommandait à la communauté internationale, de combler le fossé en matière de santé en une génération. Cela s'effectuerait par une action concertée sur les déterminants sociaux de la santé. Ces derniers sont « **les circonstances dans lesquelles les gens naissent, grandissent, vivent, travaillent et vieillissent** ». Cette Commission invitait ainsi les gouvernants et tous les acteurs du développement à œuvrer de manière collective pour améliorer les conditions de vie quotidienne de tous et de chacun tout en réduisant les iniquités dans la distribution du pouvoir, de l'argent et des ressources. Les déterminants de la santé et du bien-être sont extérieurs au secteur de la santé et sont d'ordre social et économique. La réunion internationale tenue en 2010 en Australie sous l'égide de l'OMS a été sanctionnée par la ***Déclaration d'Adelaïde*** *sur l'intégration de la santé dans toutes les Politiques.*

Cette Déclaration engage l'ensemble des dirigeants et des décideurs à tous les niveaux. Elle souligne qu'il est plus facile d'atteindre les objectifs gouvernementaux lorsque tous les secteurs tiennent compte de la santé et du bien-être comme élément clé de l'élaboration des politiques publiques. La santé dans toutes les politiques exige une nouvelle forme de gouvernance. Il existe un *leadership* partagé au sein des gouvernements, englobant l'ensemble des secteurs pour réaliser le développement social, économique et environnemental. Pour promouvoir l'intégration de la santé dans toutes les politiques, le secteur de la santé doit apprendre à travailler en partenariat avec les autres secteurs.

Le 12 décembre 2012, l'Assemblé générale des Nations Unies a adopté le Résolution A/67/L.36 en faveur de **la couverture sanitaire universelle**. Cette résolution invite les États Membres à adopter une démarche multisectorielle et à traiter les déterminants de la santé par secteur. Il est question d'intégrer, au besoin, la santé dans toutes les politiques. Tenir compte de ses déterminants sociaux, environnementaux et économiques, permettra de réduire les inégalités dans ce domaine et de favoriser le développement durable.

L'Union Africaine (UA) s'est dotée d'une Stratégie continentale de la santé pour la période 2016-2030. Dans cette stratégie, elle invite les États membres à adapter et à incorporer dans leurs politiques multisectorielles de santé les priorités stratégiques définies. Les États devront aussi développer un *leadership* solide en vue de disposer et d'implémenter des cadres de plaidoyer, de gouvernance, de législation et de mobilisation de ressources (UA, 2016 : 27).

En 2016, la Fédération mondiale des Associations de Santé Publique (FMASP) a élaboré et publié **la Charte Mondiale pour la Santé des Populations.** Celle-ci constitue la principale production de son programme de collaboration avec l'OMS. Il s'agit d'adapter la Santé Publique à son contexte mondial, à la lumière et en cohérence avec les Objectifs de Développement Durable (ODD). La Charte rassemble le meilleur de tous les modèles existants et fournit un cadre complet, clair et flexible. Ce cadre peut être appliqué mondialement et spécifiquement à chaque pays, qu'il soit à revenu faible, moyen ou élevé. Cette Charte définit un référentiel composé de **trois Services clés** (Promotion, Prévention et Protection) et quatre **Fonctions facilitatrices** (*Leadership* et Gouvernance, Information et Recherche, Renforcement de capacités et Plaidoyer/Communication). Cette innovation mondiale promue en Afrique a fait l'objet d'un Forum international tenu à Yaoundé du 14 au 16 mars 2018 sous le parrainage du Ministère de la Santé Publique et l'appui technique de l'OMS Afrique. De ce fait, le soutien technique de l'OMS mérite d'être approprié par les États.

Au regard de ce qui précède, il devient impérieux :

- d'une part, de réexaminer le rôle et le caractère multisectoriel et multidisciplinaire de la Santé Publique au sein des Gouvernements, le but étant d'appliquer la Déclaration d'Adélaïde sur la santé dans toutes les politiques au lieu de confiner ses services essentiels à un seul ministère qui ne maîtrise pas la plupart des déterminants sociaux ; des changements institutionnels et organisationnels audacieux seront nécessaires au double plan législatif et règlementaire ; ces changements ne sauraient s'opérer si les Décideurs n'ont pas une bonne compréhension des enjeux de la Santé Publique à l'horizon 2030.

- d'autre part, il est question de veiller à procéder à une mise en œuvre de la Déclaration d'Astana sur les Soins de Santé Primaires en vue de préparer les systèmes nationaux de santé à une instauration efficace et efficiente de la Couverture Sanitaire Universelle.

Le Cameroun s'est doté d'une Stratégie Sectorielle de Santé 2016-2027. Elle s'oriente vers l'instauration d'une Couverture Sanitaire Universelle décidée par le Chef de l'État. Elle aura du mal à atteindre les objectifs escomptés si certains paradigmes ne sont pas changés et si une réforme audacieuse du secteur basée sur des référentiels internationaux de la Santé Publique n'est pas entreprise. La réforme vise à passer d'un système de santé hospitalocentriste avec des programmes de santé verticaux, à un système de santé véritablement orienté vers les Soins de Santé Primaires (SSP) pour tous et par tous.

Le plaidoyer politique ici engagé, vise à attirer l'attention des tenants actuels et futurs des pouvoirs exécutif et législatif à tous les niveaux, sur la place qu'occupe la Santé Publique dans le développement socioéconomique. De même, il attire l'attention de ceux-ci sur la nécessité de l'inscrire parmi les priorités de premier rang dans les politiques publiques et sociales avec des moyens conséquents. Il invite ces derniers à exprimer publiquement à leurs gouvernés électeurs, leurs engagements de garantie pour une meilleure santé des populations sous forme d'un **pacte de redevabilité sociale** à opérationnaliser pour le bien-être de toutes les populations camerounaises.

La mobilisation sociale quant à elle, appelle les Forces vives nationales que sont : la Société civile, le Secteur privé, les Organisations syndicales, les Médias, les Congrégations religieuses, les Structures de dialogue et de participation communautaire, les Célébrités du Sport, des Arts et de la Culture, les sommités intellectuelles, les Mécènes et la Diaspora camerounaise à se mobiliser à titre individuel et collectif. Le but d'une telle mobilisation est de soutenir les processus de capacitation, d'appropriation et d'autonomisation des populations en matière de santé et surtout d'assurer un contrôle social citoyen de l'action sanitaire des gouvernants de manière permanente.

Les résultats du plaidoyer politique et de la mobilisation sociale citoyenne permettront de faire accéder la nation camerounaise entière à une « **Démocratie sanitaire** » qui pourrait servir d'exemple dans la Région africaine. Le survol historique de près de soixante ans d'édification d'un système de santé au Cameroun ainsi que le rappel des principales réalisations, des acquis à consolider, des défis à relever, des opportunités et des menaces à surmonter est une reconnaissance des efforts et d'investissements consentis dans le domaine. De même, c'est une aide à la prise de décisions novatrices plus adaptées et pertinentes sans risque de sombrer dans le « *business as usual* » pour certains ou de réinventer la roue pour d'autres.

Ce chef d'œuvre servira d'appui-conseil pour faciliter la compréhension par tous du secteur de la santé. Par ailleurs, il s'agira aussi d'animer et de coordonner les processus de capacitation communautaire et de mobilisation sociale des forces vives nationales en faveur d'un contrôle citoyen permanent de l'action sanitaire.

Cette publication offre une opportunité aux Décideurs et partenaires dans le domaine de la santé et du développement de comprendre les contours du concept de Santé Publique pour apprécier sa situation au Cameroun. Le but est de mieux formuler les volets santé de leurs projets de développement. Elle donne aux Professionnels des médias de la matière leur permettant d'apprécier la mesure dans laquelle les projets et programmes de développement se conforment aux référentiels internationaux en la matière et/ou répondent aux besoins de santé actuels et futurs des populations et à ceux du système national de santé. Enfin, elle donne aux forces vives nationales de la matière pour comprendre leurs droits à la santé en vue de mieux les défendre, ainsi que leurs devoirs vis-à-vis de la santé en vue de mieux s'en acquitter.

Structuration du manuel

Le manuel comprend quatre parties.

La **première partie** initie le lecteur/apprenant au concept de Santé Publique et Communautaire dont l'opérationnalisation est relatée au chapitre suivant. Cette partie constitue un préalable à la compréhension de l'évolution du système de santé, de la politique sanitaire, de la place et la contribution du secteur santé en général dans le développement.

La **deuxième partie** après un bref rappel de l'évolution de la santé dans le monde depuis la période post guerre, présente le parcours historique de la politique et du système de santé au Cameroun des années d'indépendance à l'an 2019, dans une approche historique. Cette partie relate le chemin parcouru par le Gouvernement avec l'appui de la communauté internationale pour assurer à toutes ses populations le bien-être physique, mental et social. Ce parcours dynamique est fait d'alternances successives de conceptions de politiques et de stratégies nationales et internationales agrémentées par de nombreux concepts, ainsi que de multiples expériences de terrain. Il constitue un résumé à grands traits de notre passé sanitaire ainsi que la situation actuelle qui méritent d'être connus de tous. La description de chaque étape de cette évolution se termine par l'identification des principaux problèmes rencontrés.

La **troisième partie** fait une analyse stratégique du secteur de la santé au Cameroun en se servant des référentiels mondiaux de Santé Publique recommandés par la Charte mondiale pour la santé des populations. Cette partie présente les réalisations et les acquis majeurs du secteur, identifie les principaux défis à relever, les opportunités à saisir ainsi que les menaces à surmonter. L'Auteur schématise le parcours historique et stratégique du secteur sous forme de quatre symphonies qu'il considère comme inachevées chacune, tout en fondant l'espoir que l'instauration de la Couverture Sanitaire Universelle n'en soit pas une cinquième.

La quatrième partie lance trois appels à la mobilisation citoyenne à l'endroit des Décideurs politiques, des Élus du peuple, des Élus locaux, du Secteur privé, de la Société civile, de la Diaspora et des Communautés, à s'investir davantage dans le renforcement du système de santé. Ces appels invitent la communauté nationale à solliciter des pouvoirs publics et des forces vives certaines actions :

- mettre l'accent sur la revitalisation des soins de santé primaires, condition essentielle pour réaliser une couverture sanitaire universelle effective ;

- promouvoir l'empowerment des individus et des communautés en vue d'une participation et d'une appropriation éclairées aux actions de santé et de développement ;

- mobiliser davantage de ressources en faveur de la santé tout en s'imposant les exigences de transparence dans la gestion et la redevabilité.

En guise de **conclusion**, l'auteur rappelle ses intentions et fait le point sur le niveau d'évolution de la politique et du système de santé au Cameroun à l'orée de l'an 2020 sur les plans conceptuel et opérationnel. Il résume les problèmes majeurs persistants et propose quelques issues stratégiques inspirées des normes universelles. Des annexes présentent en fin de manuel, des documents et textes de référence ainsi que quelques références bibliographiques. L'ouvrage propose aussi une maquette de formulation d'une vision de développement sanitaire et des options stratégiques du secteur santé à l'intention des Gouvernants et des Aspirants à gouverner comme une aide à l'élaboration des politiques et stratégies de Santé Publique.

Cet ouvrage est un document de vulgarisation et de promotion de la Santé Publique qui aborde un domaine revêtant un caractère dynamique et évolutif, donc en constante mutation. Une politique sanitaire qui se veut pertinente et efficace doit s'adapter aux préoccupations sanitaires de ses populations. Elle doit s'inscrire dans le processus de développement socio-économique national et s'y intégrer. Dans cette optique, le présent ouvrage n'est pas une publication exclusive. Elle est appelée à s'inscrire dans le cadre d'une initiative globale de communication visant à promouvoir la santé pour tous par l'information, l'éducation et la formation de l'ensemble des acteurs et partenaires du secteur de la santé, en vue d'un développement sanitaire participatif et véritable.

Vue sous cet angle, cette contribution ne saurait à elle seule combler toutes les attentes des lecteurs. D'autres publications officielles et individuelles devront davantage contribuer à instruire et éclairer l'opinion publique en matière de développement sanitaire au Cameroun. Conscient de ce que cette publication ne laissera pas son lectorat indifférent, notre souhait est que chaque lecteur fasse part des observations, des questions et d'autres préoccupations que lui inspirera cet ouvrage dans le cadre d'un réseau de partage de connaissances en santé publique. Nous adressons nos vifs remerciements à tous ceux qui ont de près ou de loin, apporté leurs contributions techniques et leur soutien indéfectible à la conception et à la production de cet ouvrage.

Première partie :

Clarification des concepts

1. Concept de santé

1.1. Définitions et généralités

Selon l'Organisation Mondiale de la Santé, « La Santé est un état de complet bien-être physique, mental et social et ne consiste pas seulement en l'absence de maladies ou d'infirmités » (Constitution de l'OMS). Cette définition comporte trois aspects à distinguer :

Le bien-être physique : il concerne le bon fonctionnement du corps qui doit être au mieux de ses possibilités. Il s'agit d'un fonctionnement harmonieux des différents systèmes de l'organisme qui ne doivent souffrir d'aucune carence cachée.

Le bien-être mental : il concerne le fonctionnement et l'équilibre de la vie psychique. De même que le corps, il ne suffit pas de ne pas souffrir d'une maladie mentale, il faut également que l'aspect psychologique de notre personne fonctionne au mieux et que notre psychisme soit équilibré de façon à permettre à chacun de trouver une certaine forme de bonheur.

Le bien-être social : il est le fait de l'interrelation entre l'individu, sa famille, sa communauté et sa société. Les relations entre les personnes doivent être aussi harmonieuses dans une communauté que les relations entre les cellules d'un corps humain. Dans les communautés, les individus vivent dans un système dont les sous-ensembles ou les sous-systèmes sont les familles. Autant les individus au sein d'une famille sont interdépendants, autant les familles et les autres groupes sociaux sont interdépendants dans une communauté donnée.

Sur le plan pratique, un individu qui souffre d'une maladie contagieuse dans une famille est un risque non seulement pour les siens mais aussi pour toute la communauté. De même, la présence d'un malade mental dans une famille entraîne insécurité, appréhension et désolation dans toute la communauté. Sur le plan économique, l'indigence, l'absentéisme et d'autres facteurs et coûts directs ou indirects liés à l'état de maladie d'un individu affectent l'équilibre de la famille, de la communauté et de la société.

La définition de la santé par l'OMS fait remarquer la complexité de cette notion. En même temps, elle appelle à une réflexion quant à son évidence sur le plan pratique. Cette définition est une approche idéaliste de la santé dont l'objectif est difficilement opérationnel. La santé vue comme état (statique) est un idéal difficilement mesurable et d'appréciation relative. En effet, quand peut-on dire qu'un individu est en bonne santé, dans un état de complet bien- être ? Et pour combien de temps peut-il s'y maintenir ? Santé et absence de maladie ont des frontières imprécises et à c'est ce titre, qu'il est généralement dit que : « Tout être bien portant est un malade qui s'ignore ».

De par sa nature, l'homme est un être complexe. Certains auteurs en sciences infirmières disent de lui qu'il est : un être biopsycho-social en interaction constante avec un environnement changeant ; un être biopsychosocial ayant quatorze besoins fondamentaux.

L'environnement dont il est question ici est à la fois physique (milieu), psychosocial, culturel, religieux et économique. L'être humain modifie son environnement par sa présence, sa personnalité et son activité, en même temps que l'environnement influence sa santé. L'organisme humain subit de façon permanente des agressions endogènes et exogènes pour lesquelles il doit réagir par son potentiel de réserve, d'énergie et de forces afin de s'adapter, se maintenir en santé.

La dualité agression de l'environnement et l'adaptation de l'organisme placent l'individu sur un continuum Santé-Maladie. Sur ce dernier, il se déplace en permanence d'un sens vers l'autre et vice versa, mais toujours à la recherche de son centre qui est l'équilibre ou l'état de santé normal (Cf. Figure 1). La maladie surviendra lorsque le potentiel de réserve ou de forces de l'organisme ne pourra plus efficacement faire face à l'agression.

La santé devient alors selon Dubois (1995 : 19), une adaptation dynamique de l'homme à son environnement, un ajustement réussi et permanent d'un organisme à son environnement. On pourrait donc dire qu'un individu en bonne santé est celui qui est capable de fonctionner aussi efficacement que possible dans son milieu et de se consacrer pleinement à ses projets. Dans ce cas, l'individu apparaît comme le meilleur juge du degré de restriction dont il est affecté par rapport à l'exercice de ses activités. C'est pour cela que sa participation à la promotion de sa santé, à la prévention des maladies auxquelles il s'expose, à la restauration de sa santé est exigée et encouragée.

En conclusion, plutôt qu'un état auquel on peut accéder après un certain nombre d'épreuves ou de soins, la santé est une quête permanente d'équilibre, une adaptation face aux agressions de l'environnement à rechercher par chaque individu.

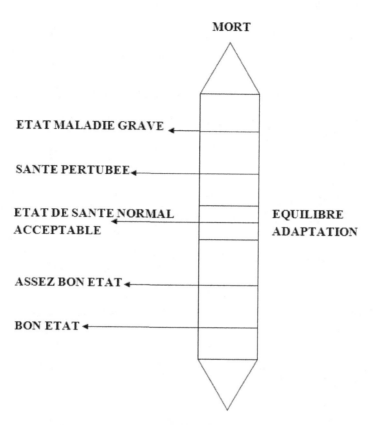

MORT

ETAT MALADIE GRAVE

SANTE PERTUBEE

ETAT DE SANTE NORMAL
ACCEPTABLE

EQUILIBRE
ADAPTATION

ASSEZ BON ETAT

BON ETAT

Figure 1 : Continuum santé-maladie. Extrait de Politique et Système de santé (Kondji Kondji, 2005).

1.2. Facteurs qui influencent la santé

Pour se maintenir en bonne santé, il faut identifier les différentes sources d'agressions dont souffre ou peut souffrir l'organisme humain, et les maîtriser ou tout au moins les contrôler. Ces sources potentielles d'agression sont des facteurs qui influencent la santé et peuvent être regroupés en six (6) catégories :

Les facteurs biologiques

Ils sont endogènes et sont liés : au patrimoine génétique de chaque individu (celui-ci peut être normal ou comporter des tares pouvant se transmettre de génération en génération), on parle de facteurs héréditaires ; aux prédispositions de certains individus face à des affections précises ; aux tares congénitales.

Les facteurs physiques et environnementaux

Ils sont liés au milieu de vie naturel qui peut être favorable ou défavorable à la santé. Il s'agit : des conditions climatiques qui favorisent le développement de certaines affections ; du relief et de l'état du sol qui influencent l'habitat, l'activité agricole et favorisent le développement des micro-organismes ; de l'hydrographie et de la végétation ; de l'état de salubrité du milieu et de la pollution atmosphérique ; de la divagation des bêtes, etc.

Facteurs psychosociaux

En ce qui concerne les facteurs psychosociaux, il s'agit des sentiments d'insécurité chez certains individus ; des émotions vives et les angoisses ; des surmenages, dépressions et solitude ; de l'instabilité conjugale ; des conflits interpersonnels et familiaux ; des fléaux tels que la drogue, la prostitution.

Facteurs socioculturels

Ils sont liés aux tabous, aux interdits, à la superstition, à la pratique de la sorcellerie, à l'organisation sociale, aux régimes matrimoniaux, à la taille de la famille, etc.

Facteurs socio-économiques

Il s'agit :

- de la démographie qui peut donner lieu à la promiscuité ou au surpeuplement ;
- de l'existence ou non des infrastructures sociales de développement : écoles, centres de santé, voies de communication, adductions d'eau et d'électricité, marchés, agro-industries ;
- du chômage, la pauvreté, la famine, l'oisiveté.
- La disponibilité des services de santé ainsi que l'accessibilité des populations aux soins de santé sont de grands facteurs qui influencent la santé.

Facteurs politiques

Ce sont les conflits, la guerre, le tribalisme, l'injustice sociale, les choix et méthodes de gouvernement. Ces différents facteurs dont la liste est loin d'être exhaustive peuvent jouer un rôle déterminant dans la perturbation de l'équilibre de l'individu sur le plan sanitaire. Dans certains cas, ils peuvent n'être que de simples risques (on parlera de facteurs de risque) ; dans d'autres cas, ces facteurs peuvent déterminer des maladies. (Voir figure 2 qui présente les différents facteurs qui influencent la santé).

La connaissance de ces facteurs nous éloigne de l'approche statistique du concept santé qui jadis la définissait comme étant tout simplement une absence de maladie. Cette approche a longtemps entretenu la confusion entre la santé et la médecine (science qui étudie les maladies et leurs traitements). La santé est multidimensionnelle. Elle doit être perçue et appréciée sous une double approche à la fois quantitative et qualitative.

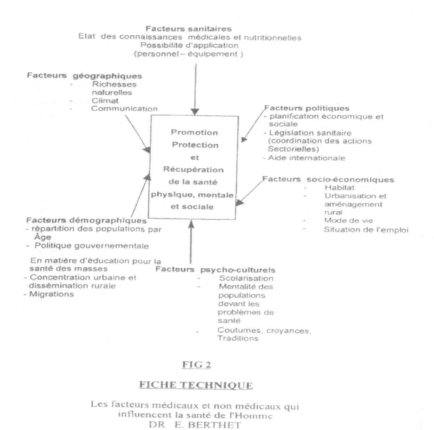

FIG 2

FICHE TECHNIQUE

Les facteurs médicaux et non médicaux qui influencent la santé de l'Homme
DR E. BERTHET

Figure 2 : Facteurs qui influencent la santé. Source : Extrait de Politique et Système de santé (Kondji Kondji, 2005).

1.3. Les facteurs de risque

1.3.1. Qu'est-ce qu'un facteur de risque ?

C'est un élément capable ou susceptible de porter préjudice à la santé de certains individus, familles ou communautés alors que d'autres peuvent y résister. Il s'agit d'une prédisposition. En effet, certains individus, groupes ou communautés présentent une faiblesse, une vulnérabilité potentielle, face à une situation, un phénomène, un facteur donné. On dit qu'ils sont des sujets, ou des groupes à risque. Le risque signifie tout simplement que l'on présente une probabilité statistique plus grande de souffrir du fait d'un phénomène donné par rapport à d'autres personnes.

Il faut préciser que celui qui présente un risque quelconque n'en souffrira pas automatiquement. Il peut ne pas en souffrir ; cependant, il faut contrôler ce risque sur le plan sanitaire. À titre d'exemple, l'obésité est un facteur de risque pour le diabète, l'hypertension et les maladies cardiaques. Mais tous les obèses ne souffrent pas de ces affections. Cependant, l'obèse doit se contrôler ou doit être plus contrôlé sur le plan sanitaire qu'un non obèse.

Selon que le risque est moindre ou élevé chez un individu ou un groupe, on parlera de sujet ou groupe à risque ou encore sujet ou groupe à haut risque. On parlera aussi de sujet à haut risque lorsqu'un individu présente plus d'un facteur de risque. Voici quelques exemples de risques pour les communautés, groupes et familles.

* Communautés à risque
- Communauté au niveau de scolarisation bas ;
- Communauté qui compte beaucoup de drogués ;
- Communauté enclavée ;
- Communauté souvent victime de calamités naturelles ;
- Communauté ne bénéficiant pas d'un système.

* Groupes à risque :
- Les enfants d'âge préscolaire ;
- Certaines professions : les mineurs, les usiniers.
- Les femmes enceintes et celles qui allaitent, etc.

* Quelques indicateurs de risque chez la femme enceinte :

- La primipare jeune (moins de 18 ans) ;

- La primipare âgée (plus de 30 ans) ;

- La grande multiparité (plus de 5 naissances) ;

- Les grossesses rapprochées (intervalle inter génésique de moins d'un an) ;

- Les grossesses gémellaires ;

- La femme de petite taille : moins de 1,50 m ;

- Antécédents de grossesse compliquée de : anémie, éclampsie, mort-né, prématurité, malformation congénitale ;

- Antécédents d'accouchements dystociques : placenta, prævia, rupture utérine, césarienne, hémorragie du post-partum.

- Etc.

* Familles à risque :

- Famille incomplète : divorce, célibat, séparation ;

- Famille avec parents irresponsables ou drogués ;

- Famille avec parents très jeunes ;

- Famille avec parents présentant des tares génétiques ou des affections chroniques.

1.4. Notion de déterminants de la santé

Dans une approche plus synthétique et conceptuelle, Blum (1976) cité par F OMS (1989) résume tous les facteurs ci-dessus énumérés en quatre déterminants principaux de la santé (voir figure 3). Ce sont :

- **La population** : avec sur le plan individuel ses facteurs biologiques et constitutionnels (hérédité, prédispositions, potentiel de réserve) ; sur le plan collectif, sa taille, sa répartition dans l'espace, son organisation sociale, son système de gestion ;

- **L'environnement** : avec ses facteurs de nuisance (facteurs liés à l'environnement physique, socio-économique, culturel et politique etc.) ;

– **Le comportement** : qui est le reflet de la personnalité et de la culture d'une communauté ; il est aussi appelé facteur relié aux habitudes et mode de vie ; il est le facteur humain qui favorise ou défavorise le plus la santé. C'est la cible de toute action éducative ;

– **Les soins de santé ou services de santé** : ils constituent les réponses aux problèmes de santé des populations. Ils doivent être disponibles et accessibles sur tous les plans, ce qui suppose une bonne politique de développement du secteur de la santé, un système de santé performant avec un sous-système de soins dispensant des prestations de restauration et réhabilitation de qualité.

Il y a interrelation entre ces différents déterminants. Les soins de santé constituent parmi les déterminants de la santé le seul domaine privilégié des personnels de santé ne sauraient à eux seuls assurer la santé physique, mentale et sociale des populations. Il convient d'accorder une attention particulière aux questions environnementales liées à la santé, aux questions comportementales liées à la santé, aux questions de population liées à la santé. Ceci suppose l'intervention d'autres secteurs du développement (collaboration multisectorielle) à l'œuvre de promotion de la santé.

De par leurs formations de base qui accordent une place prépondérante à la lutte contre la maladie, les professionnels de la santé ont généralement un codage du concept santé influencé dans la pratique par leurs professions respectives (profession médicale, profession infirmière, profession médico-sanitaire etc.). Ils ont une tendance à se préoccuper exclusivement de la dispensation des soins au détriment des trois autres déterminants de la santé.

Selon **Pineault** (1995 : 19), il est constaté que « plus la culture et le niveau socio-économique des individus se rapprochent de ceux des professionnels de la santé, plus leur conception de la santé se référera à la morbidité ». Vue sous cet angle, la santé est un concept relatif et multidimensionnel qui est fonction des contextes socioculturels et des caractéristiques des individus, notamment leurs niveaux socio-économiques et leur proximité du système de soins. Ainsi, il est important de savoir que le codage qu'ont les individus (professionnels de la santé et population) de la santé et de la maladie guide leurs tendances dans l'identification des problèmes et la détermination des besoins de santé.

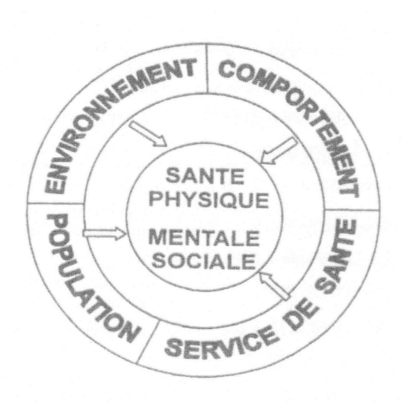

Figure 3 : Déterminants Principaux de la Santé. Source : Monekosso, 1989 : 5, (Modifiée d'après Blum, 1976).

En principe, les professionnels de la santé devraient s'intéresser à l'homme et son milieu de vie, à l'homme et son comportement, à l'homme et ses problèmes de santé. Bref, il s'agit de connaître l'homme dans sa globalité pour mieux l'aider à s'adapter à son environnement (approche holistique). Pour une bonne adaptation de l'homme à son environnement, chaque individu doit se connaître et connaître les facteurs de nuisance réels et potentiels qui existent en lui et/ou l'entourent. Pour ce faire, individus, groupes et communautés doivent :

–   être informés largement sur ces facteurs qui peuvent influencer leur santé ;

–   acquérir des connaissances, attitudes et aptitudes leur permettant d'éviter, de prévenir ou de combattre ces facteurs ;

–   participer aux efforts collectifs de promotion de la santé individuelle et collective en vue de l'amélioration des conditions d'existence de tous et de chacun ;

–   avoir accès aux soins de santé à tous les niveaux ;

–   être encouragés à recourir aux professionnels en cas de nécessité en leur indiquant les différentes voies de recours disponibles ;

–   prendre part au processus de développement socio-économique dont le développement sanitaire n'est qu'un volet.

Ainsi, chacun de nous pourra consciemment rechercher perpétuellement et de façon dynamique son équilibre ainsi que celui des autres sur le continuum santé-maladie. Le but est d'espérer atteindre l'idéal de complet bien-être physique, mental et social par la maîtrise et le contrôle des facteurs qui influencent la santé. C'est le pari de la santé pour tous et par tous. C'est un défi pour la santé publique.

1.5. Notion d'environnements favorables à la santé

Définition de la notion d'environnement

Dans le cadre de ce manuel, l'environnement n'est pas seulement l'ensemble des structures et des services matériels qui nous entourent ; il comporte également une dimension spirituelle, sociale, culturelle, économique, politique et idéologique (conférence internationale de SUNDSVALL en Suède 1991). L'environnement devra garantir les conditions favorables à la santé, en vue de promouvoir un « développement durable ».

Pyramide des environnements favorables à la santé

Il a été identifié, lors de la conférence internationale de SUNDSVALL, six domaines autour desquels doivent porter les efforts de promotion du bien-être. Ce sont :

1. **l'éducation** qui est un puissant facteur de développement ;

2. **l'alimentation/nutrition** dans la perspective d'éliminer la malnutrition ;

3. **le logement** dont la disponibilité, la distribution et l'accessibilité sont indispensables à la santé ;

4. **le travail** qui est une source de santé, car le sous-emploi menace la santé ;

5. **le transport** dont l'absence favorise l'isolement ;

6. **le soutien social** qui a pour but d'aider les individus à maîtriser les facteurs qui favorisent la santé et à se prémunir contre les causes des difficultés et des disparités sociales.

1.6. Concept de déterminants sociaux de la santé (DSS)

En 2005, afin de répondre aux inquiétudes grandissantes concernant la persistance et l'aggravation des inégalités en matière de santé dans le monde, l'OMS a mis en place une Commission dont l'objet était d'identifier les déterminants sociaux qui influencent la santé afin de les réduire.

Cette Commission en publiant son rapport (2008 : 34) a donné la définition suivante des déterminants sociaux de la santé (DSS) : ce sont « les circonstances dans lesquelles les individus naissent, grandissent, vivent, travaillent et vieillissent ainsi que les systèmes mis en place pour faire face à la maladie ». Cette définition prend en compte les conditions pouvant influencer positivement ou négativement la santé des individus tout au long du cycle de vie (Sen, 1999 ; Marmot, 2004). Le Réseau Francophone International de Promotion de la Santé (REFIPS) a défini les déterminants sociaux de la santé suivants :

− Le contexte socioéconomique et politique ;

− La position sociale (stratification et classes sociales) ;

− L'éducation et la littératie ;

− L'emploi/Le travail ;

- Le genre et le sexe ;
- L'exclusion sociale, la stigmatisation et la discrimination ;
- Conditions matérielles : Environnement physique (qualité de l'air, de l'eau), Transport, Urbanisation/Quartier/Logement et Accès à des aliments de qualité ;
- Circonstances et facteurs psychosociaux ;
- Les habitudes de vie/comportements ;
- Les services de santé.

Important : De tous les déterminants sociaux de la santé ci-dessus énoncés, seul le dernier cité, « les services de santé », relève directement d'une administration de la santé. Tous les autres déterminants relèvent d'autres administrations. Elles agissent en amont (*upstream*) des services de prestation de soins curatifs que sont les formations sanitaires situées en aval (*downstream*). La santé ne peut donc pas être l'affaire d'un seul ministère. Elle nécessite une action intersectorielle coordonnée au sein d'un Gouvernement.

L'action de promotion de la santé (bien-être) consiste à agir sur les déterminants sociaux de la santé. Elle est l'affaire de tous les secteurs du développement, de tous et de chacun. Elle se distingue de l'action de restauration de la santé qui porte sur la maladie (perturbation de l'état de bien-être ayant une répercussion sur le plan physique, mental ou social) et est l'apanage des personnels de santé soignants qui suivent à cet effet des formations professionnelles.

Il ne faut pas confondre la **santé** et la **médecine**. La santé se promeut par une action positive sur les déterminants sociaux de la santé à titre individuel, collectif ou institutionnel. Les risques de maladie doivent être prévenus par des stratégies et actions de prévention aussi bien par les individus, les groupes, les communautés, les institutions que par les personnels de santé. Les maladies sont prises en charge par les personnels de santé soignants formés en médecine, en soins infirmiers, en odontostomatologie (soins dentaires), etc.

Le développement ou l'acquisition des connaissances et des aptitudes des populations en matière de santé (*empowerment*) est donc nécessaire en vue de leur permettre d'avoir un plus grand contrôle sur leur propre santé et de favoriser leur participation active et responsable aux actions de santé qui les concernent ainsi que leur entourage. Lorsqu'on applique les mesures de promotion de la santé, de prévention des maladies et de restauration de la santé à un individu, on parle de la « santé individuelle ».

1.7. Conditions et ressources préalables à la santé

Les conditions et ressources préalables en matière de santé sont : la paix, un abri, de la nourriture, et un revenu. Toute amélioration du niveau de santé est nécessairement solidement ancrée dans ces éléments de base.

Important : Ces conditions et ressources ne sont pas offertes par un ministère de la santé. Elles relèvent des options de politiques économique et sociale d'un pays. La bonne santé permet aux enfants d'apprendre et aux adultes de gagner leur vie. Elle aide à sortir de la pauvreté et jette les bases du développement économique sur le long terme.

2. Concepts de santé publique et de sécurité sanitaire

2.1 Définition générale de la Santé Publique

L'OMS (1952 : 7) en a donné la définition suivante : «la Santé Publique est la science et l'art de prévenir les maladies, de prolonger la vie et d'améliorer la santé et la vitalité mentale et physique des individus, par le moyen d'une action collective concertée visant à : assainir le milieu ; lutter contre les maladies ; enseigner les règles d'hygiène personnelle ; organiser des services médicaux et infirmiers en vue d'un diagnostic précoce et du traitement préventif des maladies ; mettre en œuvre des mesures sociales propres à assurer à chaque membre de la collectivité un niveau de vie compatible avec le maintien de la santé ».

La santé publique est la science (ensemble de connaissances), l'art, la manière (habileté, technique) de prévenir les maladies et infirmités, de prolonger la vie, d'améliorer la santé des individus par le moyen d'une action collective. C'est aussi une action de promotion du bien-être physique, mental et social par des efforts organisés et mutuellement soutenus des autorités sanitaires et de la communauté. Le but de tels efforts est pour l'assainissement du milieu, la lutte contre les maladies transmissibles, l'éducation des individus, l'organisation des soins médico-sanitaires pour le diagnostic précoce et le traitement opportun des cas, le développement d'un mécanisme social qui assure à chaque individu de la société un standard de vie adéquat au maintien de la santé.

Définition opératoire

De façon opérationnelle, la santé publique peut être définie comme étant un ensemble de stratégies mobilisant des ressources diverses en vue de rechercher pour chaque individu et pour toute la société le bien-être physique, mental et social par le biais des programmes visant un triple but : promouvoir la santé (promotion) ; prévenir la maladie (prévention) restaurer la santé (prestation de soins de restauration et de réhabilitation).

La santé publique intéresse l'individu, la famille, les groupes sociaux et la collectivité entière. Les programmes de santé publique sont ciblés sur différents éléments :

- la santé scolaire pour les écoliers et élèves ;
- la santé au travail pour le monde des travailleurs ;
- la santé familiale pour la famille ;
- la santé maternelle et infantile pour la mère et l'enfant (groupe à risque) ;
- la santé mentale pour la prévention et la prise en charge des problèmes mentaux et comportementaux ;
- la médecine des catastrophes ;
- la lutte contre les épidémies ;
- etc...

2.2. Les domaines de la santé publique

La santé publique n'est pas un terrain sans borne. Malgré son caractère multidisciplinaire, on peut retenir les domaines ci-après, qui constituent l'essentiel de ses actions.

Hygiène et assainissement

Ce domaine inclut :

- l'application des mesures générales de salubrité, de l'environnement ;

36

- le traitement des eaux et matières usées ;
- l'évacuation et le traitement des excréments : lutte contre le péril fécal ;
- l'aménagement des points d'eau et traitement de l'eau de boisson ;
- l'hygiène de l'habitat ;
- l'hygiène et le contrôle des denrées alimentaires ;
- les mesures d'hygiène individuelle.

Prévention et contrôle des maladies transmissibles

Ils consistent en :

- L'identification et destruction des vecteurs (entomologie) ;
- Le contrôle des endémo-épidémies (surveillance épidémiologique) ;
- La vaccination.

Prévention et contrôle de la toxicomanie

Ils renvoient à tout ce qui a trait à l'alcoolisme, le tabagisme, la drogue.

Développement des infrastructures socio-sanitaires

- Création, équipement et organisation des formations sanitaires : hôpitaux, centres de santé etc.
- Promotion des soins intégrés au niveau de ces formations sanitaires.
- Collaboration avec les services chargés de l'hydraulique dans la construction des adductions d'eau.
- Collaboration avec les services chargés du développement communautaire dans la vulgarisation des techniques agricoles et d'élevage, en vue d'une bonne nutrition.
- Collaboration avec le Département des affaires sociales dans le cadre de la formation des populations à la parenté responsable et au processus de réhabilitation des individus.

2.3. Disciplines fondamentales de la santé publique

- Épidémiologie ;
- Communication/éducation pour la santé ;
- Biostatistique ;

- Nutrition ;

- Démographie ;

- Sociologie ;

- Anthropologie ;

- Économie de la santé ;

- Management sanitaire ;

- etc.

2.4. Buts de la santé publique

Les services de santé en collaboration avec les autres secteurs du développement socio-économique ainsi que la communauté entière ont pour mission de déployer des efforts tendant à donner à chacun les moyens nécessaires au maintien de son équilibre physique, mental et social. Ces efforts portent sur le contrôle et la maîtrise des facteurs qui influencent la santé ou déterminants de la santé. Ils seront orientés vers trois aspects stratégiques qui sont : la restauration de la santé y compris la réadaptation ; la prévention de la maladie ; la promotion de la santé.

2.5. Concept de restauration de la santé : approche curative[1]

Étymologiquement, restaurer signifie rétablir en son état ancien ou en sa forme première. C'est aussi remettre en bon état par la réparation ou la reconstitution de certaines parties (Kondji Kondji, 2005 : 23-24). La maladie se présente comme une agression entraînant un déséquilibre biopsychosocial chez l'individu. L'agression peut toucher l'intégrité physique de l'individu (c'est-à-dire ses organes), son mental (facultés de réflexion, mémoire) et dans tous les cas, perturber ses rapports avec l'entourage humain et professionnel (environnement social) de manière à compromettre son autonomie.

L'individu malade est un sujet déséquilibré. Il a besoin de soins de restauration, de réparation, il a besoin d'une cure (médecine curative). Les efforts de guérison doivent éviter des infirmités, du moins limiter leur importance de manière

---

[1] Inspiré de : « Réorientation des soins de santé primaires au Cameroun », Module de formation du personnel sanitaire.

à donner à l'individu les moyens physiques le mettant autant que possible à l'abri de « **la dépendance** ». Les efforts de guérison doivent aussi s'orienter vers le « **repositionnement** » et la « **réadaptation** » de l'individu dans sa famille, sa société, son milieu professionnel après qu'on l'a aidé lui-même à se décomplexer, à croire une fois de plus en lui, à se refaire une confiance en lui-même.

Restaurer la santé revient donc à :

- établir l'intégrité des cellules, organes et appareils en évitant ou en limitant les séquelles : ceci ramène l'équilibre physique ;

- redonner à l'individu ses capacités de raisonnement, son **potentiel intellectuel** et **émotionnel**, sa personnalité morale : ceci ramène **l'équilibre psychologique et mental** ;

- aider l'individu à retrouver sa place dans sa famille, sa communauté, son milieu professionnel, en dépit des agressions subies. C'est faire de **la réhabilitation**, ou la **réadaptation** ou encore **la réinsertion sociale**.

Dans la pratique, la médecine curative pratiquée dans les formations sanitaires se borne très souvent au diagnostic clinique et paraclinique, à la thérapeutique et aux soins médico-sanitaires, visant le rétablissement de l'intégrité physique ; les aspects psychosociologiques de la restauration de la santé sont peu pris en compte.

L'approche curative représentée par la médecine existe depuis les temps immémoriaux. Elle a connu des progrès immenses dans les domaines du diagnostic, de la thérapeutique et des techniques de soins médico-sanitaires grâce à la recherche scientifique. L'hôpital ou le centre de santé ont toujours été des sanctuaires de soins curatifs. Il fallait y aller pour recouvrer sa santé : c'est **l'hospitalo-centrisme** ; cette tendance persiste encore.

Sur le plan historique, la restauration de la santé a été la préoccupation première des responsables sanitaires. Cette situation se justifiait par le fait que les maladies transmissibles et les traumatismes de guerre faisaient des ravages dans la population et il fallait sauver des vies, il fallait soigner les maux. Le plus important n'était pas de connaître les facteurs qui pouvaient influencer la santé mais plutôt d'identifier les causes **déterminantes** des maladies afin de mieux les neutraliser.

Cette pratique a duré jusqu'au moment où les professionnels de la santé ont constaté que les efforts qu'ils déployaient en vue de juguler les affections portaient peu de fruits dans la mesure où non seulement de nouveaux cas continuaient à affluer dans les formations sanitaires, mais aussi et surtout des anciens cas traités rechutaient et de nouveaux fléaux naissaient.

Face à ces revers, la recherche biomédicale s'est intensifiée, la formation du personnel dans les spécialités cliniques s'est développée, les formations sanitaires se sont multipliées. Malheureusement, tous ces investissements n'ont pas suffi pour contrecarrer les endémo-épidémies. En effet, les phénomènes épidémiologiques, les facteurs environnementaux, socio-économiques et culturels n'étaient pas pris en considération. Les professionnels de la santé se sont rendu compte que des actions sanitaires extrahospitalières devraient précéder et succéder aux soins de restauration afin que :

- certaines affections soient évitées par la population au sein de leurs communautés !;

- les anciens malades suivis à l'hôpital ne reviennent plus pour les mêmes affections ;

- la médecine puisse identifier les facteurs qui influencent la santé des populations pour mieux les contrôler plutôt que de soigner les symptômes ou les cas isolés tel un soldat qui tire sur tout ce qui bouge au lieu de chercher à cerner la stratégie d'ensemble de l'ennemi.

Dès lors, les insuffisances de la médecine curative ont été précisées et la nécessité de prévenir les maladies s'est fait sentir. L'exigence de la pratique d'une médecine extrahospitalière est alors née.

2.6. Concept de Prévention de la maladie

Approche préventive

La prestation des soins curatifs s'est révélée insuffisante pour garder toute une communauté en bonne santé, encore moins pour améliorer l'état de santé de l'ensemble de la population. Une exigence est alors née, celle qui voulait que l'action médicale assure la protection de la santé des populations en les mettant à l'abri des maladies. Cette nouvelle exigence voudrait que l'action médicale non seulement attende le malade au centre de santé comme initialement, mais aussi et surtout étende ses activités dans la communauté, dans les familles. Le but est de prévenir les maladies par la connaissance de l'homme, de son milieu de vie et partant de tous les facteurs qui influencent sa santé (Kondji, 1995).

Sur un autre plan, la recherche devait s'orienter vers la découverte des substances médicamenteuses à visée préventive (vaccins) et d'autres techniques prophylactiques. Avec cette nouvelle orientation de la médecine qui se propose de se rapprocher de la population, l'espoir d'une médecine pour tous, médecine sociale voit le jour. Pratiquement, cette nouvelle donne médicale exige de la part des professionnels de la santé qu'en plus des activités purement curatives qu'ils ont eu l'habitude de mener dans le cadre hospitalier (du reste artificiel pour le malade), ils s'exercent aux descentes sur le terrain, c'est-à-dire dans la communauté que dessert toute formation sanitaire en vue de :

* **étudier le milieu de vie** des populations dans le but d'identifier les problèmes de santé et les facteurs qui influencent la santé de la communauté (enquêtes) ;

* **dépister les malades** et **les sujets à risque** à travers les visites domiciliaires et les orienter pour une prise en charge médicale ou les traiter sur place si possible (campagne de masse) ;

* **protéger les individus** par les méthodes telles que la vaccination ;

* **éduquer :**

− les malades pendant et après la maladie pour favoriser la guérison ou éviter les rechutes selon le cas ;

− les personnes saines sur les mesures à prendre et les règles à appliquer pour éviter les maladies (Kondji Kondji, 1995).

Comme nous le constatons, la prévention se situe en amont et en aval du curatif. Les règles de prévention nous permettent d'éviter la maladie. De même, elles nous permettent d'éviter les rechutes et les récidives dans certains cas.

La prévention est une action à laquelle doit participer tout un chacun : professionnels de la santé, autorités politiques, administratives, traditionnelles, religieuses, enseignants et personnels des secteurs connexes à la santé. Les soins curatifs coûtent cher et ont une action provisoire souvent limitée à quelques personnes, tandis que la prévention est moins onéreuse et touche davantage de personnes. À titre d'exemple, en Afrique où sévit la rougeole, nous savons que la prévention de cette affection par la vaccination a un rapport coût-efficacité avantageux. Par contre, le traitement d'un cas de rougeole est une tentative sans beaucoup d'espoir de succès et son coût, dans les cas heureux, est élevé.

En résumé, prévenir la maladie et restaurer la santé, loin de s'opposer, sont plutôt complémentaires. De même, ils participent des efforts visant à assurer des prestations complètes et efficaces à toute la population, actrice du développement. C'est dans ce souci de la perfection, du mieux, qu'il a été constaté qu'après avoir découvert les méthodes et techniques visant à traiter, identifier et appliquer les moyens de prévention des maladies, le combat pour la santé était toujours loin d'être gagné. En effet, on avait aligné tout le monde dans ce combat, sauf le bénéficiaire qui était considéré comme un réceptacle, incapable d'agir pour son propre compte en vue de se maintenir en bonne santé.

Une troisième approche a vu le jour. Elle voudrait que la santé ne soit plus l'apanage des seuls professionnels de la santé. Elle voudrait que tout un chacun participe à l'amélioration de sa santé et celle de sa communauté. C'est une approche qui se propose d'éloigner de l'homme le spectre de la maladie par l'application par tous des mesures et règles tendant à l'amélioration de la qualité de la vie. C'est l'approche promotionnelle.

2.7 - Concept de promotion de la santé

2.7.1. Approche promotionnelle

Promouvoir, c'est pousser en avant, faire avancer, c'est élever à un grade supérieur, à une dignité. La Charte d'Ottawa a défini la promotion de la santé comme étant « un processus qui confère aux populations les moyens d'assurer un plus grand contrôle sur leur propre santé et d'améliorer celle-ci ». Il est à noter que les données de ce paragraphe ont été reproduites avec l'autorisation des rédacteurs du Rapport de la 1ère conférence internationale sur la Promotion de la santé, Ottawa 1986 ; (OMS, 1986).

La restauration de la santé suppose qu'il y a eu une agression avec des dommages subis par l'organisme. Prévenir ces dommages signifie les devancer, agir avant qu'ils ne surviennent. Dans les deux cas, le spectre de la maladie est présent ou alors il hante les esprits. Que faire pour parvenir à éloigner le plus loin possible ou banaliser ce spectre afin de vaquer en toute quiétude à ses occupations ? En menant des actions qui permettent à l'individu sain de rester toujours sain ; en cherchant tous les jours à améliorer sa santé. Bref, il s'agit de s'atteler à élever le niveau de santé des populations à un degré supérieur.

La promotion de la santé apparaît donc comme une quête permanente dont les actes portent sur le vécu quotidien. Promouvoir la santé nécessite l'effort de tous et de chacun. C'est un démarquage de la médecine vers tous, par tous et pour tous.

Promouvoir la santé suppose aussi que les professionnels de la santé recherchent la participation consciente des populations aux actions de santé.

Promouvoir la santé sous-entend que les professionnels de la santé cessent de considérer leur discipline comme une chasse gardée, un mythe inaccessible aux profanes. Ils doivent solliciter l'intervention des autres secteurs d'activités en les formant, en les informant sur la santé. Ils doivent accepter de transférer ce qu'ils savent aux autres afin de les préparer à l'auto-prise en charge. Promouvoir la santé, c'est en définitive rendre les populations responsables de leur propre santé. Cette nouvelle conception confère aux agents de santé un rôle de formateur, d'informateur et surtout d'éducateur des individus et des communautés pour les rendre capables de se maintenir en bonne santé par l'adoption de comportements positifs.

Des actions simples de promotion de la santé telles que l'hygiène individuelle, l'hygiène de l'eau, l'hygiène de l'habitat, l'hygiène alimentaire, l'hygiène du milieu sont de nature à éloigner de l'homme le spectre de plusieurs maladies ; mais toutes ces actions ne peuvent être réalisées avec succès que par les populations elles-mêmes ou tout au moins avec leur participation active ; il suffira de les informer, de les former, en un mot de leur donner des compétences nécessaires et de les responsabiliser.

À la lumière de tout ce qui précède, autorités sanitaires, professionnels de la santé et le grand public devraient cesser de considérer l'hôpital comme le sanctuaire du bien-être, comme le seul lieu où l'on peut se faire une bonne santé. La promotion de la santé commence dans les familles, les villages, les quartiers, dans les écoles, les congrégations religieuses, en un mot dans la communauté. La population doit être informée et formée à ce sujet. Elle doit être organisée dans des structures communautaires lui permettant de se prendre en charge sur le plan sanitaire et du développement tout court.

Les formations sanitaires deviennent, dans ce cas, des points de référence du système de santé appelés à :

- prendre en charge les cas pathologiques qu'elles dépistent dans la communauté ou qui viennent spontanément à elles ;

- assurer les soins préventifs par la vaccination et l'éducation à visée préventive et promotionnelle ;

– informer et former les individus sains et malades à se prendre en charge, à s'autodéterminer sur le plan sanitaire et ne recourir à elles qu'en cas de nécessité.

Il s'agit de réduire la dépendance des populations vis-à-vis des formations sanitaires pour des problèmes dont l'essence de la solution est à leur niveau.

Les formations sanitaires doivent cesser d'être simplement et uniquement des cliniques de restauration de la santé. Elles doivent devenir de véritables structures de santé publique qui vivent en symbiose avec leurs communautés avoisinantes, pratiquent à la fois de la prévention Primordiale, Primaire, secondaire et tertiaire en même temps qu'elles dispensent des soins continus, globaux et définis à une population spécifique. Ainsi, la santé publique apportera une contribution plus que déterminante au processus de développement de nos jeunes pays.

2.7.2. Principes en promotion de la santé

Les huit principes ci-après ont été définis par l'Association canadienne de santé publique et retenus par l'OMS dans la Charte d'Ottawa :

➢ La promotion de la santé aborde les problèmes dans leur contexte spécifique.

➢ La communauté étant le centre de gravité de toutes les actions en promotion de la santé, toute la planification doit passer par une analyse et une explication de l'interaction des différents facteurs qui influencent la santé.

➢ La promotion de la santé est axée sur une approche holistique ou globale. Ceci signifie que toute intervention en promotion doit tenir compte des aspects physiques, psychosociaux, écologiques, culturels et spirituels de la santé. Il est à relever que ces idées ont été reproduites avec la permission de l'Association canadienne de santé publique. Extrait de la publication *Énoncé d'action pour la promotion de la santé au Canada* (Association canadienne de santé publique, 1996).

➢ La promotion de la santé exige une perspective à long terme. Elle n'est pas une action ponctuelle ; ses actions doivent se pérenniser.

➢ La promotion de la santé prône un équilibre entre la prise de décision centralisée et décentralisée. Les décisions prises au niveau central doivent découler des problèmes et des besoins ressentis et/ou exprimés par la base. Les communautés doivent prendre une part active dans l'analyse de leurs situations sanitaires. Elles doivent être habilitées et responsabilisées pour pouvoir prendre des décisions au niveau local.

➤ La promotion de la santé est multisectorielle. C'est-à-dire qu'elle n'est pas l'apanage des seuls professionnels de la santé. Elle doit associer les secteurs connexes en fonction des problèmes.

➤ La promotion de la santé mise sur les connaissances provient de deux sources : les connaissances en sciences sociales, économiques, politiques, médicales et environnementales ; les connaissances expérientielles des populations.

➤ La promotion de la santé met l'accent sur l'imputabilité à l'égard des populations bénéficiaires. Ceci signifie que tous les acteurs en promotion de la santé doivent rendre compte de leurs activités ; c'est un engagement.

2.7.3. *Les axes stratégiques ou prioritaires de la Promotion de la santé*

La Charte d'Ottawa a défini quatre axes stratégiques prioritaires.

Élaborer une politique publique saine

La promotion de la santé va bien au-delà des soins. Elle inscrit la santé à l'ordre du jour des responsables politiques des divers secteurs en les éclairant sur les conséquences que leurs décisions peuvent avoir sur la santé, et en leur faisant admettre leur responsabilité à cet égard.

Toutes les politiques publiques doivent intégrer la dimension promotionnelle de la santé. Une politique multisectorielle de Promotion de la santé combine des stratégies différentes mais complémentaires : la législation, les mesures fiscales, la taxation et les changements organisationnels. Elle doit être élaborée et appliquée par les États.

Créer des milieux favorables

Le lien qui unit de façon inextricable les individus et leur milieu constitue la base d'une approche socio-écologique de la santé. Il faut attirer l'attention sur la conservation des ressources naturelles en tant que responsabilité mondiale. La protection des milieux naturels et artificiels et la conservation des ressources naturelles doivent recevoir une attention majeure dans toute stratégie de promotion de la santé. La promotion de la santé engendre des conditions de vie et de travail sûres, stimulantes, plaisantés et agréables. Les États doivent créer, entretenir et protéger les environnements sains.

Renforcer l'action communautaire

La promotion de la santé encourage la participation effective et concrète de la communauté à la fixation des priorités, à la prise des décisions et à l'élaboration des stratégies de planification, pour atteindre un meilleur niveau de santé. La promotion de la santé développe les capacités des populations pour stimuler leur autonomisation et le soutien social. Elle renforce la participation et le contrôle du public dans les questions sanitaires. Pour ce faire, les populations doivent avoir accès, en permanence, aux informations et à une éducation sur la santé. De même, les populations doivent bénéficier d'un transfert de compétences en santé pour se prendre en charge et jouir de leurs droits à la santé.

Acquérir des aptitudes individuelles

Il est crucial de permettre aux gens d'apprendre pendant toute leur vie et de se préparer à affronter les diverses étapes de cette dernière. De manière spécifique, ils doivent acquérir des connaissances et des aptitudes dans le domaine de la santé afin d'induire en eux des comportements favorables à la santé. Cette démarche doit être accomplie à l'école, dans les foyers, au travail et dans le cadre communautaire, par les organismes professionnels. Les systèmes de santé doivent mettre en place des programmes et projets de développement des aptitudes individuelles des populations.

Réorienter les services de santé

Le rôle du secteur sanitaire doit abonder de plus en plus dans le sens de la promotion de la santé, au-delà du mandat exigeant la prestation des soins médicaux. Le secteur de la santé doit se doter d'un **nouveau mandat** comprenant **le plaidoyer** pour une **politique sanitaire multisectorielle**, ainsi que le soutien des individus et des groupes dans l'expression de leurs besoins de santé et dans l'adoption de modes de vie sains. Une réorientation du secteur de la santé dans le sens d'une vision globale intégrant la promotion de la santé, la prévention des maladies et la prise en charge des cas de maladies est une nécessité. Par voie de conséquence, une réorientation des profils des ressources humaines de la santé et de leur formation s'impose. Les cinq axes stratégiques prioritaires font le contour de l'intervention en Promotion de la santé.

2.7.4. Les engagements des acteurs de la promotion de la santé dans le monde

Huit engagements ont été formulés par les participants à Ottawa (1986) :

➢ Intervenir dans le domaine des politiques publiques saines et à plaider en faveur d'un engagement politique clair en ce qui concerne la santé et l'égalité dans tous les secteurs ;

➢ Contrer les pressions exercées en faveur des produits dangereux, des milieux et conditions de vie malsains ou d'une nutrition inadéquate ;

➢ Attirer l'attention sur les questions de santé publique telles que la pollution, les risques professionnels, le logement et les peuplements ;

➢ Combler les écarts de niveau de santé dans les sociétés et à lutter contre les inégalités produites dans ce domaine par les règles et pratiques des sociétés ;

➢ Reconnaître que les individus constituent la principale ressource sanitaire, à les soutenir et à leur donner les moyens de demeurer en bonne santé, eux, leurs familles et leurs amis ;

➢ Accepter la communauté comme le principal porte-parole en matière de santé, de conditions de vie et de bien-être ;

➢ Réorienter les services de santé et leurs ressources au profit de la promotion de la santé, et partager leur pouvoir avec d'autres secteurs, d'autres disciplines et, ce qui est encore plus important, avec la population elle-même ;

➢ Reconnaître que la santé et son maintien constituent un investissement social majeur, et traiter la question écologique globale que représentent nos modes de vie.

Important :

Au vu de ce qui précède, il se dégage clairement que la Promotion de la santé est d'abord une question de volonté politique, de choix politique, de droits humains, d'économie, de sociologie et d'anthropologie et ne saurait être confinée au seul secteur de la santé. C'est l'affaire de tous.

2.7.5. Processus de planification en promotion de la santé

L'OMS a défini un modèle d'actions pour les environnements favorables constitué de huit étapes ci-après :

Repérer les besoins et les problèmes de la communauté (Needs Assessment)

Il s'agit d'une évaluation diagnostique qui consiste à identifier, analyser et interpréter les besoins et problèmes d'une communauté sur les plans épidémiologique, comportemental, éducationnel, organisationnel et environnemental. L'on doit pouvoir déterminer avec la population, sa perception des besoins sanitaires, son appréciation de la qualité de la vie ainsi que ses aspirations pour un mieux-être.

Constituer des alliances

Il s'agit d'identifier et de contacter les partenaires éventuels pour des programmes conjoints, se répartir les rôles et les tâches, établir les accords mutuels et les réseaux. C'est une action de plaidoyer et de mobilisation sociale en promotion de la santé.

Fixer les cibles, élaborer des stratégies, planifier et évaluer

Il s'agit d'associer tous les partenaires à l'élaboration d'un plan d'action, à la mise sur pied d'un projet pilote de promotion de la santé, à l'établissement d'un plan de suivi et d'évaluation. La participation, la motivation et la valorisation sont de règle dans cette étape.

Concevoir la mise en œuvre et mobiliser les ressources

Il s'agit de procéder de manière concertée à la programmation des activités et à la recherche/allocation de ressources diverses pour la mise en œuvre du plan d'action ou du projet pilote.

Mettre en œuvre les activités

La mise en œuvre des activités doit solliciter l'implication consciente de tous les acteurs, partenaires et bénéficiaires.

Créer des structures d'entretien

La pérennité des actions de promotion de la santé suppose l'implication effective des bénéficiaires et l'appropriation des projets locaux par les intéressés à travers des structures communautaires avant la fin d'un appui extérieur éventuel. À cet effet, il faut responsabiliser et fidéliser les partenaires intersectoriels, sociaux et communautaires.

Surveiller et évaluer

Assurer un suivi continu, mesurer les progrès réalisés et apprécier leur impact sur la santé des populations. Il faut identifier les forces, les faiblesses, les contraintes rencontrées et prendre des décisions.

Renouveler, renforcer ou recentrer

Il s'agit des décisions à prendre pour la santé dans le cadre d'un partenariat communautaire.

2.7.6. Approches et stratégies de promotion de la santé

Les approches

Deux approches sont préconisées en promotion de la santé :

L'approche individuelle

Elle consiste à conscientiser, sensibiliser et motiver les individus pris isolément sur les problèmes de santé. Il peut s'agir de la modification d'un comportement ou de l'adoption d'un comportement sanitaire nouveau (exemple de l'éducation nutritionnelle). Cette approche pourra s'appliquer dans les familles, les milieux scolaires, professionnels et des services de santé.

L'approche communautaire

Elle consiste en des actions et mesures sociales, économiques, culturelles dont les efforts devraient bénéficier à l'ensemble de la communauté ou du groupe cible (exemple : décision des secteurs économique, politique, commercial ayant un impact sur l'alimentation ou encore des décisions politiques ou organisationnelles visant à améliorer les conditions de travail).

Les Stratégies en promotion de la santé

Les stratégies suivantes conditionnent le succès des programmes de promotion de la santé :

- la communication/éducation pour la santé ;
- le marketing social de la santé ;

- le développement communautaire ;
- l'action politique en santé : il s'agit de l'élaboration des décisions politiques, des lois, des textes réglementaires et de défense des droits ;
- les changements organisationnels.

2.8. Prévention de la maladie et promotion de la santé : quelle différence ?

Il s'agit de deux approches très distinctes :

La prévention vise essentiellement la réduction des problèmes de santé dans le sens minimal. Ces problèmes sont classés selon les critères de fréquence, de gravité, de potentiel et de faisabilité d'intervention. Ici, on parle de problèmes de santé, de facteurs de risque qui appellent des interventions. Il faut s'attaquer aux facteurs de risque des maladies (comportements, agents agresseurs, etc.)

La promotion de la santé quant à elle vise l'amélioration de la santé dans le sens d'état optimal. L'objectif ultime n'est pas de réduire la maladie mais plutôt de permettre le développement de comportements et de conditions favorables à la santé. Il n'est pas question de facteurs de risque à la maladie, mais plutôt de déterminants de la santé ou facteurs qui génèrent ou nuisent à la santé (support social, emploi, revenu suffisant ou insuffisant). Les déterminants positifs sont dits « ressources de santé ».

En résumé, promotion de la santé et prévention de la maladie sont distincts mais complémentaires. Les deux constituent un continuum et sont une approche mixte en santé communautaire.

On parlera par exemple de : prévention des maladies cardio-vasculaires ; promotion de la santé du système cardio-vasculaire.

2.9. Services clés et fonctions Essentielles de la Santé Publique

Les Services clés et les Fonctions essentielles de la santé publique tels que définis par la Charte mondiale pour la santé des populations adoptée en 2016 sont présentés dans le tableau ci-dessous (Inspiré de la Charte mondiale pour la santé des populations (FMASP 2016) :

Services clés	Fonctions essentielles
1. Promotion de la santé 2. Prévention de la maladie 3. Protection de la santé/prise en charge curative	1. Gouvernance 2. Information/recherche 3. Développement des capacités 4. Plaidoyer/communication

Figure 4 : Les Fonctions Essentielles de la Santé Publique. Source : La Charte mondiale pour la santé des populations ; Fédération mondiale des Associations de Santé Publique, 2016.

Important : Un Ministère de la Santé Publique doit offrir les **trois Services clés** dont la conception, la planification, la mise en œuvre et l'évaluation sont facilitées par l'application des quatre fonctions essentielles. On parle de **Fonctions facilitatrices** ou « *enabling functions* ».

Le processus de la santé Publique est dit **technocratique**. Tous les services clés et les Fonctions essentielles sont des domaines de spécialisation professionnelle bien distincts. La Santé Publique est l'apanage des professionnels formés dans ses différentes disciplines.

2.10. Le modèle intégré de l'intervention dans le continuum de la Santé Publique

Il se schématise comme ci-dessous :

Services	Cibles	Problèmes à résoudre	Interventions
Promotion de la santé	Population générale	Problème d'ordre politique	Interventions sur les droits socioéconomiques, politiques et individuels.
Prévention des maladies	Population à risque	Problème de santé prioritaire.	Interventions par programmes (dépistage, vaccination, éducation, gestion et planification)
Restauration de la santé	Personne malade	Problème individuel	Interventions curative (technique, psychologique).

Figure 5 : Modèle intégré de l'intervention dans le continuum de la Santé Publique. Source : Bastien et al. (1994, 33).

2.11. La santé Publique : comment ? Par qui ? Quelles compétences requises

2.11.1. Comment s'exprime la Santé Publique ?

La Santé Publique s'exprime à travers :

- Les politiques des gouvernements ;
- Les mesures de développement des collectivités locales (mesures d'assainissement et d'hygiène, approvisionnement en eau potable et en aliments de qualité, sécurité, qualité des produits, etc.) ;
- Le niveau d'implication des différentes communautés dans les actions de promotion et de prévention (Audibert et Kondji, 2015).

2.11.2. Par qui sont assumées les responsabilités de Santé Publique ?

Les responsabilités de Santé Publique sont assumées par :

- L'État et les autorités nationales, régionales et locales ;
- Les professionnels de la santé ;
- Les experts de diverses disciplines de la Santé Publique ;
- Les milieux de la recherche et de la formation ;
- Les instituts de Santé Publique ;
- Les associations de Santé Publique ;
- La société civile.
- Etc.

2.11.3. Compétences requises pour la pratique de la Santé Publique

Selon l'Agence de la Santé Publique du Canada (2007), les compétences essentielles désignent l'ensemble des connaissances, des habiletés et des attitudes essentielles à la pratique de la Santé Publique. Elles transcendent les frontières des disciplines spécialisées et sont indépendantes des programmes et des sujets. Elles constituent le fondement d'une pratique efficace en Santé Publique et de l'application d'une approche globale en matière de Santé Publique.

Au Canada, les compétences essentielles en Santé Publique sont regroupées en sept catégories suivantes : sciences de la Santé Publique ; analyse et évaluation ; planification ; mise en œuvre et évaluation des politiques et programmes ; partenariats, collaboration et promotion ; diversité et inclusivité ; communication et leadership.

2.11. Notion de Sécurité Sanitaire

Le concept de sécurité sanitaire correspond au dispositif de contrôle des risques qui peuvent altérer l'état de santé, individuel ou collectif. La **sécurité sanitaire** traite de la sécurité et de la gestion du risque concernant la santé. C'est un enjeu d'intérêt public et général qui mobilise d'importants moyens humains et financiers. De par son caractère pluridisciplinaire, elle traite d'enjeux touchant plusieurs continents.

La Sécurité Sanitaire a pour objet de prévenir ou contrôler les risques d'exposition des individus (y compris *in utero*) susceptibles d'altérer la santé (physique et/ou psychique) de tous et chacun. Elle porte théoriquement sur tous les risques sanitaires, qu'ils soient directs ou indirects, immédiats ou différées, avérés, émergents ou potentiels. Quelques domaines d'application de la Sécurité Sanitaire, sans être exhaustif, sont : l'alimentation, les médicaments, les alicaments, la santé au travail, la santé environnementale, les maladies émergentes.

La Sécurité Sanitaire se gère par les Organisations internationales spécialisées du système des Nations Unies telles que l'OMS, FAO. Elles sont en coopération avec les gouvernements des pays au plan national et local. Ce sont les **comportements des individus et des collectivités** qui sont sollicités. Il faut donc agir sur les comportements humains par de bonnes politiques et stratégies d'information, d'éducation et de communication sociale.

3. Concept de santé communautaire

3.1 Définition et généralités

La santé communautaire est un concept né de la santé publique. Il a connu un développement important au Québec où il a donné lieu à un grand mouvement idéologique dans les années 70. Le concept de santé communautaire se fonde sur une quadruple nécessité :

    –   la nécessité de procéder à une planification sanitaire locale axée sur l'état de santé d'une population définie et dont l'objet est d'assurer une adéquation entre ses besoins sanitaires et les ressources mises à sa disposition.

    –   la nécessité d'associer les indicateurs psychosociaux aux indicateurs épidémiologiques dans la mesure de la santé en y faisant participer la population concernée.

    –   la nécessité de lever la barrière qui sépare le promotionnel/préventif du curatif pour promouvoir l'intégration au niveau communautaire.

    –   la nécessité d'impliquer d'autres secteurs à l'action sanitaire en milieu communautaire (collaboration intersectorielle).

La santé communautaire vise une meilleure maîtrise des déterminants de la santé par des actions concertées de façon à permettre à chacun de ses membres de mener une vie harmonieuse et équilibrée. C'est une discipline orientée vers **l'habilitation et l'autonomisation** des communautés sur le plan sanitaire. Elle suppose une réelle implication de la communauté à la définition de ses besoins, de ses priorités sanitaires et à la réalisation des actions visant son bien-être. Elle traite des prestations de soins de santé complets (promotion, prévention, restauration) à une collectivité définie avec sa pleine participation.

La démarche en santé communautaire correspond aux fonctions suivantes : identifier les problèmes et besoins de santé d'une population et établir un ordre de priorité avec sa participation ; concevoir et mettre en œuvre des programmes de santé pour répondre à ces problèmes et besoins ; évaluer les résultats des programmes et leur impact sur la santé de cette population avec sa participation. Le concept de santé communautaire inclut les notions de participation communautaire et de coopération.

3.2. Notions sur la participation communautaire

Définition

« La participation communautaire est un processus dans lequel les individus et les familles d'une part, prennent en charge leur propre santé et leur propre bien-être comme celui de la communauté, d'autre part développent leur capacité de concourir à leur propre développement comme à celui de la communauté » (OMS, 1978 cité par Kondji Kondji, 2005 : 56).

Processus de participation communautaire

Le processus de la participation communautaire comporte les étapes essentielles ci-après :

> ➢ L'organisation des communautés en structures de représentation formelles, encore appelées structures du dialogue ;

> ➢ L'information et la sensibilisation des communautés sur les problèmes de santé et les réponses apportées par le système de santé (information, éducation et communication) (Kondji Kondji, 1995) ;

> ➢ La formation/capacitation des structures de représentation à la gestion du système de santé (préparation à la cogestion) ;

> L'encadrement/accompagnement des structures de représentation dans la gestion quotidienne du système (Monekosso, 1989 : 10-12).

> La gestion quotidienne du système par les structures de dialogue : Ce processus vise à habiliter les communautés sur le plan sanitaire et à leur transférer le pouvoir de gestion et d'auto-prise en charge. Les Canadiens parlent de « Community Empowerment ». Il s'agit de rendre les communautés capables de se promouvoir, de se réaliser, de s'autodéterminer sur le plan sanitaire.

La participation communautaire nécessite une coopération multiforme entre différents partenaires dont les interventions, procédures, droits et devoirs doivent être bien codifiés et formalisés par des textes officiels (Kondji Kondji, 1998).

La Coopération dans la santé communautaire

C'est un processus relationnel qui consiste, pour les acteurs et partenaires réels et potentiels d'un système donné, à unir leurs efforts et moyens divers en vue d'atteindre les objectifs communs. L'objectif commun, dans la santé communautaire, est le bien-être physique, mental et social de tous à travers des actions concertées impliquant tous les acteurs ainsi que les bénéficiaires. Cette coopération suppose un partage des responsabilités ; des bénéfices et risques des actions. Elle nécessite un contrat social formel basé sur la confiance et le respect mutuel, et se traduit à travers le système de santé.

4. La santé publique, la santé communautaire et promotion de la santé : quelle différence ? Processus et finalités

4.1. Quelle différence ?

Les définitions et les approches précédemment retenues pour clarifier les concepts de santé publique, de Promotion de la santé et de santé communautaire sont loin d'opposer les deux concepts qui, à l'analyse, sont plutôt complémentaires, à en juger par leurs objets respectifs ci-après :

* **La santé publique** a pour objet l'étude, la mise en œuvre et l'évaluation des actions permettant d'améliorer l'état de santé de la population. Ses actions visent et ciblent tous les niveaux du système de santé.

* **La santé communautaire** implique, quant à elle, une réelle participation d'une communauté donnée à la définition de ses besoins, de ses priorités, à la

réalisation des actions (Baumann et al. 1991). Ses actions visent et ciblent prioritairement le milieu communautaire.

* **La Promotion de la santé** vise à rendre les populations responsables de leur propre santé.

Il s'agit de trois concepts complémentaires dans leur pratique au niveau du système de santé. Leur complémentarité réside dans leurs processus, leurs finalités, le niveau de réalisation des activités sur le terrain, le niveau de la prise des décisions et de la planification.

En définitive, la santé publique tout comme la santé communautaire est une science, c'est-à-dire un ensemble des connaissances et un objet de recherche. Vue comme science et discipline de synthèse, la santé publique et communautaire emprunte une part de ses méthodes à d'autres sciences : la biostatistique, l'épidémiologie, la biologie, la médecine, les sciences sociales et économiques, la recherche opérationnelle, etc.

4.2. Interrelation Santé Publique, Santé communautaire et Promotion de la santé

Une combinaison des approches et processus de Santé Publique, de Santé Communautaire et de Promotion de la Santé est nécessaire dans l'élaboration et la mise en œuvre des politiques, stratégies et plan de santé. Le tableau ci-dessous présente la différence entre ces trois disciplines en fonction de leur processus et leurs finalités.

Discipline	Processus	Illustration	Finalités
Santé Publique	Technocratique	Travailler pour les populations (*Doing for people*)	Améliorer la santé des populations
Santé Communautaire	Participatif	Travailler avec les populations (*Doing with people*)	

Promotion de la santé	Empowerment	Donner des capacités aux populations afin qu'elles prennent des initiatives. (*Enabling people to do by themselves*).	Réduire les inégalités sociales de santé

Figure 6 : Différence entre Santé Publique ; Santé Communautaire et Promotion de la santé (Kondji Kondji, 2005).

4.3. Démarche d'intervention en santé publique et communautaire

La santé publique et communautaire a adopté, sur le plan opérationnel, une démarche de programme dont les stratégies et approches se concrétisent et se complètent mutuellement pour produire les résultats qui visent un état de santé optimal. Cette démarche de programmation est représentée par le schéma ci-dessous.

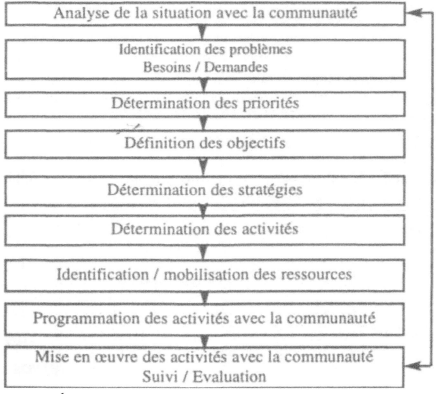

Figure 7 : Étapes de la démarche d'intervention en Santé Publique et Communautaire. Source : Kondji Kondji (2005).

5. Concept d'*empowerment*

5.1. Définition

L'*empowerment* est un anglicisme qui s'apparente à l'Habilation. C'est un processus par lequel une personne ou un groupe accroît son pouvoir sur les décisions et les actions qui influent sur sa vie et son bien-être. C'est aussi un processus social, culturel, psychologique ou politique. Il permet aux individus et aux groupes sociaux d'exprimer leurs besoins et leurs préoccupations, d'élaborer des stratégies de participation à la prise de décisions et d'intervenir sur les plans politique, social et culturel pour combler leurs besoins.

L'*empowerment* *est un* processus par lequel les personnes et les communautés acquièrent de l'**autonomie** et exercent **un meilleur contrôle sur leur vie** et leurs ressources. C'est un outil efficace pour l'amélioration de la santé et un objectif de santé publique légitime en soi. *L'empowerment* se traduit par des actions individuelles, des actions de groupes restreints et des actions collectives.

5.2. Continuum de l'*empowerment* des communautés dans le domaine de la santé

Processus				
Étape 1	**Étape 2**	**Étape 3**	**Étape 4**	**Étape 5**
Renforcement des capacités individuelles pour des actions individuelles.	Constitution et capacitation de petits groupes par centre d'intérêt pour une action au profit du groupe	Développement des organisations communautaires structurées avec un leadership et une capacité de représentativité et de mobilisation de ressources. Actions au-delà du groupe	Établissement de partenariats, de réseaux sociaux capables de faire du plaidoyer pour avoir une voix forte dans le processus de prise de décisions en faveur du développement.	Participation active des réseaux aux actions d'ordre politique, social, économique, sanitaire et culturel visant le bien-être collectif. La voix des sans voix se fait entendre.

Figure 8 : Processus et étapes de l'*Empowerment*. *Empowerment* et service social : approches et enjeux. Source : Labonte (1990).

Évolution de l'*empowerment*	
Du renforcement de compétences individuelles	au renforcement des compétences communautaires
Du changement de comportements individuels	au changement social (modification des valeurs dans le sens positif, au-delà des comportements individuels)
De l'action individuelle pour le développement	à l'action collective pour le développement
De la participation individuelle à la prise de décisions	à la participation collective à la prise de décisions.
D'une gestion élitiste des affaires publiques	à une gestion participative des affaires publiques.

Figure 9 : Évolution de l'*empowerment*. *Empowerment* et service social : approches et enjeux. Source : Labonte (1990).

Niveaux de finalités de l'empowerment	
Niveau 1	**Satisfaction des besoins** individuels de base (bien-être individuel)
Niveau 2	**Égalité d'accès à l'éducation** et d'autres biens sociaux et économiques assurée
Niveau 3	**Conscientisation et sensibilisation** sur la nécessité de changer, d'agir, de participer aux actions de développement
Niveau 4	**Participation et mobilisation sociale** pour les actions de développement (il s'agit de favoriser la participation égalitaire à la prise de décisions);
Niveau 5	**Contrôle citoyen des actions de développement** ; les individus et groupes sociaux prennent des décisions à leur niveau qui sont acceptées et reconnues.

Figure 10 : Niveaux et finalités de l'empowerment. Empowerment et service social : approches et enjeux. Source : Labonte (1990).

5.3. La quadruple dimension de l'*empowerment*[2]

– Dimension économique (capacités individuelles, potentiel pour satisfaire les besoins de survie) ;

– Dimension humaine et sociale (capacité des individus d'avoir un plus grand contrôle sur leurs propres vies, leur bien-être) ;

– Dimension politique (connaissance de leurs droits par les populations et capacité de les défendre, application de l'approche basée sur les droits humains) ;

– Dimension culturelle (utilisation de la culture comme point d'entrée pour la défense des droits des minorités).

Bon a savoir!!

• Pour un développement véritable, la croissance économique ne suffit pas ; elle doit aller de pair avec le processus d'*empowerment* des individus et des communautés (Stern, Dethier et Rogers, 2004).

• L'*empowerment* des individus et des communautés en vue de leur autonomisation (*self reliance*) en matière de développement et l'appropriation (*ownership*) par ces dernières des actions de développement local doivent être des approches clés pour l'atteinte des objectifs de développement.

6. Notions sur le droit à la santé, la responsabilité en matière de santé, l'équité et la justice sociale en santé

La Déclaration Universelle des Droits de l'Homme adoptée par l'Assemblée Générale des Nations Unies le 10 décembre 1948 reconnaît dans son article 25 un droit à la santé et à la protection sociale. **Selon cette Déclaration, toute personne a droit à un niveau de vie suffisant pour assurer sa santé, son bien-être et ceux de sa famille ; ce droit porte notamment sur l'alimentation, l'habillement, le logement, les soins médicaux et d'autres services sociaux.**

---

[2] "*Overseas Development Institute (2009) "Understanding and operationalizing empowerment. Working paper 308. Novembre 2009*", Page 1.

6.1. Définition du droit à la santé

La définition la plus autorisée du droit de chacun de jouir du meilleur état de santé physique et mentale susceptible d'être atteint – soit ce que l'on désigne généralement comme le « droit à la santé » – est énoncée à l'article 12 du Pacte international relatif aux droits économiques, sociaux et culturels.

Afin de préciser et mettre en œuvre les dispositions dudit article 12, le Comité des droits économiques, sociaux et culturels des Nations Unies a adopté l'observation générale n°14, laquelle reconnaît l'importance des déterminants de la santé à l'appui du droit à la santé en déclarant que l'exercice du droit à la santé est étroitement lié à celui de nombreux autres droits de l'homme qu'il contribue également à promouvoir – droits à l'alimentation, à un niveau de vie satisfaisant, au respect de la vie privée et à l'information (OMS-Haut-Commissariat aux Droits de l'Homme, 2009 : 11).

6.2. Principaux éléments du droit à la santé

Principes ou éléments	Contenus
Disponibilité	Établissements et services de santé opérationnels en nombre suffisant et principaux médicaments ; présence d'eau salubre et d'installations sanitaires adéquates.
Accessibilité	-Accessibilité sans discrimination aux établissements et services de santé pour tous : - l'accès physique et sûr pour tous, y compris les personnes et les groupes handicapés (souffrant d'un handicap) ; - l'accessibilité financière pour tous, notamment pour les personnes et groupes défavorisés ; - le droit de rechercher, d'obtenir et de répandre des informations concernant des questions de santé en respectant la confidentialité des données à caractère personnel.

Acceptabilité	Tous les établissements, biens et services de santé doivent respecter les principes d'éthique médicale et, dans la mesure où elles ne sont pas contraires aux droits humains, les valeurs culturelles de la population concernée.
Qualité	Qualité scientifique et médicale appropriée, y compris un personnel qualifié, des médicaments homologués et un équipement médical adéquat.

Figure 11 : Principaux éléments du droit à la santé. Source : Ministère Fédéral allemand de la Coopération et du Développement (2009).

Aux principes ci-dessus, on peut ajouter la Non-discrimination et l'Universalité qui signifie que les droits de l'homme doivent être respectés pour chaque personne, partout dans le monde.

En conclusion, les causes de morbidité et de mortalité dans les pays en développement sont liées à la sous-alimentation, l'accès insuffisant à de l'eau potable salubre, les conditions de vie et de travail dangereuses pour la santé, le manque d'éducation et l'exclusion d'un grand nombre de personnes pauvres et défavorisées des principaux services de santé). Elles sont le résultat d'un non-respect des engagements relatifs aux droits humains. À l'inverse, le respect des droits humains contribue à améliorer l'état de santé d'une société, en particulier des groupes défavorisés. En même temps, la santé constitue une condition impérative à la défense des autres droits humains et à la participation à la vie sociale, économique et politique.

Les politiques de promotion, d'information et d'éducation à la santé comme expressions des obligations des États sont présentes dans le préambule de la Constitution de l'OMS et dans le CDE (art. 24) en relation à la santé de la mère et de l'enfant.

6.3. Responsabilité en matière de santé

Bien que la santé constitue une des missions régaliennes de l'État, il n'en demeure pas moins vrai que la responsabilité en matière de santé est partagée. Chacun a une responsabilité à assumer en matière de santé. Ainsi, la responsabilité en matière de santé est politique, sociale, communautaire, familiale et individuelle.

Les États et les autres entités responsables doivent rendre compte de la mesure dans laquelle ils respectent les droits de l'homme en général et le droit à la santé en particulier.

6.3.1. Exemples d'obligations gouvernementales à l'égard du droit à la santé

Obligations	Contenus
Obligation de respect	• Reconnaître le droit d'accès aux installations et services de santé à tous les groupes. • S'abstenir de prendre des mesures qui réduisent l'accès aux moyens de contraception.
Obligation de protection	• Réguler et contrôler le secteur privé de façon à ce que les prestataires de soins de santé privés respectent le fondement du droit à la santé. • Combattre les pratiques traditionnelles dangereuses, comme par exemple les mutilations génitales et les violences sexuelles liées au genre.
Obligation de garantie	• Planification et mise en œuvre d'une politique de santé qui garantit des soins de santé de base, accessible également aux personnes et groupes défavorisés. • Mise en place de systèmes d'assurance sociale comprenant des soins aux populations pauvres.

Figure 12 : Obligations gouvernementales en matière de santé. Source : Ministère Fédéral allemand de la Coopération et du Développement (2009).

Voici le partage de responsabilités en matière de santé ; l'État ne peut pas tout faire seul.

Type de responsabilité	Acteurs concernés
Responsabilité politique	État/Gouvernement (mission régalienne)
Responsabilité sociale	Forces sociales (religieux, réseaux socioculturels) ; société civile ; secteur privé ; Syndicats etc.)
Responsabilité communautaire	Collectivités Territoriales Décentralisées (CTDs) Chefferies traditionnelles

Responsabilité familiale	Ménages
Responsabilité individuelle	Individus

Figure 13 : Titre. Partage de responsabilités en matière de santé. Source : Module de formation en Santé Communautaire ; APTC Douala 2015.

6.4. Approche axée sur les droits humains

Une approche axée sur les droits humains consiste à orienter de façon très explicite la politique de développement vers des engagements conformes aux droits humains. Ceci s'effectue suivant les conventions internationales et régionales des droits de l'homme et les principes des droits humains (« non-discrimination/égalité des chances, « obligation de rendre des comptes/transparence » et « participation/renforcement de la capacité d'action (*empowerment*) »). Cette approche vise à ce que l'ensemble des politiques, des stratégies et des programmes de santé soient conçus de façon à améliorer peu à peu la jouissance par tous du droit à la santé.

6.5. Équité en santé

L'équité en santé sous-entend que les besoins des personnes constituent le critère qui guide la distribution des possibilités favorisant le bien être. C'est l'absence de disparités systématiques de santé entre les groupes dont les avantages et désavantages sociaux, économiques, géographiques et démographiques diffèrent.

6.6. La justice sociale en santé

Il y a justice sociale lorsque qu'une société considère ses membres et ses groupes. Par ailleurs, les bienfaits sont distribués de manière équitable. Selon la justice sociale, tous les individus et tous les groupes ont les mêmes droits fondamentaux tels que la protection de leur santé et un revenu minimal. La justice sociale est fondée sur les droits de la personne et l'équité. L'objectif de la santé publique (améliorer la santé des individus en réduisant au minimum les décès et les invalidités évitables) fait partie de la justice sociale.

Le rapport de la Commission des Déterminants Sociaux de la santé « *Combler le fossé en une génération : Instaurer l'équité en santé en agissant sur les déterminants sociaux* » rappelait ce qui suit :

« La justice sociale est une question de vie ou de mort. Elle influe sur la façon dont les gens vivent et sur le risque de maladie et de décès prématuré auquel ils sont exposés. Si nous voyons avec émerveillement l'espérance de vie continuer à s'allonger et l'état de santé s'améliorer encore dans certaines parties du monde, c'est avec inquiétude que nous les voyons stagner dans d'autres » (OMS, 2008 : 3).

La Commission des Déterminants Sociaux de la santé nous apprend que : une grande partie des efforts à fournir pour réduire les inégalités en matière de santé doivent intervenir dans le **domaine extra-sanitaire** ; les cardiopathies sont causées non par une insuffisance d'unités de soins coronariens, mais par le mode de vie conditionné par l'environnement dans lequel on vit ; l'obésité n'est pas le résultat d'une faiblesse morale mais de l'omniprésence d'aliments à forte teneur en graisse et en sucre ; enfin, le secteur de la santé – au plan mondial et national – doit donc s'attacher avant tout aux causes fondamentales des inégalités en matière de santé. Au Cameroun, la *Vision 2035 : Cameroun pays émergent* identifie la justice sociale comme une condition essentielle pour sa réussite. Cependant, elle peut aussi en constituer un risque, une menace potentielle.

7. Que signifient les inégalités sociales de santé ?

7.1. Définition

Les Inégalités Sociales de Santé (ISS) sont « les écarts de santé injustes et importants entre les populations au sein d'un même pays ou entre différents pays qui sont dus à une répartition inéquitable des déterminants sociaux de la santé »[3]. Ce sont les disparités ou différences (évitables et injustes) observées quant à l'état général de santé entre des groupes sociaux (De Koninck et al. 2008). Elles mettent en lumière une relation étroite entre l'état de santé et de bien-être et l'appartenance à un groupe social. Elles se distinguent des « inégalités de santé » qui ne relèvent pas de la justice sociale (les inégalités de santé entre jeunes et personnes âgées par exemple).

---

[3] http://www.who.int/social_determinants/fr/.

7.2. Quelques exemples d'Inégalités Sociales de Santé (ISS)

- Différences sociales pour l'espérance de vie
- Différences sociales pour l'espérance de vie en bonne santé
- Différences sociales de consommation de soins
- Différences sociales dans l'adoption de comportements favorables à la santé
- Différences sociales dans l'accès aux soins.

7.3. Les quatre types d'Inégalités Sociales de Santé

1. **Les inégalités d'accès primaire aux soins** : il s'agit de l'ignorance des individus, leur méconnaissance du besoin de santé. Il faut informer et éduquer les populations ;

2. **Les inégalités d'accès secondaire aux soins** : il s'agit de l'accessibilité aux formations sanitaires et surtout de la qualité des soins dans les formations sanitaires (accueil, humanisation des soins, offre de service, compétence et disponibilité du personnel, disponibilité des équipements etc.) ;

3. **Les inégalités par construction :** non prise en compte inégalités sociales de santé dans la conception et la mise en œuvre les programmes de santé ;

4. **Les inégalités par omission** : le système de santé n'intègre pas du tout la situation des inégalités sociales entre les groupes dans sa mission.

7.4. Les trois approches principales pour faire face aux Inégalités Sociales de Santé dans un système

1. Améliorer la santé des groupes défavorisés par des programmes ciblés.

2. Réduire les écarts de santé entre les groupes les plus nantis et ceux les plus défavorisés.

3. Améliorer l'accès aux soins promotionnels, préventifs et curatifs à l'ensemble de la population (notion de couverture de santé universelle). L'accès ici est à la fois physique, économique et culturel.

7.5. Les trois pistes d'actions pour agir sur les ISS

1. Agir sur le contexte politique, économique et social (faire un plaidoyer politique) ;
2. Développer le partenariat et l'intersectorialité ;
3. Développer la participation et l'*empowerment* des individus et des communautés.

8. Notions sur le développement, le développement durable et le développement sanitaire durable

8.1. Définitions générales et opératoire

Étymologiquement, le développement est l'acte qui consiste à enlever l'enveloppe pour permettre à l'homme de s'épanouir.

Le développement est une opération complexe de changement organisé dont l'objet ultime serait l'épanouissement, le bien-être, le mieux-être de tous et de chacun. L'épanouissement ici est assimilé à la fleur qui s'ouvre, qui éclot et déploie ses pétales. Chez l'homme, il est synonyme d'éclat de plénitude. C'est un passage des ténèbres vers la lumière, la clarté qui induit le goût de la vie.

Le bien-être, quant à lui, est une sensation agréable procurée par la satisfaction des besoins physiques et l'absence de tensions psychologiques et sociales. Il est synonyme d'aise, de quiétude, de sérénité et de confort.

ÉPANOUISSEMENT + BIEN-ETRE = DÉVELOPPEMENT INTÉGRAL

De ce qui précède, il se dégage que la notion de développement comporte deux connotations : quantitative et qualitative. La première, (quantitative) souvent appelée développement économique, a trait à la production. L'activité des populations, sous la conduite de l'État, doit pouvoir produire des fruits, des biens en termes financiers nécessaires à la réalisation des œuvres promotrices du bien-être. Les sources de la production économique de base en Afrique sont l'agriculture (produits de rentes), l'exploitation des richesses du sous-sol (pétrole et autres minerais), l'exploitation du bois. Leur exploitation rapporte des devises qui contribuent avec d'autres activités commerciales et industrielles à assurer ce qu'on appelle la croissance économique dont le reflet est le Produit National Brut (PNB).

La deuxième connotation (qualitative) est sociale et culturelle. Elle suppose que les fruits de l'expansion, de la croissance économique servent à la recherche d'une meilleure distribution et égalisation sociale afin de promouvoir le bien-être de tous. Ceci veut dire que les richesses amassées par le pays servent à l'élévation du niveau de vie de la communauté nationale par la préservation de l'environnement, la construction des équipements collectifs à caractère social accessibles à tous (écoles, voies de communication, hôpitaux, espaces verts, habitats etc.), et surtout la mise en forme de modes de vie adaptés aux besoins et aux mœurs de la population : il s'agit de la culture.

C'est sur la base de la connotation qualitative, donc sociale et culturelle que l'on peut évaluer si oui ou non il y a bien-être ou épanouissement dans une communauté et non à partir du PNB, ou de l'enveloppe budgétaire. C'est ce qui justifie le nouveau concept de Développement humain durable introduit par l'Organisation des Nations Unies.

En résumé, on peut dire que « le développement est l'ensemble des processus et mécanismes mis en place par la société pour permettre à chacun de ses membres d'accéder au maximum d'épanouissement dont il est capable » (Quenum, 1979 cité par Kondji Kondji, 2005 : 88). Pour être authentique, le développement doit être intégral, c'est-à-dire promouvoir tout homme et tout l'homme comme membre du système social. Il apparaît au vu de cette définition, que le développement est un processus de mise en valeur de la personnalité individuelle et collective.

8.2. Les volets du développement

Le développement est constitué de trois volets essentiels qui regroupent en leur sein des sous-volets :

– **Le volet économique**

Il concerne les forces de production représentant la richesse, le trésor nécessaire à la survie d'une communauté (croissance économique).

– **Le volet social**

Il porte sur la répartition judicieuse du produit économique, des richesses à tous. Ceci s'effectue par la création et le fonctionnement de structures dites sociales relatives à l'éducation, la santé, la distribution de l'électricité et de l'eau à un moindre coût, les voies de communication, l'information, etc., afin de garantir à tous le bien-être.

– Le volet culturel

Il ne se limite pas à la satisfaction des besoins. Il doit pouvoir mettre sur pied un projet de civilisation axé sur les valeurs propres de chaque groupe ethnique, mais ouvertes cependant à celles des autres afin qu'il y ait dialogue et cohésion nationale.

Le projet culturel d'un pays doit être authentique, autonome et non une aliénation servile des civilisations occidentales. En effet, les voies du développement ne sont pas dans l'imitation aveugle des pratiques ayant fait leurs preuves sous d'autres cieux. Les pays africains doivent se refaire un socle culturel sur la base de leurs traditions qui contiennent des ressources considérables mais souvent méprisées.

Si l'on considère la culture comme l'ensemble des formes acquises de comportements dans les sociétés humaines ou l'ensemble des aspects intellectuels d'une civilisation, il ne saurait avoir de culture pour tous. Chaque culture devrait s'individualiser, se singulariser. Elle devrait avoir une identité qui la distingue des autres, mais toutes auraient intérêt à s'accepter, à échanger. On parlera de dialogue des cultures.

Enfin, signalons qu'on parle aussi du développement politique qui concerne le pouvoir d'organiser et de gérer la vie de la communauté nationale. Il vise à promouvoir et à respecter les droits et les devoirs des individus et des peuples. Parce qu'il porte sur le pouvoir et la gestion des hommes et des biens, le développement politique revêt une importance capitale dans l'essor des pays et conditionne leur devenir.

Pour ce faire, le développement politique doit utiliser le dialogue, la concertation, la participation et la consultation sinon, il ne saurait y avoir bien-être ou épanouissement. On parle de plus en plus aujourd'hui de la bonne gouvernance.

– Le développement intégral est une finalité, une quête permanente du bien-être, du mieux-être. Cette finalité ne peut être atteinte que si les différents volets ont positivement joué leurs rôles. Chacun de tous ces volets influence l'équilibre physique, psychologique et social des individus et groupes sociaux.

8.3. Relation entre « Santé et Développement »

Dans tous les pays et particulièrement en Afrique, l'homme est au centre du processus de développement. Il en est le moteur et le bénéficiaire. Le développement économique ici étant basé sur l'agriculture (généralement non encore mécanisée) et l'exploitation des richesses du sous-sol pour certains pays, la main-d'œuvre se doit d'être constituée d'individus valides. Ceci suppose la jouissance d'une parfaite santé physique, mentale et sociale.

Tous les secteurs considérés comme productifs, c'est-à-dire générateurs de ressources. Ils ont besoin de travailleurs assidus, ponctuels, consciencieux, bénéficiant d'une bonne couverture sanitaire. Ainsi, la contribution du secteur de la santé à la croissance économique est de première importance. C'est dans cette optique que les experts en matière de développement du monde en développement estiment que les secteurs de la santé et de l'éducation (secteurs sociaux) devraient, au moment de la redistribution des fruits de la croissance, bénéficier d'une part importante pour multiplier, équiper les infrastructures et assurer le bon fonctionnement des services.

Selon l'Organisation Mondiale de la Santé, l'indicateur de sensibilité de l'État face aux problèmes de santé devrait être supérieur à 10% du budget national (budget santé/budget national). Le développement des pays africains est sensiblement influencé par leur situation sanitaire et c'est à juste titre que **le taux de mortalité infantile et taux de mortalité de moins de 5 ans (tmm5)** comptent parmi les principaux **indicateurs du niveau de développement** d'un pays. Santé et Développement entretiennent une relation d'**interdépendance** schématisée comme suit :

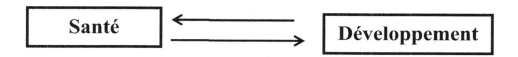

Figure 14 : Relation entre Santé et Développement.
Source : Kondji Kondji (2005 : 91).

8.4. Notion de « développement durable[3]»

La première définition du développement durable apparaît en 1987 dans le Rapport Brundtland[4] publié par la Commission mondiale sur l'environnement et le développement. Le développement durable est issu de cette idée que tout ne peut pas continuer comme avant, qu'il faut remédier aux insuffisances d'un modèle de développement axé sur la seule croissance économique en reconsidérant nos façons de faire compte tenu de nouvelles priorités[5].

Il faut donc :

- **Maintenir l'intégrité de l'environnement** pour assurer la santé et la sécurité des communautés humaines et préserver les écosystèmes qui entretiennent la vie ;

- **Assurer l'équité sociale** pour permettre le plein épanouissement de toutes les femmes et de tous les hommes, l'essor des communautés et le respect de la diversité ;

- **Viser l'efficience économique** pour créer une économie innovante et prospère, écologiquement et socialement responsable.

En d'autres termes, le développement durable est un ensemble de décisions qui améliorent les conditions de vie du présent sans mettre en danger les ressources pour les générations futures.

La notion de développement durable est un concept défini à la troisième conférence internationale sur la promotion de la santé tenue à Sundsvall en 1991. Le fondement de ce concept repose sur un développement social sain garanti par les conditions favorables à la santé que sont :

- la paix et la sécurité ;

- l'exercice participatif du pouvoir ;

- l'équilibre/croissance économique/ressources ;

---

[3] Reproduit avec autorisation de : créer des environnements favorables à la santé, Rapport de la 3, conférence sur la promotion de la santé tenue à SUNDSVALL en Suède 1991; La Santé publique en action 3. 1997 OMS, Genève.

[4] Le rapport Brundtland est le nom communément donné à une publication, officiellement intitulée *Notre avenir à tous*, rédigée en 1987 par la Commission mondiale sur l'environnement et le développement de l'Organisation des Nations unies, présidée par la Norvégienne Gro Harlem Brundtland. Utilisé comme base au Sommet de la Terre de 1992, ce rapport utilise pour la première fois l'expression de « sustainable development », traduit en français par « développement durable ».

[5] Source : http://www.mddelcc.gouv.qc.ca/developpement/definition.htm.

- l'accès à une eau propre, un air pur, une nourriture saine ;
- l'absence de pauvreté extrême ;
- l'équité et la justice sociale ;
- l'accès équitable aux services sanitaires et sociaux ;
- l'environnement psychosocial adéquat.

Ces conditions constituent les préalables pour les environnements favorables à la santé dont les six éléments ont été développés au point 1-5-2 du présent manuel.

Les obstacles devant être surmontés pour maintenir et/ou parvenir au développement durable sont les suivants :

- les obstacles psychologiques ;
- les obstacles sociaux et politiques ;
- les obstacles économiques ;
- les obstacles techniques ;
- etc.

8.5. Notion d'indicateur de développement humain (IDH)

Un indicateur (Monekosso, 1994 : 137) est une variable qui sert à mesurer une composante donnée de la situation sanitaire d'une communauté et les changements qui l'affectent. Il est généralement exprimé sous forme de taux ou de ratio : mortalité infantile, mortalité maternelle, etc.

L'indicateur de développement humain est un indicateur composite retenu pour mesurer le niveau des potentialités humaines élémentaires sous trois angles cruciaux que sont : la possibilité de vivre longtemps et en bonne santé, la possibilité d'acquérir des connaissances et la possibilité d'avoir un niveau de vie convenable.

Les trois variables de l'indicateur de développement humain (IDH) sont :

- La longévité mesurée par l'espérance de vie à la naissance (la variable maximale et minimale se situe entre 25 - 85 ans) ;
- L'accès à la connaissance apprécié par le taux d'alphabétisation des adultes (qui se situe entre 0 et 100%) et le taux de scolarisation par niveaux (qui se situe entre 0 et 100%) ;

– L'accès aux ressources apprécié par le niveau de revenu par habitant (Produit Intérieur Brut par habitant : PIB).

8.6. Qu'est-ce que le Développement sanitaire ?

C'est un processus visant à améliorer le bien-être physique, mental et social de l'individu, de la famille et de la communauté dans le cadre plus général du développement socio-économique. Il vise en fait à produire des populations en bonne santé, capables de relever les défis économiques, sociaux et politiques qui les interpellent (Monekosso, Ibid.).

8.7. Qu'est-ce que le Développement sanitaire durable ?

C'est un processus visant à améliorer le bien-être physique, mental et social de l'individu, de la famille et de la communauté qui accorde la priorité aux plus démunis. Il vise également le maintien de l'intégrité de l'environnement en veillant à répondre aux besoins des générations présentes sans compromettre la capacité des générations futures.

La notion de Développement sanitaire durable interpelle les gouvernements à changer de paradigmes en passant d'un modèle de santé essentiellement biomédical (axé sur la lutte curative contre les maladies), à un modèle holistique qui tient aussi compte des modèles socio-environnemental et comportementaliste. C'est un modèle qui est axé sur l'approche basée l'équité et la justice sociale et qui lutte contre les inégalités sociales de santé.

En résumé, l'on peut retenir que :

– Le développement sanitaire et le développement socio-économique sont intimement liés. Par ailleurs, le niveau de santé est fonction du niveau de développement, alors que l'ignorance et les maladies évitables sont le reflet de la pauvreté. De même, les niveaux de vie et de santé sont des miroirs du revenu par tête d'habitant.

– Pour un développement sanitaire durable, il faut investir dans le développement des hommes (développement humain).

8.8. Les 17 Objectifs de Développement Durable

Le 25 septembre 2015, 193 dirigeants de la planète se sont engagés sur 17 objectifs mondiaux afin d'atteindre les trois objectifs suivant d'ici 2030 : a) Mettre fin à l'extrême pauvreté ; b) Lutter contre les inégalités et l'injustice ; c) Régler le problème du dérèglement climatique. De ces trois objectifs ont découlé 17 objectifs mondiaux que les États membres de l'ONU (Organisation des Nations Unies) se sont engagés à atteindre au cours des prochaines années (2015-2030) ; ils ont été appelés les Objectifs de Développement Durable (ODD). Les 17 Objectifs de Développement Durable fixés à l'horizon 2030 sont les suivants :

1. **Éradication de la pauvreté** : sous toutes ses formes et partout dans le monde.	9. **Innovation et infrastructures** : Soutenir les petites entreprises pour qu'elles se développent, favoriser le développement des entreprises qui respectent l'environnement et fabriquent des produits sains (qui ne nuisent pas à notre planète ni aux populations) et permettre l'accès de tous aux nouvelles technologies.
2. **Lutte contre la faim** : éliminer la faim et la famine, assurer la sécurité alimentaire, améliorer la nutrition et promouvoir une agriculture durable.	10. **Réduction des inégalités** : réduire les inégalités entre les pays et au sein de chacun
3. **Accès à la santé** : donner aux individus les moyens de mener une vie saine et aider au bien-être de tous à tous les âges.	11. **Villes et communautés durables** : créer des villes, des logements, des transports ouverts à tous, sûrs, résistants et durables.
4. **Accès à une éducation de qualité** : veiller à ce que tous aient accès à l'éducation et promouvoir des possibilités d'apprentissage de qualité dans des conditions équitables tout au long de la vie.	12. **Consommation responsable** : instaurer des modes de consommation et de production durables : éviter le gaspillage, diminuer les déchets et les biens de consommation (livres, vêtements, …) en réduisant, réutilisant et recyclant.
5. **Égalité entre les sexes** : parvenir à l'égalité des sexes en rendant les femmes et les filles plus autonomes.	13. **Lutte contre le changement climatique** : prendre des mesures d'urgence pour lutter contre les changements climatiques et leurs conséquences.

6.**Accès à l'eau salubre et l'assainissement** : garantir l'accès de tous à l'eau et l'assainissement et gérer les ressources en eau de façon durable.	14.**Protection de la faune et de la flore aquatiques** : conserver et exploiter de manière durable les océans, les mers et les ressources marines.
7.**Recours aux énergies renouvelables** : garantir l'accès de tous à des services énergétiques fiables, durables et renouvelables à un coût abordable.	15.**Protection de la faune et de la flore terrestres** : préserver et restaurer les écosystèmes terrestres, en veillant à les exploiter de façon durable, gérer durablement les forêts, lutter contre la déforestation, la désertification, stopper et inverser le processus de dégradation des terres et mettre fin à l'appauvrissement de la biodiversité.
8.**Accès à des emplois décents** : promouvoir une croissance économique soutenue, partagée et durable, le plein-emploi productif et un travail décent pour tous	16. **Justice et paix** : promouvoir la paix, assurer à tous l'accès à la justice et mettre en place, à tous les niveaux, des institutions efficaces, responsables et ouvertes.
	17.**Partenariats pour les objectifs mondiaux** : revitaliser le partenariat mondial au service du développement durable et renforcer les moyens de ce partenariat

Figure 15 : Les 17 Objectifs de Développement Durable. Source : www.un.org. 2015.

Selon **l'objectif 3**, tous les êtres humains doivent avoir accès à des services de santé et des médicaments sûrs et efficaces.

L'objectif 3 a 13 cibles qui portent sur : la réduction de la mortalité maternelle ; l'élimination des décès évitables de nouveau-nés et d'enfants de moins de 5 ans ; à la lutte contre l'épidémie de sida, la tuberculose, le paludisme et les maladies tropicales négligées, l'hépatite, les maladies transmises par l'eau et autres maladies transmissibles ; la lutte contre les maladies non transmissibles et la promotion de la santé mentale ; la prévention et le traitement de l'abus de substances psychoactives, notamment de stupéfiants et d'alcool ; la réduction des accidents de la route ; l'accès de tous à des services de soins de santé sexuelle et procréative, y compris à des fins de planification familiale, d'information et d'éducation, et la prise en compte de la santé procréative ; l'assurance-santé, comprenant une protection contre les risques financiers et donnant accès à des services de santé essentiels de qualité ; la réduction des maladies dus à des substances chimiques dangereuses et à la pollution et à la contamination de l'air, de l'eau et du sol ; l'application de la Convention-cadre de l'Organisation mondiale de la Santé pour la lutte antitabac ; l'appui à la recherche et la mise au point de vaccins et de médicaments contre les maladies, transmissibles ou non ; l'accroissement considérable du budget de la santé et le recrutement, le perfectionnement, la formation et le maintien en poste du personnel de santé dans les pays en développement, et le renforcer les moyens dont disposent tous les pays, en particulier les pays en développement, en matière d'alerte rapide, de réduction des risques et de gestion des risques sanitaires nationaux et mondiaux.

9. Que signifient appropriation et participation communautaires au développement sanitaire ?

9.1. Définition

Par appropriation communautaire dans le contexte du développement sanitaire, l'on entend un mécanisme représentatif permettant aux communautés d'influer sur les politiques, la planification, l'exploitation, l'utilisation et la jouissance des avantages découlant de la prestation de services de santé. Le résultat attendu est une réactivité accrue aux besoins sanitaires des communautés (OMS, 2010). En d'autres termes, les communautés assument elles-mêmes la responsabilité de leur propre santé, prennent les mesures et adoptent les comportements nécessaires pour promouvoir et préserver la santé. Les organisations communautaires et les ONG, tout comme l'interaction intersectorielle, jouent un rôle de facilitateurs dans la création d'un environnement propice permettant aux communautés d'accepter leurs rôles.

9.2. Recommandations de l'OMS sur l'appropriation et la participation communautaires

Pour améliorer l'appropriation et la participation communautaires, l'OMS a proposé aux États membres de prendre en considération les recommandations suivantes :

a) élaborer une politique et fournir des lignes directrices sur le renforcement de la participation des communautés, et notamment des jeunes et des adolescents, au développement sanitaire ;

b) promouvoir la conscience sanitaire et encourager l'adoption de modes de vie plus sains ;

c) consolider et étendre le recours à la promotion de la santé pour l'action sur les déterminants de la santé ;

d) renforcer les structures communautaires de gestion ; établir un lien entre les activités des consommateurs et le système de prestation de services de santé, et améliorer la participation des communautés à la prise de décisions, à l'établissement des priorités et à la planification ;

e) fournir un appui technique approprié aux prestataires de soins de santé communautaires par la formation pratique, l'encadrement et la supervision de soutien, et fournir les outils et matériels appropriés nécessaires pour qu'ils puissent s'acquitter de leurs fonctions ;

f) rendre les communautés autonomes et assurer leur participation à la gouvernance des services de santé par un renforcement approprié des capacités ;

g) établir et renforcer l'interaction entre les communautés et les services de santé pour améliorer la prestation de services de santé en la basant sur les besoins et en la faisant régir par la demande, y compris la réorientation du système de prestation de services de santé pour atteindre et soutenir les communautés ;

h) renforcer la coordination et la collaboration avec les organisations de la société civile, et notamment avec les organisations à base communautaire (OBC) et les ONG œuvrant au développement sanitaire au niveau communautaire.

10. Concepts de soins de santé et de qualité des soins de santé

10.1. Qu'est-ce qu'un soin ?

C'est un acte par lequel on **aide** un individu à satisfaire ses **besoins**. Il peut s'agir d'un besoin de restauration de la santé, d'un besoin de réhabilitation, d'un besoin de prévention de la maladie, d'un besoin de promotion de la santé (soins curatifs, soins préventifs, soins promotionnels). C'est un acte qui vise à procurer, à maintenir ou à restaurer le bien-être physique, mental, social et spirituel chez un individu.

Soigner c'est aider à vivre ; c'est dispenser des soins à un individu pour l'aider à recouvrer sa santé, à se maintenir en bonne santé, pour jouir d'une meilleure santé. Les **soins** sont pour le système de santé en général et les formations sanitaires en particulier ce que sont les produits qu'une entreprise agricole, agroalimentaire ou commerciale propose à la consommation du public.

Plus que tous les autres produits, les soins de santé ont la particularité d'être des **Produits spéciaux** dans la mesure où ils ont vocation à sauver des vies, à protéger des vies, à aider à prolonger des vies. Parce qu'ils touchent à la vie, les produits de la santé que sont les soins de santé doivent avoir des garanties de **qualité** pour **rassurer** et **sécuriser le patient**, le **client** ou le **consommateur** du secteur santé (la population).

10.2. Que signifie le concept « qualité » ?

- La qualité, c'est ce qui nous fait apprécier une personne ou une chose (Benac, 1986).

- La qualité, c'est ce qui fait qu'une chose est plus ou moins recommandable par rapport au goût humain qu'une autre chose de même goût (Robert, 1969).

- La qualité est une quête de l'excellence, elle n'est pas une fin.

- La qualité se réfère à des normes qui peuvent être scientifiques ou non.

- La qualité nécessite des compétences et des moyens (intrants).

La qualité est le résultat d'un effort continu de tous les membres d'une organisation pour rencontrer les besoins et les attentes des consommateurs (Berwick 1989 ; Racine 1995).

La qualité c'est « Le bon service, au bon moment, délivré par la bonne personne, au bon endroit (Rachis et Kushner, 1992, cité par Haddad, 1999).

10.3. Que signifie la qualité à l'hôpital ?

« C'est une **démarche** qui doit permettre de garantir à chaque patient, l'assortiment d'actes diagnostiques et thérapeutiques qui lui assurera le meilleur résultat en termes de santé, conformément à l'état **actuel** de la science, au **meilleur coût** pour un même résultat, au moindre **risque iatrogène** et pour sa grande satisfaction en termes de **procédures,** de **résultats** et de **contacts humains** à l'intérieur du système de soins » (OMS, 1987). Selon Palmer (1991), la qualité des soins à l'hôpital peut se définir comme « la production d'une meilleure santé et de satisfaction d'une population en tenant compte des contraintes technologiques, des contraintes de ressources et des spécificités des consommateurs ».

10.4. Que signifient les soins de qualité ?

Les propriétés constitutives de la qualité des soins

- **L'efficacité :** Un soin est efficace quand il atteint le résultat attendu, surtout positif pour le bénéficiaire ou le client. Exemple : efficacité d'un massage cardiaque avec ventilation pulmonaire chez un sujet en arrêt cardiaque ; résultat : la victime reprend connaissance.

- **L'efficience :** C'est l'atteinte d'un résultat visible d'un soin en peu de temps (durée du soin), ou à moindre coût, avec les moyens requis ou peu de moyens. Exemple : la stabilisation sur le court terme de la glycémie chez un diabétique à un coût raisonnable des soins hygiéno-diététiques et éducationnels.

- **L'optimalité :** C'est l'attitude professionnelle qui consiste à toujours rechercher le meilleur de la qualité entre les qualités pour un ou des bénéficiaires. Exemple : Choisir parmi les techniques de soins celle qui est la plus efficace et présente le moindre risque pour le patient.

- **L'acceptabilité :** C'est la référence aux normes nationales ou internationales qui sont le résultat des recherches. Exemple : Protocole national de traitement du paludisme simple au Cameroun.

- **La légitimité :** Elle a trait à la responsabilité juridique des structures de soins et des prestataires de soins. La personne qui dispense des soins de santé X ou Y est-elle habilitée à donner ces soins ? Exemple : Les soins infirmiers par un Infirmier habilité ? Des soins médicaux par un

Médecin ou un autre personnel de santé habilité ? Des soins dentaires par un Chirurgien-Dentiste ou un autre personnel de santé habilité ?

– **L'équité :** Il s'agit des soins qui répondent aux besoins spécifiques de chaque patient ; des soins basés sur la notion de justice sociale, dispensés sans exclusion, ni discrimination, ni stigmatisation. Exemple : les soins administrés aux clients du haut *standing* ne doivent pas être différents de ceux administrés aux patients des autres services.

Flodgren (2011) ajoute l'accessibilité (financière, géographique et culturelle), les soins centrés sur le patient et la sécurité. Les soins de qualité sont des soins qui obéissent aux propriétés ci-dessus énumérées. Un audit sur la qualité doit permettre de mesurer et de porter un jugement de valeur sur ces propriétés.

10.5. Les Composantes des soins de qualité à l'hôpital

Les soins de qualité sont le fruit de la **cohérence** entre les différentes **stratégies** menées au sein d'un établissement hospitalier par des groupes professionnels distincts mais complémentaires. Il s'agit des :

– Stratégies administratives ;

– Stratégies médicales ;

– Stratégies infirmières ;

– Stratégies sociales ;

– Stratégies biotechnologiques.

Chacune de ces stratégies obéit à une **démarche** et à une **logique** spécifiques au corps professionnel correspondant. Ces composantes doivent être impliquées dans la gouvernance de l'hôpital. **La qualité des soins devient le résultat des qualités de l'ensemble des démarches et des stratégies des différentes composantes.**

10.6. Les axes de l'évaluation de la qualité des soins

ACASAP (2016) citant Donabedian (1995), distingue trois grands axes de l'évaluation de la qualité des soins. Il s'agit de :

– L'évaluation des structures et des ressources : Elle permet de vérifier la qualité des infrastructures, des équipements, le matériel, la dotation en personnels et leur organisation en équipes de soins intégrés,

81

l'organisation des services et le processus administratif, les moyens financiers et leur gestion.

– L'évaluation des processus de soins6 et de la démarche des soins médicaux, infirmiers et sociaux, ainsi que l'exécution des techniques biomédicales.

– L'évaluation des résultats : Elle consiste à mesurer les indicateurs de résultats tels que le taux de mortalité, le taux d'incapacité, le taux d'occupation des lits, la durée d'hospitalisation et surtout, il est question d'enregistrer la satisfaction des patients, leur progrès, leur autonomie, bref, leur appréciation de la qualité de la vie à l'hôpital (accueil, confort, sécurité, hôtellerie etc.) (Ribaut et al., 1991).

10.7. Éléments d'appréciation de la qualité des soins

On distingue trois éléments d'appréciation de la qualité :

– - Les critères : Ce sont des caractéristiques permettant de distinguer un objet ou une chose. Exemple : Effectif du personnel (critère de ressources).

– - Les Normes : valeur attribuée à un critère pour la prise de décision. Exemple : effectif de personnel requis pour un service donné (référence quantitative et qualitative).

– - Les indicateurs : variables qui permettent de mesurer les changements intervenus dans une composante ou une caractéristique donnée.
Exemple : Effectif de personnel en poste par rapport à l'effectif requis (critère/norme) (Haddad, 1999).

10.8. Les acteurs de la qualité des soins

Les principaux acteurs de la qualité des soins dans un système de santé sont :

– Les pouvoirs publics (Décideurs) ;

– Les gestionnaires des établissements hospitaliers ;

---

6 Le processus est défini comme un ensemble d'activités corrélées ou interactives qui transforme des éléments d'entrée en éléments de sortie. On peut dire également qu'il s'agit d'un ensemble complexe de tâches à réaliser dans un objectif donné. La procédure est la manière spécifiée d'accomplir une activité ou un processus.

- Les professionnels de la santé ;

- Le public (consommateurs réels et potentiels).

Ces différents acteurs ont des perceptions et des logiques différentes de la qualité des soins. Ces perceptions influencent de façon significative leurs contributions au développement d'une démarche de qualité ; il faut les connaître.

10.9. Les modèles d'organisation et de délivrance des soins

L'organisation des soins a évolué dans le monde depuis les années soixante. Trois modèles d'organisation et de délivrance des soins ont été décrits. L'évolution de ces modèles d'organisation conçus et développés en Amérique du Nord (USA et CANADA) a plus ou moins influencé les systèmes de santé des pays africains selon leur degré d'ouverture au changement. Ces modèles sont les suivants :

Le modèle professionnel

C'est le modèle le plus ancien (jusqu'aux années soixante). Il est basé sur les principes et les représentations selon lesquels :

- « la qualité est l'affaire des professions médicales » ; c'était l'ère du corporatisme à outrance ;

- « la qualité est d'abord et avant tout l'affaire des médecins, dépositaires des connaissances scientifiques que requiert son évaluation » (Berwick, 1995) ;

- « une bonne qualité des soins équivaut à la présence de professionnels qualifiés et de pratiques médicales adéquates ».

- « les professionnels doivent organiser et assurer le contrôle de leurs activités ».

Important : Ici, le **public** n'était pas concerné par la qualité : le rôle des autres professionnels de la santé n'était pas valorisé. Le malade était appelé **Patient.**

Le modèle bureaucratique ou administratif–professionnel (des années 70/80)

Ce modèle part du constat selon lequel le professionnel médecin seul ne peut plus garantir la qualité : l'hôpital fonctionne avec un arsenal administratif fait d'*inputs* divers qu'il ne peut maîtriser. Il faut une administration et des administrateurs. La qualité n'est plus l'affaire des seuls professionnels. Le public doit s'y intéresser et participer au contrôle de la qualité.

C'est le modèle des hôpitaux classiques des années soixante-dix et quatre-vingt en occident. Comparativement au modèle précédent, l'autonomie des professionnels est plus réduite ; une double hiérarchie professionnelle et administrative émerge.

La qualité n'est plus l'affaire des seuls professionnels. Elle intéresse aussi d'autres acteurs internes et externes qui participent au contrôle des pratiques professionnelles. Elle nécessite des ressources et un programme d'assurance de la qualité avec établissement des **Normes**. Le Patient devient désormais le **bénéficiaire** des services fournis par les professionnels.

Le modèle industriel

C'est le dernier modèle en émergence depuis les années quatre-vingt-dix. Ce modèle considère l'hôpital comme une **firme moderne**, évoluant dans un environnement **compétitif** et dont les propriétaires et les employés sont animés par un projet collectif à savoir : *répondre aux besoins des populations bénéficiaires*. Le bénéficiaire d'hier devient un **client**, un **consommateur.**

À l'assurance de la qualité s'ajoute la gestion de la qualité qui est une **démarche globale et collective de résolution de problèmes** dont la mise en œuvre requiert un changement radical de la culture organisationnelle. Tous les acteurs de l'institution hospitalière sont concernés et mobilisés dans la gestion de la qualité. Ce modèle instaure un dialogue permanent entre **Consommateurs, Fournisseurs et Ordres professionnels** (établissement des normes et monitorage de la qualité). La démarche globale mène vers la **qualité totale** qui s'illustre par l'application des **CINQ ZÉRO** comme suit :

- « Zéro défaut » = Respect des procédures de soins tout au long de leur application.

- « Zéro délai » = Planification rigoureuse des soins en tenant compte des priorités et des urgences.

- « Zéro panne » = Absence d'incidents au cours des soins du fait de la non-maîtrise d'une technique.

- « Zéro stock » = Gestion rigoureuse et adéquate des ressources humaines, matérielles et des outils de travail.

- « Zéro papier » = simplification des procédures administratives ; célérité dans le traitement et la transmission des dossiers.

- À ces cinq zéros s'ajoutent :

- « Zéro accident » = Sécurité du professionnel et du client.

- « Zéro mépris » = Absence de mépris à l'endroit du client ou des collaborateurs.

11. Qu'est-ce que la gouvernance ?

11.1. Définition

La gouvernance a pour but de transmettre l'orientation stratégique. Il s'agit de veiller à ce que les objectifs sont atteints. Mais aussi, les risques sont gérés comme il se doit et les ressources sont utilisées de manière responsable. Le stratégique veille en priorité au respect des intérêts réels des « ayants droit ». Il s'agit des citoyens, des pouvoirs publics, des partenaires, des actionnaires, etc. Il s'agit aussi de faire de manière à ce que leurs voix soient comprises dans la conduite des affaires ». La gouvernance est aussi comprise comme « la conception, la conduite et l'évaluation de l'action collective à partir d'une position d'autorité, la gouvernance s'appuie sur un système de gestion, un système d'information ; et un système de financement » (Contandriopoulos, 2008 : 195).

Les quatre principes de la Gouvernance sont :

- **L'État de droit :** La santé est un droit fondamental inscrit dans toutes les Constitutions. Sa non-application conséquente est à la base d'inégalités qui expliquent la persistance de maladies dans certaines communautés et surtout dans les groupes les plus vulnérables.

- **La participation** : C'est l'implication de chaque acteur à toutes les phases de la conception et de la mise en œuvre d'un projet ou d'un programme de santé.

- **La responsabilité** : Selon Contandriopoulos (2008 : 196), la gouvernance vise à améliorer de façon continue la performance du système de santé et des organisations qui le composent et surtout de pouvoir rendre des comptes sur sa réussite.

- **La transparence :** La transparence est la base de toute confiance. Sans elle, la participation des acteurs ne sera jamais à la hauteur des tâches définies.

La notion de gouvernance (Chauvancy, 2009) apparaît dans les années 1970. La gouvernance est une façon de gouverner, une nouvelle forme de gestion fondée sur une logique d'entreprise. L'origine du mot est anglaise : « **governance** ». Elle renvoie à l'idée depiloter, de guider, de diriger. Cette application de la bonne gouvernance s'accompagne, au travers des textes législatifs, d'une redéfinition des rapports entre pouvoirs publics et administrés. Ces derniers passent du statut de citoyens à celui d'usagers, de clients ou de consommateurs.

La gouvernance introduit la notion de **pouvoir partagé**, afin de résoudre les problèmes de coordination des actions collectives, dans un environnement incertain et en mutation, au sein duquel évoluent des individus aux intérêts et aux logiques différents. Y est associée également, l'idée de coordination basée sur un contrat ou un projet commun. La nouvelle gouvernance est un nouveau mode de gestion des organisations hospitalières, basé sur un contrat et une participation effective des personnels de terrain dans la prise de décision. Bon nombre de problèmes qui affectent la performance des formations hospitalières au Cameroun et dans bon nombre de pays africains sont liés à la mauvaise gestion du pouvoir, à la mauvaise gouvernance.

11.2. Qu'est-ce que la Gouvernance pour la santé ?

La gouvernance pour la santé se définit comme une fonction des pouvoirs publics nécessitant vision, influence et gestion des connaissances, principalement de la part du Ministère de la Santé Publique. Ce dernier doit surveiller et guider l'élaboration et la mise en œuvre des actions sanitaires nationales au nom du gouvernement.

La gouvernance couvre la formulation de la politique nationale de santé et des plans stratégiques (définissant notamment la vision et l'orientation). Ces derniers prennent en compte la gouvernance, pour la santé et l'équité en santé, ainsi que l'exercice de l'influence par le biais de la règlementation et du plaidoyer, la collecte et l'utilisation de l'information, et la responsabilité pour des résultats équitables dans le domaine de la santé (OMS, 2012).

12. Notions sur l'économie de la santé

12.1. Définition

La science économique est l'étude des mécanismes de production, d'échange et de consommation dans une structure donnée et des interdépendances entre les mécanismes et cette structure. L'économie de la santé ou économie sanitaire (OMS, 1976 : 9-10) est une économie appliquée dans le domaine de la santé qui vise notamment à quantifier dans le temps, les ressources utilisées pour la distribution, l'organisation et le financement des services de santé, l'efficacité avec laquelle ces ressources sont réparties et exploitées. Le but visé est la santé et les effets sur la productivité individuelle et nationale des services de santé promotionnels, préventifs, curatifs et réadaptatifs. Les activités de soins engendrent des coûts puisqu'elles utilisent des ressources humaines, et consomment des ressources financières et physiques.

12.2. La notion de coût dans le domaine de la santé

Définition et généralités

Un coût est une valeur monétaire ou non monétaire des prestations de santé, des équipements, des matériels et de la logistique. Le coût d'un bien ou d'un service, c'est la valeur des ressources dépensées pour l'acquisition de ce bien ou service. Il peut être exprimé en valeur monétaire ou non. Pour les économistes, un coût se définit comme la valeur des ressources consommées pour obtenir une production d'un bien ou d'un service. D'après cette définition, toute ressource consommée pour produire des soins, que ce soit du temps, du personnel, de l'argent, des consommables médicaux et non médicaux, des équipements ou des bâtiments, doit être identifiée dans l'estimation des coûts.

Pour les gestionnaires, une charge est une dépense effectuée par une organisation sur son budget, et qui pèse dans son compte d'exploitation. Une charge est donc une notion plus restrictive qu'un coût, puisque des biens et services fournis gratuitement à un centre de santé (don de médicaments ou personnel bénévole par exemple) ne sont pas des charges pour ce centre.

Les économistes distinguent le coût comptable et le coût d'opportunité ou coût social. Le coût comptable d'un bien ou service peut être défini comme la valeur monétaire des dépenses effectivement faites pour l'acquisition de ce bien ou service. Par exemple, si un thermomètre utilisé dans un service de médecine a coûté 300 francs CFA dans le marché, son coût comptable est de 300 francs CFA. Le coût d'opportunité représente le montant estimatif des sacrifices qu'entraîne l'acquisition d'un bien ou d'un service.

12.3. Différentes catégories de coûts

Les coûts récurrents

Ce sont les dépenses faites sur les biens et services qui ne durent pas normalement plus d'un an. On les appelle aussi coûts de fonctionnement. Il s'agit par exemple des coûts mentionnés ci-dessous :

- coûts de personnel ;
- coûts d'entretien des infrastructures, des équipements techniques et matériels roulants ;
- coûts de médicaments et des consommables ;
- coût de la supervision ;
- coûts des outils de gestion ;
- coûts d'amortissement annuel des infrastructures, équipements et du matériel roulant (Il s'agit d'épargner de l'argent chaque année pour être en mesure de remplacer les équipements lorsqu'ils ne seront plus en état de marche).

Les coûts d'investissement

Ils sont relatifs aux dépenses faites pour l'acquisition des biens et services qui durent généralement plus d'un an. Les exemples sont les suivants :

- les infrastructures ;
- les gros équipements techniques ;
- le matériel roulant ;
- la formation de base de longue durée et la formation continue.

Les coûts directs d'un service médical

Ce sont les coûts liés à la prestation de ce service seul. Exemple : la consommation des médicaments par un patient est un coût direct du traitement de la maladie pour ce patient. Le coût des équipements de radiologie est un coût direct de ce département. Les coûts directs sont faciles à identifier, contrairement aux coûts indirects.

Les coûts indirects des biens et services

Ils sont liés aux biens et services utilisés ensemble par plusieurs activités ou départements de la formation sanitaire. Ils ne peuvent donc pas être attribués entièrement à un seul département, un service ou une activité. On note par exemple :

- le gardien de l'hôpital rend service à tout l'hôpital ;
- tous les coûts liés au service administratif ;
- le coût de l'eau, de l'électricité et du gaz ;
- le coût des installations immobilières ;
- le coût du matériel roulant (excepté le matériel roulant affecté à des activités spécifiques).

12.4. Quelques outils de l'évaluation économique dans le domaine de la santé

La notion de coût-efficacité

C'est le rapport entre les coûts d'une action médicale et ses conséquences exprimées en unités physiques (années de vie sauvées, nombre des malades évités, etc.) (OMS, 1976 : 9-10). Les coûts liés à la vaccination des enfants du village x contre la rougeole ont permis d'éviter combien de cas potentiels de cette maladie ? Cette action a permis de sauver les vies de ces enfants pour combien d'années ?

La notion de coût-bénéfice

Le coût-bénéfice relie les coûts d'une action médicale ou de santé publique à ses conséquences exprimées en unités monétaires. En d'autres termes, on pourrait se poser la question de savoir que gagne-t-on financièrement ou à quel profit financier devrait-on s'attendre après un investissement consenti pour une action de santé telle que la vaccination ?

Par exemple, il est reconnu en santé publique qu'un taux d'immunité communautaire de plus de 80 % contre une affection donnée (rougeole) permet son élimination virtuelle ou tout au moins l'élimination du risque d'épidémie. On peut évaluer le bénéfice que l'on pourrait gagner en évitant l'éclosion d'une épidémie de cette affection aux enfants. Un lien peut alors être fait entre le coût de l'immunisation de masse dans la communauté et le coût d'une éventuelle épidémie.

L'épidémie évitée par l'immunisation de masse permet de faire une économie de moyens.

La notion de coût-efficience

Le coût-efficience relie les coûts d'une action médicale ou de santé publique par rapport au volume des prestations fournies. Il faut souligner que l'appréciation de l'efficacité consiste essentiellement à analyser dans quelle mesure les objectifs ont été atteints, en d'autres termes, est-ce que les résultats obtenus sont ceux souhaités ? L'appréciation de l'efficience se rapporte au coût des résultats ; en d'autres termes, il s'agit de vérifier si les résultats obtenus l'ont été à moindre coût ?

12.5. Indicateurs de la situation économique et Indicateurs de la situation sanitaire (listes non exhaustives)

Indicateurs de la situation économique

Ces indicateurs sont les suivants :

– produit national brut (PNB) par habitant ;

– taux moyen de croissance du PNB depuis 10 ans ;

– répartition du PNB entre secteurs primaire (primaire, industriel) et tertiaire (les services) ;

– principales exportations (% du total des exportations) ;

– principales importations (% du total des importations) ;

– déficit du budget de l'État en % du PNB ;

– taux d'inflation (croissance annuelle des prix à la consommation) ;

– part ou pourcentage des dépenses du budget de l'État affectées à l'éducation, à la santé, à la défense ;

– taux d'alphabétisation des adultes ;

– montant du salaire minimum légal ;

– taux de la population active sans emploi ou à la recherche d'un emploi (définition du chômage par le Bureau International du Travail).

Indicateurs de la situation sanitaire

– Organisation générale du système de soins.

- Nombre d'hôpitaux, de Centres de santé, de cliniques et cabinets médicaux.

- Population desservie par l'hôpital ou le Centre de santé par région, district ou aire de santé.

- Nombres de médecins, infirmiers, pharmaciens, etc. pour 10.000 habitants (ratio).

- Taux de mortalité infantile (nombre de décès d'enfants au cours de leur première année de vie pour 1000 naissances vivantes) ;

- Taux de mortalité juvénile (décès d'enfants entre 1 et 5 ans) ;

- Taux de mortalité de moins de 5 ans (TMM 5) ;

- Taux de mortalité maternelle (nombre de décès de mères dus à l'accouchement, aux complications de la grossesse et des suites de couches sur 100.000 naissances vivantes) ;

- Espérance de vie à la naissance ;

- Principales causes de consultations ;

- Couverture vaccinale (pourcentage d'enfants de 12 à 23 mois complètement vaccinés avant leur premier anniversaire).

12.6. Les méthodes de tarification des actes dans le cadre du recouvrement des coûts

On distingue trois méthodes de tarification :

Les tarifs éclatés ou paiement à l'acte

Les étapes pour la détermination des tarifs sont les suivantes :

- établir la liste des différents services de la formation sanitaire ;

- déterminer les différentes actions ou interventions au sein de chaque service ;

- pour chaque intervention, déterminer les coûts directs (médicaments, examens de laboratoire, examen de radiologie etc.) et les coûts indirects (frais de fonctionnement à l'intervention).

Paiement du client pour chaque acte (consultation, médicaments, etc.)

Cette méthode peut être « économiquement efficace ». Cependant, le client aura tendance à limiter son nombre de visites au service de santé du fait de son incapacité à payer chaque acte. Il pourrait aussi ne pas supporter le payement complet des actes que nécessite son état de santé.

Les tarifs forfaitaires ou paiement à l'épisode

Ici, on regroupe certaines catégories de soins, ensuite on détermine les coûts directs et indirects des soins dans chaque catégorie pour calculer ainsi un coût moyen. Le paiement d'un forfait permet d'assurer la prise en charge de l'épisode de maladie.

Les paiements anticipés ou système de partage des risques

Ici le financement de base des soins se fait au moyen d'un paiement à l'avance par la population ; généralement l'assurance maladie dans les pays en développement est organisée par les mutuelles locales de santé. Il s'agit de prépaiements. En résumé, le choix d'une méthode de tarification ne doit pas se faire au hasard, il doit être fonction des objectifs de santé publique assignés à la formation sanitaire.

13. Autres concepts couramment utilisés dans le secteur de la santé

13.1. Notion de besoin - demande - réponse

Qu'est-ce qu'un besoin ?

Selon Hogarth (Pineault et Daveluy, 1995 : 76-77) « le besoin est une déficience ou absence de la santé déterminée à partir de critères biologiques ou épidémiologiques et commandant des mesures de prévention, de traitement, de contrôle et d'éradication ».

Pour Pineault (1995), « un besoin est un écart, une différence entre un état optimal défini de façon normative et l'état actuel ou réel. Il représente ce qui est requis pour remédier au problème identifié » (Ibid. : 80). Il existe un point de similitude entre le besoin et le problème. Le concept « problème » est défini comme l'écart entre la situation actuelle et celle souhaitée, d'où l'écart entre « ce qui est et ce qui devrait être ».

Toutefois, les concepts « problème » et « besoin » ne doivent pas être confondus, car le besoin ne correspond pas toujours à un problème. Un besoin peut naître lorsqu'on constate une différence entre une situation considérée comme optimale et une situation observée actuellement que l'on veut réduire.

L'existence des besoins peut se concevoir aussi en dehors d'une situation problématique ; les actions préventives par exemple, sont conçues selon une logique différente de celle des actions qui visent le traitement d'un problème. On peut alors parler des besoins de prévention d'une population sans pour autant qu'un problème patent ait été identifié ; l'écart, dans ce cas, ne se manifeste pas de la même façon. Le besoin serait alors ce qui est requis pour maintenir la santé dans son état optimal ; cet état correspond à la situation souhaitable.

Important :
- Un problème de santé fait naître un besoin de santé.
- Un besoin de santé fait naître un besoin de services.
- Un besoin de services fait naître un besoin de ressources.

- *Le besoin normatif* : Il est défini par l'expert, le professionnel ou l'administrateur par rapport à une certaine norme de désirabilité ou d'optimalité.

- *Le besoin ressenti* (*felt needs*) : Il se rapporte aux perceptions qu'ont les individus de leurs problèmes ou à ce qu'ils désirent comme service de santé.

- *Le besoin exprimé* : Il équivaut à la demande concrète en services sociaux et de santé. Il faut toutefois savoir qu'un besoin ressenti peut être exprimé ou non par la population, le professionnel ou l'expert doit l'identifier.

- *Le besoin comparatif* : C'est un pronostic. Ici on suppose qu'un individu ou groupe devrait avoir le même besoin que celui d'autres individus dans la mesure où tous présentent les mêmes caractéristiques.

Qu'est-ce qu'une demande ?

Ce concept permet de mesurer les besoins exprimés en volume de consultations, par exemple dans une formation sanitaire ou tout autre service social. Un grand nombre de consultations ou une élévation de la couverture vaccinale peuvent être l'expression d'une forte demande de soins ou de service de vaccination par la population.

Qu'est-ce qu'une réponse ?

Il s'agit de l'offre de services sous forme de soins de santé et d'autres prestations orientées vers la satisfaction des besoins et/ou des demandes des populations par le service de santé.

En conclusion, le raisonnement en santé publique et communautaire fait constamment appel aux concepts de besoins de santé, de demandes et de réponses. Les interactions entre ces concepts sont illustrées par la figure ci-après :

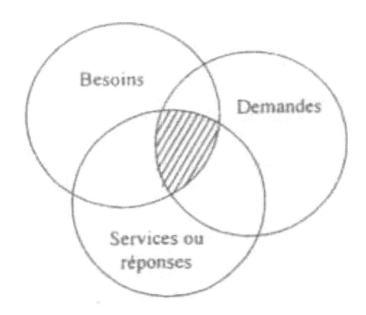

Figure 16 : Interrelation Besoin, Demandes et Services.
Pineault et Daveluy (1995 : 76-77).

Au vu du schéma ci-dessus, ces trois concepts, à l'évidence, ne se recouvrent pas. Certains besoins ne font pas l'objet d'une demande ; d'autres ne sont pas couverts par l'action d'un service. Certaines demandes ne sembleraient pas correspondre à un besoin, même si les services y répondent, etc. La zone hachurée centrale par contre, semble correspondre à la situation « idéale ». À un besoin correspond une demande exprimée et les services répondent à l'un et à l'autre. Cette situation justifie l'affirmation selon laquelle le « besoin est le préalable majeur d'une demande de soins » (Grun-Dy et Reinke, 1975).

13.2. Qu'est-ce qu'une Politique de santé ?

C'est un ensemble de lignes directrices ou d'orientations définissant, dans le contexte de la politique générale du pays, les options et actions prioritaires à entreprendre au niveau national, pour assurer le maintien et l'amélioration de l'état de santé des individus, des groupes et des communautés (OMS, 1984). C'est aussi un ensemble d'options prises et d'objectifs définis au niveau politique (national ou régional) pour assurer le maintien et l'amélioration de l'état de santé des individus et des groupes.

La politique de santé doit comprendre des options sur tous les déterminants et des objectifs englobant tous les secteurs d'activités qui concernent directement ou indirectement la santé. Une politique de santé est donc une **réponse** stratégique, globale aux **besoins** liés aux quatre déterminants de la santé et exprimée en termes de directives sur :

- la promotion et la prévention (environnement et comportement humain) ;
- les soins à dispenser ainsi que les services additionnels ;
- les ressources à déployer.

Ainsi, une politique de santé, pour être logique et pertinente, doit avoir des composantes avec chacune des objectifs et des stratégies de **promotion et de prévention, de soins de restauration** (soins médicaux, soins infirmiers, soins sociaux, technologies), de ressources humaines, financières et physiques. On parle de :

- stratégie de promotion et de prévention ;
- stratégie de soins et de services ;
- stratégie de ressources (humaines, financières, physiques).

Il doit avoir une congruence entre les besoins de santé issus d'une analyse de la situation portant sur les quatre déterminants de la santé, la politique sanitaire et ses différentes composantes.

À titre d'exemple : Si l'onchocercose est une priorité sanitaire, on pourrait définir comme :

a) **Objectif de santé publique** : Diminuer la prévalence de l'onchocercose au Cameroun ;

b) **Objectif de soins (composante curative)** : Assurer le dépistage et le traitement des malades dans les régions d'endémicité onchocerquienne ;

c) **Objectifs de promotion/prévention :**

  – Intensifier la lutte anti vectorielle à l'aide de moyens appropriés dans les zones d'endémicité onchocerquienne ;

  – Entreprendre des campagnes d'éducation des populations sur la prévention de l'onchocercose.

d) **Objectif de ressources** : Assurer la disponibilité et l'accessibilité du Mectizan au niveau communautaire, ainsi que celle des distributeurs au niveau local.

L'énoncé d'une orientation politique concernant l'onchocercose serait donc :

« **Diminuer la prévalence de l'onchocercose par le dépistage et le traitement des malades, la distribution communautaire du Mectizan, la lutte antivectorielle et l'éducation à la prévention dans les zones d'endémicité** ».

Types de politiques sanitaires

Il existe deux types de politiques sanitaires :

  – Les politiques sanitaires régionales adoptées dans le cadre des organismes internationaux tels que l'OMS, UNICEF, etc. ; elles sont dites consensuelles. Exemple : les politiques sanitaires nationales issues des résolutions de la conférence de Lusaka et de l'initiative de Bamako.

  – Les politiques internes propres aux États : elles sont des réponses aux problèmes et situations spécifiques aux États concernés sans influence significative des apports extérieurs.

Dans tous les cas, une politique de santé doit être adoptée et formalisée par des actes législatifs et/ou réglementaires (lois, Ordonnances et décrets, etc.).

13.3. Qu'est-ce qu'une Stratégie de santé ?

C'est une orientation qui définit la manière selon laquelle des directives politiques seront rendues concrètes pour donner lieu à des plans et programmes. C'est le comment de la politique sanitaire.

Selon le niveau de décision, on distingue deux types de stratégies :

- les stratégies de développement (conception, vue globale, projection) ;
- les stratégies opérationnelles (mise en œuvre, exécution).
- Selon le domaine d'activité, on distingue :
- les stratégies de gestion ;
- les stratégies de prestations techniques.

13.4. Qu'est-ce que la Planification de la santé ?

Selon Pineault (1995 : 85),

« la planification sanitaire est un processus continu de prévision des ressources et des services requis pour atteindre des objectifs déterminés selon un ordre de priorité établi, permettant de choisir la ou les solutions optimales parmi plusieurs alternatives ; ce choix prend en considération le contexte des contraintes internes et externes, connues actuellement ou prévisibles dans le futur ».

Pour Schaffer, cité par Pineault (Ibid.),

« la planification de la santé est un processus consistant à définir un problème par analyse, à repérer les besoins et demandes non satisfaits qui constituent le problème, à fixer des buts réalistes et atteignables, à en déterminer l'ordre de priorité, à recenser les ressources pour les atteindre et à projeter les actions administratives en pesant les diverses stratégies d'intervention possibles pour résoudre le problème ».

La planification de la santé est donc un puissant outil de prise de décision dans le cadre du management sanitaire. Planifier, c'est rechercher le changement positif sur la base d'une programmation ; l'élaboration des programmes vise à prévoir des changements nécessaires dans la situation sanitaire d'un pays.

De ce qui précède, planifier dans le domaine de la santé consiste à :

- analyser la situation (identification de problèmes des besoins sanitaires) ;

- établir des priorités sanitaires ;

- fixer des buts et objectifs de santé ;

- formuler des stratégies ;

- déterminer des actions à entreprendre ;

- prévoir les ressources requises ;

- fixer des indicateurs de suivi et d'évaluation.

NB : La planification peut aboutir à un plan détaillé d'activités appelé Programme (on parle alors de planification par **programme**). Elle peut aussi se limiter à un **Devis** encore appelé *Design*.

Les niveaux de planification :

On distingue quatre niveaux de planification en santé :

Niveau 1 : la planification dite **normative** : elle concerne les orientations politiques définies par un Gouvernement ou par une Institution. Elle porte sur le long terme. On parle de planification politique ou **Policy planning.**

Niveau 2 : la planification **stratégique** : à partir des orientations politiques en matière de santé, des axes stratégiques sont définis en fonction des buts et objectifs globaux et en tenant compte des éléments internes au système et de l'environnement. Il s'agit généralement des Plans Nationaux de Développement Sanitaires (PNDS). Leur durée est d'environ 5 à 10 ans. Des programmes et projets sont développés à partir des plans stratégiques.

NB : L'absence d'un plan stratégique de santé au niveau national peut créer un vide qui entraîne une gestion sanitaire anarchique aux niveaux tactique et opérationnel susceptible de compromettre le développement sanitaire national.

Niveau 3 : La planification tactique ou structurelle : Il s'agit du développement des programmes dont les objectifs généraux et les stratégies auront été fixés dans le plan stratégique. Concrètement, ce niveau se préoccupe de l'organisation et l'agencement des activités avec les ressources diverses et la programmation de l'ensemble. Sa durée est de 3 à 5 ans.

Niveau 4 : La planification opérationnelle : C'est la micro-planification en vue de la mise en œuvre des activités. Elle consiste en la définition des objectifs opérationnels, la détermination des activités et tâches de mise en œuvre concrète sur le terrain, les ressources et un calendrier des opérations. Le document de planification à ce niveau est le plan opérationnel ; il porte sur une année, un exercice.

13.5. Qu'est-ce qu'un Programme de santé ?

C'est un ensemble détaillé d'activités visant la réalisation d'un certain nombre de buts et objectifs déterminés. C'est la matérialisation d'une planification. Un programme de santé est constitué par un ensemble de ressources réunies et mis en œuvre pour fournir à une population définie des services organisés de façon cohérente dans le temps et dans l'espace en vue d'atteindre les objectifs déterminés en rapport avec un problème de santé précis (Pineault et Daveluy, 1995).

13.6. Qu'est-ce qu'un Projet de santé ?

C'est un ensemble d'activités non répétitives à durée bien déterminée visant des solutions partielles à des problèmes bien déterminés dans le cadre d'un programme inscrit dans un plan de développement sanitaire (plan stratégique). Un projet a une étendue plus restreinte qu'un programme, avec moins d'objectifs. Il vise le court terme et fait en général l'objet d'une expérimentation et d'une évaluation rigoureuse. Les projets menés avec succès sont souvent intégrés à des programmes existants.

13.7. Qu'est-ce qu'un Système de santé ?

C'est un ensemble d'éléments interdépendants (structures, services, facteurs économiques, sociaux et culturels) requis à différents niveaux pour satisfaire les besoins de santé des individus, familles et communautés OMS, 1984). Le système de santé est aussi un ensemble d'éléments et de leurs interactions qui, dans le système politico-administratif et culturel (médecine traditionnelle), concourent au maintien, à l'amélioration et à la restauration de la santé des individus et des groupes.

Composantes du système de santé

Ce sont :

- le secteur de la santé (public/privé) ;
- les secteurs connexes à la santé ou secteurs non sanitaires : éducation, affaires sociales, agriculture et hydraulique, environnement, travail,

collectivités locales, développement communautaire, communication, jeunesse et sports, etc.

– les agences de coopération bi et multilatérale ;

– les ONG (organismes non gouvernementaux) et associations ;

– les tradipraticiens ou prestataires socio sanitaires traditionnels ;

– les communautés.

Important : Gottlieb Lobe Monekosso (1989) dans l'ouvrage *Accélérer l'instauration de la santé pour tous*, identifie trois secteurs-clés connexes à la santé ci-après classés selon leurs axes d'intervention :

– ceux qui s'occupent du comportement de l'individu vis-à-vis de sa santé (éducation, communication, affaires sociales, jeunesse et sport) : ils jouent un rôle de relais pour l'action sanitaire ;

– ceux qui s'occupent du comportement alimentaire et nutritionnel de la famille vis-à-vis de sa santé (agriculture, commerce, agro-industrie, condition féminine, affaires sociales, planification économique etc.) : ils jouent un rôle d'acteurs et de relais ;

– ceux qui s'occupent du comportement des communautés et des autorités locales en rapport avec la gestion de l'espace et de l'environnement favorable à la santé (environnement, urbanisme et habitat, hydraulique, travaux publics etc.) : ils jouent un rôle actif dans la promotion de la santé.

Tous ces concepts développés ci-dessus sont interdépendants et trouvent leur champ d'application dans le système de santé ainsi que l'illustre la figure ci-dessous :

13.8. Le district de santé : opérationnalité et viabilité

Définitions

▪ **Qu'est-ce qu'un district (administratif) ?**

Il s'agit d'une zone administrative bien définie, couvrant une population déterminée (dont la taille varie d'un pays à l'autre), disposant d'une administration locale à laquelle plusieurs responsabilités sont déléguées par l'Administration centrale (OMS, 1994).

- **Qu'est-ce qu'un district de santé ?**

C'est une entité géographique ayant une population définie, des services administratifs et techniques décentralisés et dotée d'un ensemble de structures sanitaires constituant la base du système de santé dont le rôle est d'assurer la planification, la mise en œuvre, la supervision et l'évaluation des activités de santé au niveau local (Ministère de la Santé Publique, 1998).

Unité de base du système de santé, le district de santé assure une triple fonction de gestion qui illustre son autonomie relative par rapport aux échelons supérieurs. Il s'agit des fonctions de :

- gestion du développement : au niveau du district s'élabore la planification des activités de santé publique et de développement avec la collaboration des secteurs connexes ;

- gestion opérationnelle : le district assure la micro-planification des activités, le monitoring (suivi), la supervision et l'évaluation des activités planifiées ;

- gestion administrative : le district assure la gestion locale des ressources humaines, matérielles, financières et infrastructurelles. Cette décentralisation vise une prise de décisions plus efficace, rapide et mieux adaptée.

Que signifient un district opérationnel et un district viable ?

Pour comprendre le concept de viabilité d'un district de santé, il faut d'abord clarifier les notions de fonctionnalité ou d'opérationnalité de celui-ci :

- un district de santé est dit opérationnel quand ses structures, ses services et ses équipes sont mis en place et fonctionnent ;

- le district de santé devenu opérationnel peut, dès lors, entrer dans un processus d'autonomisation ou de viabilisation sur le plan sanitaire. C'est cette démarche qui aboutit au concept de district de santé viable. Le processus de viabilisation du district comporte trois phases : phase de démarrage, phase de consolidation et phase d'autonomisation.

La viabilité est une finalité dont l'opérationnalité constitue une étape.

Les trois dimensions de la notion de viabilité en santé publique

Les services et structures de santé fonctionnent selon une triple dimension technique, économique et institutionnelle ; la viabilité d'un district tient de son fonctionnement harmonieux, de l'efficacité, de l'efficience et surtout de l'autonomie de ses services et structures (Galland et al. 1997).

* La dimension technique : elle se préoccupe de la délivrance de soins de bonne qualité par les formations sanitaires du district. Ces soins devront répondre aux préoccupations de santé publique et aux attentes des patients. Cette dimension a trait au fonctionnement des services sur le plan technique. Elle suppose que les formations sanitaires du district disposent d'un bon plateau technique, des processus et démarches de soins rationalisés et d'un personnel qualifié, compétent, motivé et constamment recyclé pour faire face à l'évolution des technologies et des sciences de la santé.

Les principaux déterminants du fonctionnement des services techniques de santé du district sont :

- le bassin démographique du district ou de l'aire de santé : il est lié à la répartition de la population et à la carte sanitaire du district. Il s'agit en fait de distinguer : la proportion de la population de l'aire de proximité de la formation sanitaire (moins de cinq kilomètres du centre) : zone d'attraction ; la proportion de la population de l'aire de responsabilité (aire totale couverte par le centre) ;
- l'adéquation des équipements, médicaments et consommables. Leur insuffisance ou leur pléthore peut faire obstacle au bon fonctionnement des services. Il s'agit ici des médicaments et leur disponibilité, des bâtiments, le nombre de pièces et leur état, les équipements techniques ;
- l'adéquation des ressources humaines (nombre, qualification, motivation, valorisation) ;
- la permanence des services ;
- la rationalité des soins et la bonne organisation des services inspirées de l'approche globale de gestion de la qualité ;
- l'accueil des patients : il doit satisfaire aux éléments ci-après :
- l'empathie ;
- la capacité d'écoute ;

- la confidentialité ;
- le faible temps d'attente (la célérité) ;
- la bonne organisation des activités ;
- la délivrance d'information sur le fonctionnement des services.

* **La dimension économique** : elle est la capacité des formations sanitaires à couvrir toutes leurs charges avec leurs recettes propres et les autres financements qu'elles reçoivent (par exemple de l'État et des organismes d'appui). Ceci suppose une bonne maîtrise des dépenses et des recettes par les responsables des formations sanitaires. C'est une condition préalable pour accéder à une meilleure autonomie financière.

Toutefois, les objectifs propres d'un système de financement et de gestion ne devront pas être en contradiction avec les objectifs assignés aux services de santé, qui s'expriment également en termes de qualité, d'accessibilité et d'équité. Au moment où la notion de «compétitivité» apparaît comme un déterminant majeur de la viabilité des services de santé, il convient de se garder d'une approche trop économique ou financière qui ne prendrait pas suffisamment en considération ces notions de qualité, d'accessibilité et d'équité.

Il ne faut pas confondre l'efficacité économique d'un système de financement, qui est sa capacité à générer des recettes suffisantes pour couvrir les charges, avec l'accessibilité économique, qui concerne le pouvoir d'achat d'une population cible. Par exemple, un centre de santé situé dans une zone très peuplée (rurale ou urbaine) peut s'autofinancer sans pour autant être économiquement accessible à la majorité de la population.

Les principaux indicateurs et déterminants économiques sont :

- la capacité de financement propre des structures sanitaires par le recouvrement des coûts ;
- la capacité de financement interne, c'est-à-dire l'ensemble de ressources qui ont financé la formation sanitaire hormis les aides internationales.
- Ces déterminants sont influencés par trois facteurs :
- le prix des prestations ;
- le recouvrement des recettes ;
- l'utilisation rationnelle de ces recettes.

103

* La dimension institutionnelle : elle est la capacité des acteurs à « manager » les services de santé, chacun en fonction de son rôle propre. Il s'agit de définir un cadre institutionnel régissant les modalités de gestion des formations sanitaires ainsi que le rôle des différents partenaires dans cette gestion. L'objectif du cadre institutionnel est d'organiser les acteurs dans la gestion du district. C'est d'ailleurs le lieu ici de souligner la notion de « management participatif » qui se traduit dans les faits par la cogestion. Cela suppose que les acteurs appelés à gérer les districts de santé doivent être formés en santé publique et communautaire et suffisamment imprégnés de la culture du management moderne, le travail en partenariat, la concertation, la collégialité, l'implication de tous les acteurs à la prise de décisions, dans le cadre des projets communs de développement sanitaire.

La viabilité du district suppose que le cadre institutionnel soit bien défini et accepté par l'ensemble des acteurs et partenaires, que les membres de la communauté soient sensibilisés et se mobilisent pour prendre une part active dans la gestion de leur santé. Toutes les formations sanitaires doivent disposer de comités de gestion formalisés par des textes officiels.

Les conditions ci-après constituent le préalable pour la fonctionnalité d'un cadre institutionnel :

- les acteurs qui connaissent leurs rôles seront capables de remplir leurs fonctions et seront motivés pour le faire ;
- l'existence d'une convention qui définit de façon précise les responsabilités entre les acteurs et partenaires (notions de contractualisation, pacte ou cadre de collaboration) ;
- éventuellement, l'existence de services d'appui conseil aux comités de gestion.

Il est une évidence qu'un district de santé mal « managé » ne pourra remplir son rôle qui est d'améliorer la santé de la population, et cela malgré tout l'investissement de l'État et l'aide de la coopération internationale dont il peut bénéficier.

Les principaux déterminants institutionnels sont :

- les capacités du comité de gestion (compétence et motivation des membres) ;
- l'existence d'un code ou cadre définissant le rôle des différents acteurs ;
- l'existence des services d'appui conseil externes.

En conclusion, le district de santé viable est celui dont les déterminants des trois dimensions ci-dessus sont satisfaisants.

14. Rôles clés d'un ministre de la santé publique dans la région africaine

En tant que responsable du Département ministériel en charge de l'élaboration, de la mise en œuvre et de l'évaluation de la politique nationale du gouvernement en matière de santé, le Ministre de la Santé Publique a un rôle dominant de Leader et de Manager (Achest, 2014).

14.1. Leadership

Il est *Leader* dans son domaine, vis-à-vis des autres départements ministériels et administrations en charge de la gestion de multiples déterminants sociaux de la santé. À cet effet, il doit être un champion du plaidoyer pour pouvoir susciter et maintenir l'engagement aux niveaux politique et financier le plus élevé (plaidoyer de haut niveau) en vue de convaincre la Primature, les Ministres des Finances et de l'Économie et la Planification stratégique d'allouer davantage de ressources au secteur de la santé Publique au regard de sa contribution significative au développement économique, à la production des richesses. Les anglo-saxons disent : *To lead up.*

Il doit par ailleurs collaborer avec les secteurs connexes (collaboration intersectorielle) pour les engager à adopter et s'intégrer dans l'approche « *santé dans toutes les politiques* » promue par l'OMS en 2010 dans la Déclaration d'Adélaïde pour mieux cogérer ces déterminants. Les anglo-saxons disent : *To lead across.*

Il doit aussi **être proactif dans l'art de négocier** de manière permanente avec les groupes d'acteurs non-étatiques œuvrant dans le domaine de la santé (ONG/Associations ; Associations professionnelles ; Syndicats ; le monde des affaires), etc. qui disposent de l'expertise souvent avérée mais parfois mal connue ainsi que des ressources diverses pouvant être mobilisées. Il doit œuvrer pour engager ces acteurs dans l'action sanitaire et permettre l'alignement de leurs interventions dans la mise en œuvre de la politique nationale de santé. Les anglo-saxons disent : ***To lead out.***

Il est question de s'investir dans **le renforcement des compétences** (savoirs, savoir-faire et savoir-être) **des populations en matière de santé** par l'information, l'éducation, la communication en santé, bref l'*empowerment* des individus et communautés en matière de santé en vue de susciter et maintenir la demande sociale en santé ; il doit aussi veiller au renforcement du système de santé et des systèmes communautaires. Les changements durables dans un système de santé nécessitent une bonne adhésion et un soutien des populations, des représentants des bénéficiaires des services de santé et des groupes ou lobbies de plaidoyer. Les anglo-saxons disent : ***To lead the public.***

En tant que *Leader* de la gouvernance du Ministère de la Santé Publique, le Ministre doit initier ou conduire l'élaboration d'une politique nationale de santé suite à une bonne analyse des environnements, qui définit une vision claire, pertinente, réaliste et attractive du secteur, il doit pouvoir aligner les interventions et contributions financières des partenaires internationaux à la vision et aux objectifs de la politique nationale de santé.

Pour réussir son rôle de *Leadership*, le Ministre de la Santé Publique doit disposer de compétences en *leadership* et gouvernance dans la santé et en plaidoyer.

Important : Ces compétences seraient plus importantes pour assumer avec succès les fonctions de Ministre de la Santé Publique que son niveau d'expertise dans le domaine de la santé.

Au total, un Ministre de la Santé Publique a un quadruple rôle de *Leadership* qui se résume en ***to lead up ; to lead across ; to lead out*** et ***to lead the public.***

NB : Ce rôle de *Leader* d'un Ministre de la Santé Publique ne se délègue pas.

14.2. Management

En tant que ***Manager,*** le Ministre de la Santé Publique, représentant du Chef de l'État dans son domaine, est **comptable devant les populations** en ce qui concerne la **promotion et la protection de leur santé** (obligation régalienne de l'État). Il assure ce rôle à travers l'opérationnalisation des fonctions essentielles de la Santé Publique soit directement par ses services centraux et déconcentrés, soit dans certains cas indirectement par des partenaires intersectoriels et des acteurs non-étatiques. Le Ministre Manager doit pouvoir déléguer certaines de ses fonctions. Les anglo-saxons parlent de : « ***Stewardship role*** » en Français « **rôle de pilotage stratégique et de gestion** ». Un *stewardship* de qualité nécessite de la transparence dans l'utilisation des ressources et la redevabilité (devoir de rendre compte).

Toujours dans le cadre du **management**, le Ministre de la Santé Publique doit impulser le développement des plans stratégique et opérationnel de santé avec des échéanciers, la mobilisation de ressources, la mise en œuvre, le monitorage des progrès, et l'évaluation des résultats.

NB : La plupart de ces fonctions du management sont **déléguées par le Ministre à ses collaborateurs et partenaires**.

En conclusion, un bon Ministre de la Santé Publique ne doit pas nécessairement être un cadre ou expert en Médecine ou d'une manière générale en Santé Publique. Les aptitudes d'un probable ou potentiel Ministre de la Santé Publique doivent préférentiellement porter sur le Leadership et la gouvernance, le Management et le Plaidoyer.

Conclusion de la première partie

Cette première partie a fait un survol des concepts couramment usités en santé publique et communautaire. Notre but n'était pas de faire un grand développement des contenus de ces concepts. Il s'agissait de proposer au lecteur averti ou non, dans un style pédagogique, des notions utiles pour la compréhension et l'appréciation de l'évolution de la politique et du système de santé du Cameroun.

Une politique de santé se conçoit, s'élabore, s'applique sous forme de programmes et de projets dans un système de santé ; pour sa conception et son élaboration, l'on doit se référer aux théories, aux concepts et aux normes universelles. Cette première partie a été un préalable à l'abord et à la compréhension de la deuxième partie. Le parcours de l'évolution historique de la politique et du système de santé du Cameroun qui suit, illustre la manière dont les concepts décrits dans la première partie ont été plus ou moins bien appliqués.

Deuxième partie :

Évolution historique de la politique et du système de santé au Cameroun des années d'indépendance à 2019

1. Survol de l'évolution de la sante dans le monde depuis la période post guerre[7].

1.1 XIXème siècle : révolution épidémiologique

Introduction

Le XIXème siècle a été le siècle qui a connu la révolution sur le plan épidémiologique. Cette révolution a été souvent reliée au développement de la microbiologie, de l'infectiologie et leur application en santé publique La baisse de la morbidité et de la mortalité pendant le siècle a été davantage le fait des changements appréciables intervenus dans les modes et les conditions de vie des populations surtout en Europe et en Afrique du Nord.

Quelques réformes en faveur de la santé ont été enregistrées. Ces changements étaient dus aux effets de la loi sur la pauvreté « **Poor Law** » et d'autres réformes portant sur l'habitat, les apports alimentaires, les conditions de travail, et le développement de l'éducation. Les réformes de **CHADWICK** en Grande Bretagne et celles de **SHATTUK** à Massachusetts (USA) recommandaient l'amélioration des conditions de vie et de travail en plus de l'assainissement de l'environnement.

Effets de la guerre mondiale sur les politiques de santé

La deuxième guerre mondiale, du fait des pertes et dégâts humains qui nécessitaient des approches de restauration, entraine une dérive des politiques sanitaires vers une prédominance du curatif. On note un développement de l'arsenal organisationnel et infrastructurel (hôpitaux, développement de la technologie médicale, formation du personnel).

---

[7] Extrait du cours de Promotion de la Santé du Centre Inter-Etats d'Enseignement Supérieur de la Santé Publique en Afrique Centrale (CIESPAC) ; Année académique 1995-1996. Brazzaville, République du Congo.

1.2. Les trois ères de l'évolution de la santé

Ère du développement des ressources

En Europe et au Japon, la période d'après-guerre était consacrée à la reconstruction, au développement des ressources. Aux USA, cette période a été marquée par une législation qui a donné lieu au développement de trois types de ressources sanitaires : développement du savoir scientifique (**création du National Institute of Health**) et des investissements importants en matière de recherche biomédicale) ; construction des hôpitaux et autres formations sanitaires dans chaque communauté (**Hill Burton Act**) ; financement de la formation professionnelle des Médecins, infirmiers, dentistes et très peu de spécialistes en santé publique (**Health manpower Act**).

Conséquence : L'approche biomédicale a pris le dessus sur les orientations initiales au profit de la santé publique.

Ère de la distribution/répartition des soins de santé

– Années 60 : les USA ont mis l'accent sur l'équité sur le plan sanitaire ; des structures sanitaires locales pour faciliter **l'accessibilité** furent créées.

– En 1966 : le Gouvernement des USA crée MEDICARE et MEDICAID pour réduire les coûts de santé respectivement aux personnes du 3ème âge et aux pauvres.

– L'éducation pour la santé à cette époque visait à augmenter l'utilisation des structures sanitaires.

Résultats : Les années 60 ont amélioré l'équipe en matière de santé ; l'écart entre les riches (**« haves »**) et les pauvres (**« haves not »**) a été réduit de façon significative en termes d'accessibilité aux soins. Par contre, les indicateurs de **Morbidité** et de mortalité continuaient à refléter de grandes disparités sur les plans socioéconomique et racial.

Dans les années 60, le Gouvernement américain s'interrogeait sur l'efficacité et l'efficience de son système de santé de prestation de soins face à des patients non éduqués en matière de santé.

Ère de la restriction des dépenses de santé

Dans les années 70, la plupart des pays ont connu une période d'austérité. Les USA ont décidé de réduire les dépenses de santé ; les subventions à certains programmes de soins médicaux ont été réduites. Cette situation a amené l'éducation pour la santé, la santé publique et surtout la promotion de la santé aux rangs des priorités de la politique de la santé.

Conséquences de la restriction des dépenses aux USA

- Nomination d'un président du comité de l'éducation pour la santé ;
- Maîtrise des dépenses en soins médicaux ;
- Éducation de masse sur les *« selfs care »* et l'utilisation des services de santé ;
- Renforcement de l'éducation pour la santé dans les écoles, les communautés et les milieux du travail ;
- Pratique de la prévention dans les hôpitaux ;
- La santé publique est devenue une priorité dans la planification sanitaire à tous les niveaux.

Le but ultime de ces actions était de réduire l'utilisation des services de santé, ce qui était le contraire à l'ère précédente.

De la réduction des dépenses à la promotion de la santé

La réduction des dépenses de santé a donné un coup de fouet à l'éducation pour la santé et favorisé ainsi l'auto prise en charge par les « selfs cares » (création d'une association sur les « selfs care »). Un centre National pour l'éducation pour la santé a été créé en 1973 aux USA. Des organisations philanthropiques et volontaires ont multiplié des actions en promotion de la santé.

— En 1974, un bureau d'éducation pour la santé a été créé au CDC d'Atlanta (Centre For Disease Control).

— En 1976, la loi 94.317 a institué un département d'information et de promotion de la santé dans les services du National Assistant Secretary of Health (en ces années, le niveau le plus élevé du secteur santé publique où la politique est conçue).

— Le concept de promotion de la santé s'est ainsi mondialisé.

2. Généralités sur l'évolution historique de la santé au Cameroun

Depuis l'ère des indépendances, les pays africains ont connu des mutations diverses dans le domaine sanitaire. Jadis assistés par les puissances coloniales et les aides de coopération bilatérale et multilatérale, nos pays ont été progressivement amenés à se prendre en charge, à s'autodéterminer en définissant leurs propres politiques de santé afin de promouvoir la santé de leurs populations.

Cette mission a été conduite avec plus ou moins de bonheur selon les pays tant il est vrai que le développement sanitaire ne saurait évoluer en marge du développement économique. Les *booms* et les marasmes économiques ont souvent influencé positivement ou négativement l'état de santé des populations. Mais au-delà de ces soubresauts de l'économie africaine, ce sont les systèmes de santé mis en place qui ont brillé par des mutations successives dans leurs structures organisationnelles et leur fonctionnement.

Au Cameroun, l'évolution historique de la politique et du système de santé pourrait être résumée en cinq étapes.

2.1. Les étapes

2.1.1. Situation sanitaire des années 60 aux années 80 : des premières orientations politiques en santé à l'avènement des Soins de Santé Primaires

Couverture sanitaire des années d'indépendance

D'une manière générale, la quasi-totalité des pays africains au Sud du Sahara dans leur première décennie d'indépendance ont connu des soins de santé élitistes, c'est-à-dire essentiellement destinés aux cadres européens et africains vivant dans les zones urbaines. La santé était définie comme étant une absence de maladie. Les activités curatives étaient l'occupation essentielle des formations sanitaires.

Au Cameroun par exemple, le système de santé à cette époque était constitué de dispensaires et de rares hôpitaux dans les grandes villes dont l'accessibilité géographique était limitée. Il y avait aussi des équipes mobiles (dirigées par des médecins expatriés) chargées de sillonner les quartiers et campagnes pour des activités de vaccination, de dépistage et traitement des grandes endémies telles que la lèpre, la tuberculose et surtout la trypanosomiase. L'action du Dr. Eugène Jamot mérite d'être évoquée et saluée à cet effet.

Il faut noter qu'en cette période-là, les soins de santé étaient gratuits au niveau des formations sanitaires publiques et la chimio prophylaxie était gracieusement appliquée dans les communautés (écoles, milieu professionnel). Cette gratuité du médicament était rendue possible par la politique d'aide au développement des pays occidentaux.

En résumé, la période postcoloniale au Cameroun a été marquée sur le plan sanitaire par :

- une couverture sanitaire insuffisante (formations sanitaires urbaines) ;

- des soins de santé destinés aux privilégiés (soins élitistes) ;

- des campagnes de lutte contre les endémo-épidémies ;

- des campagnes de vaccination de masse ;

- la gratuité du médicament ;

- la chimioprophylaxie de masse contre le paludisme.

Situation sanitaire de la deuxième décennie (1965-1975)

Autour des années 1970, dans le souci de corriger certaines limites du système hérité de la colonisation et dans un élan de responsabilité et de souveraineté, le Gouvernement camerounais définissait ses premières orientations politiques en matière de santé en se fixant pour objectif premier, la réalisation graduelle de la couverture sanitaire totale de la population sur tous les aspects de la médecine par les soins curatifs, préventifs et l'éducation pour la santé.

À propos des prestations de soins, le décret n°68/DF/419 du 15 Octobre 1968 portant organisation structurelle et fonctionnement organique des formations sanitaires au Cameroun, définissait en son Article 4, les objectifs spécifiques suivants :

- dépistage et traitement des affections ;

- prévention des endémo-épidémies telles que : la lèpre, la tuberculose, la trypanosomiase, la rougeole, l'onchocercose et les maladies sexuellement transmissibles. (Ces maladies ont fait l'objet de programmes de lutte nationaux distincts avec des campagnes de prospection et d'éducation).

- éducation pour la santé ;

- hygiène et Assainissement du milieu ;

- protection Maternelle et Infantile (PMI) ;

- consultation et soins externes dans les centres de santé.

C'est dans cette optique que le Gouvernement a décidé de rapprocher les structures sanitaires des bénéficiaires en multipliant la création des centres de santé moraux au niveau des arrondissements, districts et villages. Ainsi, graduellement, toutes les circonscriptions administratives se sont vues dotées de formations sanitaires dont la répartition spatiale était inéquitablement faite sur l'ensemble du territoire. Très souvent, les critères qui ont présidé au choix de leur implantation ont été beaucoup plus d'ordre politique que technique.

La carte sanitaire du Cameroun à ce stade laissait percevoir de grandes disparités dans la couverture sanitaire du pays sur le plan géographique. L'on pouvait ainsi observer la présence de plusieurs formations sanitaires dans un rayon qui ne devrait en donner lieu qu'à une seule. Des circonscriptions administratives avec une seule formation sanitaire pour une forte concentration humaine et un rayon important limitaient l'accessibilité.

Sur le plan de la formation du personnel, on peut relever :

- l'existence du Centre d'instruction Médicale (CIM) d'Ayos hérité de la colonisation qui formait les aides de santé, ensuite les infirmiers brevetés et les infirmiers diplômés d'État ;

- la création du Centre Universitaire des Sciences de la Santé (CUSS) en 1969 avec l'appui du Programme des Nations Unies pour le développement (PNUD) qui devait former des médecins et plus tard des techniciens médico-sanitaires dans les options suivantes : laboratoire, génie sanitaire, radiologie, sciences pharmaceutiques, kinésithérapie et odontostomatologie.

- en plus de la formation médicale, le CUSS avait aussi pour mission de servir de champ d'expérimentation des recherches opérationnelles dans l'optique de la nouvelle stratégie qui devait remplacer le projet des zones de Démonstration des Actions en Santé Publique (DASP). Cette stratégie se confirmera en 1978 à Alma Ata.

- la création au sein du CUSS en 1972 du Centre d'Enseignement Supérieur en Soins Infirmiers (CESSI) destiné à former des cadres infirmiers devant assurer la gestion et l'enseignement dans le système de santé ;

- en 1975, la multiplication des écoles de formation des personnels médico-sanitaires dans chaque province.

Expérience des zones DASP

La grande innovation des années 70 aura été la création des zones de démonstration des actions en santé publique (DASP). Face aux disparités entre les régions sur le plan sanitaire, le Gouvernement a inscrit dans son premier plan quinquennal de développement de les réduire de façon progressive. La stratégie retenue consistait à choisir des zones représentatives de ces disparités pour expérimenter des approches de médecine communautaire susceptibles d'assurer aux populations des soins de santé valables et en harmonie avec les réalités locales. Les zones ci-après étaient retenues pour ce projet : Guider, Ngaoundéré, Batouri, Eséka, Bafang et Bamenda.

Ce projet qui bénéficiait du soutien actif de l'OMS et du Fonds International de Secours à l'Enfance (FISE) s'était donné les orientations suivantes :

- l'adaptation aux réalités locales de l'organisation sanitaire héritée du régime colonial (priorité à la médecine préventive, couverture sanitaire des zones rurales jusque-là négligées) ;

- l'adoption de la médecine communautaire qui s'intéresse à l'homme et à son milieu, pour la promotion, la protection et la restauration de la santé ;

- l'obtention de la participation des bénéficiaires pour en faire le moteur de leur propre progrès.

Le but de cette expérience était d'amener les centres de santé concernés à assurer la couverture sanitaire de leur zone d'action par des soins au centre, mais aussi par la descente sur le terrain à la rencontre des populations. La zone de couverture du centre était ainsi répartie en deux : une zone centrale située sur un rayon de cinq kilomètres autour du centre appelée la « marguerite » dont les populations avaient un accès facile au centre et une zone périphérique au-delà de cinq kilomètres dans laquelle le personnel du centre devrait faire de l'itinérance pour effectuer des visites domiciliaires, éduquer les populations, assurer le suivi des 86 lépreux et tuberculeux, distribuer les médicaments, dépister et orienter les cas vers les centres de santé.

Cette expérience a eu le mérite d'avoir été un début d'initiation du personnel (naguère acquis à la cause du curatif) à la santé publique et communautaire. Avec l'expérience des DASP, le Cameroun avait fait une avancée significative en matière de santé communautaire.

Les étudiants en médecine et les stagiaires des écoles de formation des personnels médico-sanitaires y effectuaient des stages de santé communautaire. Ils apprenaient ainsi à sortir du centre de santé pour s'intéresser à l'environnement, à la communauté qu'ils étaient appelés à desservir et faire de la visite domiciliaire et de l'éducation pour la santé.

Selon le rapport de la commission d'évaluation de ce projet, l'expérience avait connu les points positifs suivants :

- l'intégration des activités sanitaires au niveau de la communauté ;
- la participation des collectivités grâce à la création des comités villageois de santé ;
- la mise en place d'un système de pharmacies rurales ;
- le développement des laboratoires ruraux.
- Les points faibles relevés étaient :
- l'insuffisance de la couverture sanitaire des régions enclavées due au demi-échec du système d'itinérance ; l'expérience s'est cantonnée à ses zones pilotes et ne s'est pas étendue sur l'ensemble du territoire ;
- l'absence de coordination entre développement sanitaire et développement économique.

La commission d'évaluation du projet avait recommandé au Cameroun l'extension de proche en proche de la technologie des zones DASP (à la lumière de l'expérience acquise) et l'orientation du système de prestation de services vers les soins de santé primaires en faveur des communautés villageoises et les plus démunies qui constituaient encore la grande majorité de la population.

Expérience des soins de santé primaires au Cameroun avant ALMA-ATA

En application de la recommandation formulée par la commission d'évaluation du projet DASP, trois expériences pilotes d'expérimentation des soins de santé primaires ont été menées au cours de la décennie 70. Il s'agit de :

a) L'expérience pilote multisectorielle des soins de santé primaires dans la province du Nord-Ouest (Zone DASP N° IV)

Menée de 1977 à 1979, elle a connu trois étapes : une étape de village pilote, une étape de réseau pilote de douze villages et une étape de généralisation à partir de l'expérience acquise. L'Hôpital Presbytérien d'ACHATUGI a réalisé cette dernière phase en collaboration avec les services publics en formant les agents villageois de santé et les accoucheuses traditionnelles, en fournissant aux superviseurs dévoués des moyens financiers et logistiques.

Cette expérience a eu pour résultats :

- l'amélioration de la couverture sanitaire des zones enclavées jadis situées très loin de toute facilité médicale ;

- une meilleure prise en charge préventive et curative du paludisme grâce à l'action des postes de santé créés ;

- l'introduction du programme de vaccination à antigènes multiples dans le réseau pilote d'ACHATUGI avec amélioration de la couverture vaccinale en moins de deux ans chez les enfants de moins de cinq ans ;

- l'initiation de plusieurs projets de développement communautaire par les comités villageois de développement.

b) L'expérience de la Protection Maternelle et Infantile (PMI) nouvelle option de Tokombéré dans l'Extrême-Nord

Dans un environnement physique hostile qui rend difficiles les conditions de vie et face à une population fortement attachée à la tradition, la philosophie de l'approche communautaire dans l'expérience de Tokombéré menée avec le service de santé catholique local était la suivante :

- connaître et vivre la situation en sortant du médical et même du sanitaire ;

- vivre avec les populations et les laisser s'exprimer ;

- veiller à ce que la responsabilité des collectivités soit engagée à la base de l'action, même au risque d'aller très lentement et de devoir modifier des règles qu'on croyait intangibles parce qu'on les avait appliquées ailleurs.

L'équipe de Tokombéré dans le cadre de cette expérience a aidé les populations à prendre conscience qu'elles doivent s'organiser, se réunir, se choisir des responsables pour la santé parmi lesquels certains seront chargés de la santé de la mère et de l'enfant après avoir reçu une formation.

Ainsi, au cours de cette expérience, des matrones et des responsables des comités de santé (devenus des comités de développement) ont été formés. Le personnel sanitaire a été recyclé dans les techniques d'animation et de l'éducation pour la santé. Les villageois ont été formés dans les domaines de la santé, l'assainissement, l'éducation, l'agriculture, l'habitat, l'économie et la vie familiale. Ce projet au départ sectoriel, s'est ensuite étendu à d'autres secteurs du développement.

c) La formation des accoucheuses traditionnelles dans l'Arrondissement de DOUME (Province de l'Est)

Ce projet avait pour principe, le renforcement des actions sanitaires en faveur de la mère et de l'enfant dans une région où 85% des accouchements étaient effectués par des matrones traditionnelles en milieu communautaire. L'objectif du projet était de connaître la pratique de l'obstétrique traditionnelle, l'améliorer, l'étendre, la renforcer et si nécessaire, asseoir une véritable et fructueuse base de coopération entre l'action obstétricale des services de santé et la pratique de l'art traditionnel de l'accouchement. L'approche du projet était la suivante :

– la sélection des accoucheuses par la communauté ;

– l'enquête pour la connaissance de la pratique obstétricale traditionnelle ;

– l'enquête sur le terrain (visite des installations, découverte des conditions techniques et l'environnement de l'accouchement) ;

– la formation des accoucheuses traditionnelles.

Ce projet a donné lieu à une forte valorisation des accoucheuses traditionnelles qui ont pris conscience de leur immense responsabilité. Leurs pratiques obstétricales se sont améliorées, notamment dans les domaines de l'asepsie et de l'hygiène de la grossesse. Elles sont devenues des conseillères des femmes enceintes et des couples. Un des plus grands acquis de cette opération est l'amélioration de la collaboration entre ces accoucheuses et les services de santé.

Création du Programme Élargi de Vaccination (PEV)

La deuxième décennie de l'indépendance comporte une deuxième innovation : c'est la création du Programme Élargi de Vaccination par l'OMS en 1974 et son application au Cameroun en 1976. Décidément, cette décennie est celle qui a consacré une avancée remarquable vers la santé communautaire. L'expérience des DASP s'est poursuivie par l'expérience des soins de santé primaires au Cameroun avant ALMA-ATA.

En résumé, on retiendra que la deuxième décennie a été caractérisée par :

- la définition des orientations politiques en matière de santé (cf. décret n°68/DF/419 du 15 Octobre 1968) ;
- la multiplication des formations sanitaires mais inégalement réparties sur le territoire ;
- la création et l'expérimentation des zones DASP ;
- les expériences pilotes des soins de santé primaires au Cameroun ;
- la création du Programme Élargi de Vaccination ;
- la persistance de la gratuité du médicament dont l'offre était devenue insuffisante par rapport à la demande communautaire.

En conclusion, malgré les efforts des pouvoirs publics visant à étendre la couverture sanitaire nationale, les problèmes liés à l'accessibilité des populations aux soins ont persisté. Les premières orientations en matière de politique de santé ont été formellement énoncées. Elles avaient une forte tendance vers la santé publique.

Avènement des soins de santé primaires (1976 -1982)

Généralités

En 1977, l'Assemblée Mondiale de la Santé, constatant les inégalités flagrantes sur le plan sanitaire entre les pays et même à l'intérieur des États se fixe un objectif social « Santé Pour Tous en l'an 2000 » (SPT/2000). Cet objectif visait à « rendre accessibles les soins de santé aux individus et communautés de manière à ce que tous et chacun mènent une vie socialement et économiquement productive ».

En 1978 se tient à Alma Ata (URSS), une conférence internationale sous l'égide de l'OMS. Cette conférence avait pour but de mettre sur pied une stratégie visant à atteindre l'objectif « Santé pour tous en l'an 2000 ». Elle a abouti à la définition et à l'adoption des soins de santé primaires (SSP).

Les constats de la conférence d'Alma Ata

- Confirmation des inégalités flagrantes sur le plan sanitaire entre les pays et même à l'intérieur des États ;
- Mauvaise répartition spatiale des formations sanitaires entrainant une mauvaise accessibilité aux soins ;
- Non-participation des populations aux actions de santé.

Définition du concept Soins de Santé Primaires (SSP)

Les soins de santé primaires (SSP) sont des soins essentiels, complets, c'est-à-dire intégrant les aspects curatifs, préventifs, promotionnels, réadaptatifs :

- Ils sont scientifiquement valables et utilisent des techniques simples ;
- Ils sont universellement accessibles à tous les individus du point de vue économique, géographique, culturel et disponibles à tout moment ;
- Ils sont basés sur la participation active des populations dans un esprit d'autodétermination et d'autoresponsabilité (OMS, 1978).

Principes philosophiques du concept de Soins de Santé Primaires

Le concept de Soins de Santé Primaires (SSP) repose sur les principes suivants :

- tout être a droit à la santé : ceci implique que tout individu doit avoir accès aux soins de santé que requiert son état ;
- tout être humain a un devoir vis-à-vis de la santé : ceci implique en particulier l'obligation de participer aux actions de santé qui lui sont destinées ; l'homme doit être le promoteur de sa santé et de celle de son entourage ;
- la santé est un volet du développement : cela signifie que l'action sanitaire doit s'intégrer dans le processus du développement communautaire (collaboration multisectorielle) et du développement tout court.

Les composantes des Soins de Santé Primaires (SSP)

L'établissement des priorités sanitaires par région a abouti à l'identification de huit composantes des SSP pour l'Afrique. Ce sont :

- éducation pour la santé ;
- promotion de bonnes conditions alimentaires et nutritionnelles ;
- approvisionnement en eau saine et mesures d'assainissement ;
- santé maternelle et infantile y compris la planification familiale ;
- vaccination contre les grandes maladies infectieuses ;
- prévention et contrôle des endémies locales ;
- traitement des lésions et maladies courantes ;
- fourniture en médicaments essentiels.

Les implications des soins de santé primaires

a) Sur le plan organisationnel

Les actions suivantes ont été entreprises au Cameroun :

- organisation des communautés en villages-santé (environ 2000) ;
- création des cases-santé destinées à servir de cadre pour la prestation des soins de première nécessité dans les villages - santé (environ 1000) ;
- création des pharmacies villageoises ;
- organisation des communautés en structures locales de gestion de la santé : comité de santé, comité de gestion ;

b) Sur le plan du personnel

Les innovations suivantes ont été apportées la naissance d'un type nouveau de personnel communautaire appelé à dispenser les premiers soins au niveau communautaire dans les cases - santé après formation, ce sont :

- les agents de santé communautaires (ASC) ;
- les accoucheuses traditionnelles (AT).

Ce personnel, choisi par la communauté avait un statut de bénévole. Toutefois, il appartenait aux communautés de statuer sur leur éventuelle motivation en nature.

c) Sur le plan structurel

Le système de santé se présentait comme suit :

- au niveau central : une cellule de coordination des Soins de Santé Primaires (SSP) chargée de concevoir les stratégies et de planifier les actions ;

- au niveau provincial : un coordinateur provincial des soins de santé primaires ;

- au niveau départemental : un coordinateur départemental des soins de santé primaires ;

- au niveau de l'Arrondissement : un coordinateur d'Arrondissement des soins de santé primaires (SSP) ;

- au niveau du village : les cases de santé avec les ASC et les AT.

Il faut noter que le Centre de santé n'était pas directement impliqué dans le système des SSP. La principale zone d'interface entre le système de santé et les populations était la case-santé comme l'illustre la structure organisationnelle des SSP ci-après schématisée.

Niveau central	Ministère de La Santé Publique (cellule de coordination des SSP)
Niveau provincial	Délégation provinciale de la santé publique
Niveau départemental	Délégation Départementale de La Médecine
Niveau d'arrondissement	Coordination d'Arrondissement des SSP (village)

Figure 17 : Structuration du système national de santé après adoption des SSP en 1982. Kondji Kondji 2005.

Observations

Les observations suivantes ont été faites suite à la mise en œuvre de l'expérience pilote des soins de santé primaires au Cameroun.

Sur le plan structurel :

- Au niveau central, une seule direction était particulièrement impliquée : la Direction de la Médecine Préventive et de l'Hygiène Publique ;

122

- Les hôpitaux n'étaient pas impliqués ;
- Les centres de santé n'étaient pas directement impliqués ;
- L'existence d'un responsable des SSP à tous les niveaux ; ceci avait limité l'intégration de la stratégie ;
- La verticalisation du système se matérialise au niveau du département où c'est l'antenne de la Direction de la Médecine Préventive qui était en charge des SSP laissant à l'écart le chef de service départemental de la santé publique ;
- Il en est de même au niveau de l'Arrondissement où il existait un coordinateur différent du responsable sanitaire de la zone.
- Sur le plan du fonctionnement :
- Création et approvisionnement des cases-santé en médicaments essentiels ;
- Choix et formation des Agents de Santé Communautaire (ASC) et Accoucheuses Traditionnelles (AT) ;
- Formation du personnel de santé du niveau périphérique ;

NB : Les provinces du Centre, de l'Est, du Littoral, de l'Ouest avaient particulièrement bénéficié de l'implantation des structures des SSP.

Le Cameroun a adhéré officiellement à la stratégie des soins de santé primaires selon Alma-Ata en 1982 sous forme de programme implanté dans vingt zones pilotes réparties dans dix-neuf départements du pays.

Problèmes rencontrés dans la mise en œuvre des Soins de Santé Primaires

a) Sur le plan organisationnel

La non-intégration des formations sanitaires des niveaux central, provincial et des Centres de santé au système des soins de santé primaires a entraîné le désintérêt de l'ensemble de ce personnel par rapport à la nouvelle stratégie. Ce désintérêt a été plus marqué au niveau central où les autres directions n'ont pas été impliquées. La longue verticalisation du projet n'a pas facilité son intégration du fait de la non-implication du personnel des formations sanitaires.

b) Sur le plan structurel

Les problèmes suivants ont été identifiés :

i. Les structures communautaires mises en place (Comités de Santé, Comités de Gestion) n'ont pas favorisé la participation communautaire souhaitée parce que les populations ne percevaient pas clairement leur part de responsabilité dans la gestion de leur santé. L'on a pu ainsi constater le détournement des fonds issus de la vente des médicaments essentiels.

ii. La rupture fréquente en médicaments essentiels dans les cases santé.

iii. La non-responsabilisation des centres de santé : Le coordinateur d'arrondissement des SSP descendait directement dans les quelques villages - santé sans impliquer ou consulter le personnel du centre de santé.

iv. Seuls certains villages mieux organisés socialement s'étaient constitués en villages-santé ; la grande majorité des autres villages du pays étaient restés sans encadrement selon l'approche SSP.

c) Sur le plan du personnel

Les insuffisances suivantes ont été identifiées :

− Les ASC et AT réclamaient une rémunération formelle ;

− Ils réclamaient leur recrutement par l'État, faute de quoi ils se transformaient dangereusement en infirmiers communautaires ;

− Les populations ont rejeté ces personnels, les jugeant insuffisamment formés. Ils réclamaient l'érection des cases-santé en centres de santé pour recevoir des soins de meilleure qualité.

Ces trois derniers problèmes étaient contraires à l'esprit et à la philosophie de la stratégie des soins de santé primaires.

d) Sur le plan des appuis financiers et matériels

Les insuffisances suivantes ont été identifiées :

− La gestion des ressources financières, matérielles et humaines était mal comprise ; des moyens ont été ainsi dilapidés.

124

– Les bailleurs de fonds (appuis technique et financier) choisissaient électivement les zones d'intervention et exigeaient des résultats rapides.

– L'État n'assurait plus régulièrement son rôle stratégique de régulateur/normalisateur, de coordonnateur, superviseur et évaluateur de l'ensemble du processus.

En conclusion, le concept de soins de santé primaires n'a pas bénéficié d'une large diffusion auprès du personnel de santé et du grand public au Cameroun. Son expérimentation a été circonscrite à quelques zones rurales. Elle n'a pas intégré les formations sanitaires et leurs personnels. Ces derniers ne se sentaient pas concernés par cette stratégie. Ce manque d'information, de fondation et d'intégration a entretenu un discrédit selon lequel les soins de santé primaires sont des soins au rabais, des « soins pour les pauvres ». Cette perception erronée du concept de soins de santé primaires, entretenue par les personnels de santé, a contribué à entretenir le fossé qui a toujours existé entre la médecine hospitalière et la santé publique en général.

2.1.2. Situation sanitaire de la décennie 1985-1995 : de la Conférence de Lusaka et l'Initiative de Bamako à la Réorientation des Soins de Santé Primaires au Cameroun.

Contexte socio-économique et sanitaire

La mise en œuvre des Soins de Santé Primaires a révélé quelques problèmes qui ont entravé l'efficacité de cette stratégie. Cette situation a été aggravée par le début de la récession économique qui a affecté le processus de développement de nos États africains devenus incapables de soutenir les charges sociales.

La situation sanitaire de l'Afrique s'en est ainsi trouvée dégradée. Les responsables sanitaires africains ont pris conscience de la situation et ont décidé sous l'égide de l'OMS de procéder à une REVISION DE LA STRATEGIE des soins de santé primaires telle qu'appliquée après ALMA ATA.

Les grandes conférences internationales (Lusaka et Bamako)

1985 : la conférence de Lusaka

En 1985, sous l'initiative du Professeur G. L. Monekosso, les ministres de la Santé des États membres de l'Organisation Mondiale de la Santé pour l'Afrique se sont réunis à Lusaka dans le cadre de la trente cinquième session de son comité régional. Ils ont fait des constats sur la situation sanitaire de l'Afrique et décidé de la réorientation des soins de santé primaires.

Constats de la conférence de Lusaka

La Conférence de Lusaka a fait les constats ci-après :

- Déclin de l'Afrique sur le plan sanitaire du fait de la récession économique et du lourd endettement des États ;
- Dégradation des systèmes de santé avec ruine des formations sanitaires ;
- Désertion des formations sanitaires publiques par les populations du fait de l'indisponibilité du médicament ;
- Désœuvrement du personnel de santé au niveau périphérique avec baisse des compétences du fait du manque d'activité et de l'absence de supervision.
- Conséquences : résurgence des épidémies jusque-là maîtrisées, augmentation de la mortalité maternelle et infantile.

Décisions prises à Lusaka

Réagissant à la situation défavorable, les Ministres de la Santé ont décidé d'enrayer ce déclin en réorganisant le système de santé et en réorientant la stratégie des soins de santé primaires. Au cours de cette conférence, la structure du système de santé a été modifiée dans le sens de la correction des problèmes d'ordre structurel nés de la mise en œuvre des soins de santé primaires. Il s'agissait d'accélérer le développement sanitaire (Monekosso, 1989 : 5) par le biais de trois types de soutien qui se chevauchent et qui sont essentiellement orientés sur le district de santé en tant qu'unité opérationnelle. Ces trois types de soutien sont :

- le soutien stratégique qui consiste en la traduction des politiques au niveau central en plans de développement sanitaire ;
- le soutien technique qui consiste en l'appui des districts de santé par le niveau intermédiaire (délégations, hôpitaux et écoles de formation) ;

– le soutien opérationnel qui consiste en l'élaboration des plans opérationnels ; la mise en œuvre, le suivi et l'évaluation des actions en partenariat avec les communautés organisées, les secteurs apparentés à la santé, le secteur privé de la santé, les organismes non gouvernementaux et les associations au niveau du district de santé.

Résolutions et recommandations de la Conférence

De cette Conférence, les résolutions et recommandations suivantes ont été formulées. Premièrement, la communauté a été retenue comme la cible de toutes les politiques et stratégies ainsi que de tous les plans et programmes nationaux de santé. Deuxièmement, les activités à assise communautaire ont été reconnues comme base de tout développement social et économique. Il s'agit de :

– l'éducation qui est apparue comme un instrument puissant pour la mobilisation des communautés afin de les faire participer au développement sanitaire ;

– les activités liées à l'alimentation et à la nutrition ;

– les activités liées à l'approvisionnement en eau potable et l'assainissement ;

– la surveillance des maladies et la préparation aux catastrophes ;

– la santé à l'école et au travail ;

– les activités des soins de santé de la famille (mère, enfant et adolescent), la santé des personnes âgées, la santé des personnes handicapées.

Troisièmement, la participation communautaire et la collaboration multisectorielle ont été considérées comme facteurs essentiels de réussite des soins de santé primaires dans les districts. Quatrièmement, la nécessité de disposer d'un personnel technique de première ligne relevant de la santé et des secteurs apparentés pour la réalisation des activités à assise communautaire. Cinquièmement, l'objectif de la vaccination universelle pour 1990 a été décidé ; ainsi, l'année 1986 a été déclarée « année africaine de la vaccination.

Des campagnes nationales de vaccination ont ainsi été organisées dans les pays en vue d'améliorer la couverture vaccinale.

NB : En Août 1987, une conférence interrégionale de l'OMS tenue à Harare au Zimbabwe recommandait fermement aux États l'adoption du système de santé de district décentralisé comme moyen d'atteindre les objectifs des soins de santé primaires.

1987 : l'initiative de Bamako

Il s'agit d'une initiative conjointe de G. L Monekosso et James Grant, respectivement Directeur régional de l'OMS pour l'Afrique et Directeur Général de l'UNICEF. Elle fut adoptée et validée par les Ministres de la Santé publique des États membres de l'OMS Afrique lors de la trente septièmes session de son comité régional tenue à Bamako en septembre 1987. Cette initiative visait à repenser la stratégie des soins de santé primaires. Au cours de cette session, les Ministres de la Santé, conscients de la dégradation du système de santé en Afrique, des insuffisances enregistrées par les soins de santé primaires selon Alma Ata, des difficultés économiques auxquelles font face leurs États, ont décidé de réorienter la stratégie des soins de santé primaires en :

- accordant la priorité des actions à la santé de la mère et de l'enfant (SMI) ;

- assurant un approvisionnement des formations sanitaires en médicaments essentiels qui ne seront plus gratuits ;

- mettant sur pied un système de recouvrement partiel des coûts résultant de la vente de médicaments et du paiement des actes médico-chirurgicaux ;

- instaurant un réel partenariat entre l'État et la communauté caractérisé par le cofinancement et la cogestion ;

- en créant des structures de dialogue telles que le comité de santé (COSA), le comité de gestion (COGE) ;

- en recrutant un personnel nouveau issu de la communauté chargé d'assurer entre autres activités, la vente de médicaments au centre de santé : c'est le Commis ; celui-ci aura une rémunération fixe assurée par la communauté grâce au recouvrement des coûts.

Cet ensemble de réformes a été baptisé « Initiative De Bamako ». Cette initiative a reçu le soutien des chefs d'État et de Gouvernement réunis dans le cadre du sommet de l'OUA de 1988. L'OMS et l'UNICEF qui ont participé à sa genèse en sont les parrains.

La vision de l'Initiative de Bamako telle que perçue par James Grant en 1987 était la suivante : « Un système de soins de santé primaires autonome et décentralisé pour toute l'Afrique d'ici l'an 2000, où les enfants seraient vaccinés, les parents nantis de connaissances nécessaires pour protéger la santé de leurs enfants et où les médicaments essentiels seraient disponibles pour tous ».

L'Initiative de Bamako est une prise de conscience des autorités sanitaires africaines après plus de deux décennies au cours desquelles les gouvernements ont voulu assurer la gratuité du médicament sans en avoir les moyens pour le long terme. Pourtant, les populations s'étaient toujours bien accommodées au système de recouvrement des coûts pratiqué par les formations sanitaires privées confessionnelles.

De plus, la santé n'a jamais été tout à fait « gratuite » en réalité, puisque les populations payaient les prestations et les médicaments indirectement par les différents impôts et taxes. La coopération internationale a toujours participé au financement de la santé. Le cofinancement et la cogestion entre l'État et les populations font prendre conscience à celles-ci du coût réel de la santé et les amènent à participer au choix des approches et à la prise de décisions.

Dès cet instant, la quasi-totalité des États qui ont souscrit à l'Initiative de Bamako ont :

− appliqué le scénario de développement sanitaire en trois phases, c'est-à-dire, ont créé des districts de santé subdivisés en aires de santé qui sont appuyés par les niveaux intermédiaire et central ;

− pratiqué le recouvrement des coûts par la vente de médicaments essentiels et génériques et par le paiement des actes médico-chirurgicaux ;

− mis sur pied un partenariat communauté/État (à travers les structures de dialogue et de représentation formelle) à des degrés divers.

Depuis Septembre 1989, le Cameroun a adopté le scénario de développement sanitaire en trois phases et réorienté le fonctionnement de son système de santé en application des résolutions de la Conférence de Lusaka et de l'initiative de Bamako. C'est ce qu'on a appelé la **Réorientation des Soins de Santé Primaires** au Cameroun.

Réorientation des Soins de Santé Primaires au Cameroun

Définition du concept

Il s'agit d'une restructuration du système de santé, d'une révision, d'une réadaptation de son fonctionnement conformément aux résolutions de Lusaka et Bamako dans l'optique de la réalisation de l'objectif social « Santé Pour Tous » (Ministère de la Santé publique, 1993).

La réorientation des soins de santé primaires a fait l'objet d'une Déclaration Nationale de mise en œuvre en 1993 signée par le Professeur Joseph Mbede alors Ministre de la santé publique.

Éléments de base

La réorientation des soins de santé primaires intégrant les résolutions des conférences d'Alma-Ata, de Lusaka, de Bamako et de Harare s'est donné les 19 principes suivants :

1- tout être humain doit prendre part activement de façon individuelle ou collective à toute action de santé le concernant. Il s'agit d'une autoresponsabilisation de tout un chacun vis-à-vis de ses problèmes de santé **(participation communautaire).**

2- il existe un lien étroit entre le développement et la santé ;

3- tout être a droit à la santé, a droit à l'information en vue de son autodétermination (Notion de droit de l'Homme).

Il faut ajouter que la réorientation se proposait de garantir la justice sociale et l'équité en matière de santé et de mettre à contribution toutes les composantes du secteur de la santé.

Piliers de la réorientation des Soins de Santé Primaires au Cameroun

La réorientation des soins de santé primaires reposait sur quatre piliers :

− renforcer l'efficacité des services ;

− renforcer l'efficience des services ;

− assurer la pérennité des services ;

− assurer la justice sociale en matière de santé.

Structure organisationnelle

Au Cameroun, une nouvelle structure organisationnelle du système de santé a été conçue depuis 1989. Elle comporte trois niveaux : le niveau central, le niveau intermédiaire et le niveau périphérique. Elle découle du scénario africain de développement sanitaire en trois phases, décrit par l'OMS.

Le niveau central

- Ministère de la Santé (services centraux).

- Hôpitaux généraux, centraux.

- Centre Hospitalier et Universitaire.

- Les Grandes Écoles.

Rôle : Concevoir les politiques et stratégies et les traduire en plans d'actions.

Ce niveau est dit stratégique.

Le niveau intermédiaire

- Délégation provinciale de la santé.

- Hôpital provincial avec ses spécialistes.

- Les écoles de Formation.

Rôle : Transformer les plans d'action en programmes et en assurer **le suivi** et **la supervision** du niveau inférieur.

Ce niveau est dit technique ou tactique.

Le niveau périphérique

- District de Santé (unité géographique décentralisée). Le district se subdivise en aires de santé.

Rôle : C'est l'unité de base du système où les actions s'organisent, se programment, se mènent, se supervisent et s'évaluent. Centre des activités, il est la base de la pyramide sanitaire.

Ce niveau est dit **opérationnel.**

La structure organisationnelle issue de la réorientation des soins de santé primaires au Cameroun est représentée dans le tableau ci-après :

Niveaux	Circonscriptions	Structures	Rôles
Central (Stratégique)	MSP	Hôpitaux Généraux Hôpitaux Centraux C.H.U» Grandes Écoles	Conception des politiques et élaboration des plans

Intermédiaire (Technique)	DPSP	Hôpital Provincial Écoles de formation	- Transformation des plans en programme - Supervision des districts
Périphérique (Opérationnel)	District de santé - Service de santé de district - Aires de santé	- Hôpital de district - Centre Médicaux d'arrondissement - Centres de Santé Intégrés	- Programmation - Mise en œuvre - Supervision - Évaluation des activités

Figure 18 : structure organisationnelle du système de santé du Cameroun après la Conférence de Lusaka (Kondji Kondji, 2005).

Structure organisationnelle du développement sanitaire en trois phases

Innovations du nouveau système de santé au Cameroun

Suite au scénario de développement sanitaire en trois phases, le système de santé du Cameroun a connu les innovations ci-après :

− Intégration de toutes les structures centrales dans la stratégie.

− Intégration des formations sanitaires avec leurs personnels à la stratégie.

− Déconcentration des activités aux niveaux intermédiaire et périphérique.

− Décentralisation progressive de la gestion sanitaire au niveau du district.

− Institution du centre de santé comme principale zone d'interface (point de contact entre système de santé et la population).

Caractéristiques des services de santé

Les services de santé délivrant les soins de santé de qualité devraient répondre aux caractéristiques ci-après :

−La décentralisation : elle signifie que les services de santé doivent être géographiquement et socio culturellement aussi **proches** que possible des populations pour faciliter leur accessibilité. Cette décentralisation concerne les structures et services ; les activités (déconcentration des services ou activités) ; les ressources, leur gestion et la prise de décision locale.

–La permanence des services : elle signifie que les services et le personnel assurent des prestations 24h/24h. C'est-à-dire que chaque service doit être constamment fonctionnel et organisé de manière à ce qu'il réponde aux besoins et problèmes de santé des populations à tout instant.

–La polyvalence des ressources humaines : elle signifie que le service dispose d'une équipe diversifiée en ressources humaines avec des compétences multidisciplinaires capables de répondre aux problèmes de santé les plus courants des populations, y compris la gestion des cas référés et contre référés. Il s'agit de promouvoir la polyvalence du personnel à la base et la spécialisation au sommet.

Principes des soins définis par la réorientation des SSP

Le centre de santé intégré prodigue des soins :

–Intégrés : C'est-à-dire des soins qui s'occupent à la fois des aspects promotionnels, préventifs, curatifs et réadaptatifs. C'est ce principe qui a donné l'appellation « centre de santé intégré ». Sur le plan opérationnel, il s'agit de la délivrance en une seule fois, au même endroit et par la même équipe des soins curatifs, préventifs, promotionnels et réhabilitatifs aux clients/bénéficiaires, nécessiteux.

–Globaux : C'est-à-dire des soins qui tiennent compte dans leur prestation, de l'homme dans son entité biologique, psychologique et sociale ; des soins qui tiennent compte de l'homme et de son environnement. On parle de soins holistiques.

–- Continus : il s'agit des soins qui assurent la prise en charge du malade, du début jusqu'à la fin de son épisode de maladie. Ce sont des soins qui disposent d'un système de suivi et de récupération des malades (cas des chroniques) et des enfants dans le cadre de la vaccination.

–Définis : Ce sont des soins dispensés à une population dont le nombre, et les caractéristiques sont bien connus par l'équipe de santé.

–Rationnels : Ce sont des soins basés sur des preuves scientifiques et dont la pratique est rendue systématique par des arbres de décision (ordinogrammes, algorithmes, politique et système de santé guides diagnostic/traitement) qui limitent les errements.

Le district de santé au Cameroun en 1995

Définition et composition

Selon le décret 95/013 du 07 février 1995 portant organisation des services de santé de base en districts de santé, « le district de santé constitue une entité socio-économique assurant des prestations de soins de bonne qualité, accessibles à tous avec la pleine participation des bénéficiaires ». Le décret ci-dessus avait défini la composition des districts comme suit :

– un service de santé de district ;

– un hôpital de district, et éventuellement un ou plusieurs centres médicaux d'arrondissements et d'autres structures de santé privées laïques et confessionnelles ;

– deux ou plusieurs aires de santé. Chaque aire de santé dispose d'un centre de santé intégré, c'est-à-dire menant à la fois des activités promotionnelles, préventives, curatives et réadaptatives.

Délimitation des districts et aires de santé : critères et étapes à suivre

Critères

Les critères suivants ont présidé à la délimitation des aires de santé :

–Population suffisante (masse critique) 7.000-12.000 habitants. Dans les zones urbaines, ce chiffre pouvait aller jusqu'à 15.000 habitants. L'exigence du nombre d'habitants est liée à la viabilité économique de l'aire de santé qui ne pourra assurer son autofinancement si sa population est peu importante ; par contre, une grande population pourrait créer des problèmes de prise en charge par une équipe de soins insuffisante.

–Existence ou prévision de création d'une formation sanitaire publique ou privée.

–Respect des limites traditionnelles et administratives des villages, sauf cas exceptionnel d'incompatibilité sociale absolue.

–Accessibilité géographique facile par rapport au centre de santé (5 km à 15 km en zone rurale et 2 km en zone urbaine).

–Respect des habitudes d'utilisation des services de santé par la population.

Pour les districts de santé :

–population : 70.000 à 120.000 habitants ;

134

−nombre d'aires de santé 7 à 12 ;

−existence ou prévision de création d'un hôpital devant servir de référence ;

−accessibilité géographique de l'hôpital par rapport au centre de santé ;

−respect des limites entre provinces et dans la mesure du possible entre les départements ;

−respect des aspects socioculturels et l'affinité des populations.

NB : En 1994, sur 220 arrondissements que comptait le Cameroun, environ 128 districts de santé étaient délimités.

Étapes à suivre pour la délimitation

−Analyse de base.

−Étude basée sur le recueil sur le terrain des données démographiques, géographiques, historiques, sanitaires, socioculturelles et politiques.

−Information des autorités locales, administratives, traditionnelles, religieuses par des entretiens, réunions, discussions.

−Sensibilisation de la communauté (réunions, causeries, discussions de groupe) sur la réorientation des soins de santé primaires ; recherche du consensus et des compromis avec les différentes autorités.

−Délimitation proprement dite avec inventaire des principales ressources disponibles (humaines, matérielles, financières et infrastructurelles) en collaboration avec les différentes autorités administratives et traditionnelles.

−Élaboration d'une cartographie (esquisse) des districts et aire suivie de l'adoption formelle.

Les structures de participation communautaire

La réorientation des soins de santé primaires conformément aux résolutions de l'initiative de Bamako a instauré un partenariat entre l'État et les communautés. Afin de mieux organiser l'intervention des communautés dans la gestion locale de leur santé, ces dernières étaient appelées à élire des représentants qui devront s'associer aux responsables sanitaires locaux pour constituer ce qu'on appelle les structures de dialogue ou structures de participation communautaire.

Ces structures sont les suivantes :

– Au niveau aire de santé : le Comité de santé (COSA) ; le Comité de gestion (COGE) ; un représentant de la communauté (COMMIS) assure la vente des médicaments au centre de santé.

– Au niveau du district de santé : le Comité de santé de district (COSADI) ; le Comité de gestion de district (COGEDI) ; le Comité de gestion de l'hôpital de district (COGEHD).

– Au niveau de la province : Le fonds spécial pour la promotion de la santé de la province (FSPS) ; le comité de gestion de l'hôpital provincial.

NB : Ces structures de dialogue sont régies par la loi 90/053 du 19/12/1990 sur la liberté d'association et doivent disposer de statuts légalisés.

2.2.2.4.6. Financement et Gestion des activités de réorientation des SSP

a) Notion de cofinancement

Dès lors que la communauté est devenue partenaire de l'État dans la gestion locale de la santé, il importe que les deux partenaires contribuent au financement des activités : on parlera de co-financement. Le cofinancement ici a donc deux sources :

Financement non communautaire

Il est apporté par l'État (appuyé par la coopération bi et multilatérale) qui s'engage à continuer à :

– construire et équiper les formations sanitaires ;

– former et supporter le salaire du personnel de santé ;

– doter le centre de santé du stock initial des médicaments essentiels. Ainsi, l'État s'occupe de l'investissement.

Financement communautaire

Il est représenté par :

– l'achat des médicaments essentiels par la population ;

- le payement des actes médico-chirurgicaux (fin de la gratuité des soins) ;

- l'investissement humain ;

- les dons et legs.

Le financement communautaire permet de faire face aux charges de fonctionnement du centre.

b) Notion de recouvrement des coûts

La vente des médicaments essentiels et le paiement des actes médico-chirurgicaux au niveau du centre de santé par la population génèrent des fonds. Ceux-ci, à terme, devraient permettre au centre d'autofinancer son fonctionnement.

L'opération qui consiste à tirer bénéfice de la vente des médicaments et du payement des prestations des soins pour renouveler les stocks et assurer le fonctionnement des services est appelée **recouvrement des coûts.** Cette opération a été rendue possible grâce à la loi n°90/62 du 19 décembre 1990 accordant dérogation spéciale des formations sanitaires publiques en matière financière et les décrets d'application n°93/228/PM et 93/229/PM du 13 mars 1993. À ce stade déjà, plusieurs formations sanitaires publiques assuraient le recouvrement partiel des coûts.

c) Notion de médicaments essentiels

L'élément essentiel qui fait l'objet de recouvrement des coûts est le médicament essentiel. Par médicaments essentiels on entend des médicaments d'efficacité éprouvée, présentés pour la plupart sous forme de génériques[8], c'est-à-dire sous leur dénomination commune internationale (DCI). Ils sont reconnus capables de traiter 80% des affections d'une communauté.

Ils sont d'un coût abordable et vendus en détail pour la quantité nécessaire et utile en vue du traitement d'un épisode de maladie. Une liste nationale de médicaments essentiels a été instituée par décision N°0381 du 15 juin 1993.

Les médicaments essentiels dans la réorientation des soins de santé primaires servent comme objet d'attrait des populations vers les formations sanitaires ; outil de génération des ressources financières, élément essentiel des

---

[8] Générique spécialité; exemple ; générique = chloroquine, spécialité = nivaquine

soins pouvant améliorer leur qualité. **Le commis** qui est un représentant de la communauté en assure la vente au centre de santé. Il a une rémunération fixe.

d) Notion de cogestion

Étant donné que les deux partenaires cofinancent les activités, les fonds générés par ces activités doivent aussi faire l'objet d'une gestion commune. Il s'agit de la cogestion.

La cogestion s'opère à travers les structures de dialogue (comité de gestion) au sein desquelles les responsables de la communauté sont majoritaires. Le personnel de santé y joue un rôle de conseiller technique. Le comité de gestion est composé entre autres d'un Président, un Trésorier et un Secrétaire (le chef de centre de santé).

e) Rôle du comité de gestion

C'est cette structure qui planifie les dépenses, les exécute et assure le contrôle de gestion. Les membres du COGE doivent être élus parmi les membres du COSA. Les attributions des comités de gestion ont été définies par Arrêté n°001/A/MSP/ CAB du 16.11.1994.

Supervision et système d'information sanitaire dans la réorientation des SSP

a) Supervision

C'est un processus qui consiste à vérifier si les différentes activités sont exécutées conformément aux normes et instructions prescrites dans le but d'améliorer la performance du personnel et partant la qualité des prestations sanitaires. Dans la réorientation des soins de santé primaires, elle est considérée comme un élément-clé de la stratégie globale d'amélioration de la performance du système. Elle constitue une véritable occasion de formation continue pour le personnel. C'est un des piliers sur lesquels repose le succès de la réorientation des soins de santé primaires. Le Cameroun a opté pour un système de supervision étagé, c'est-à-dire le niveau central supervise le niveau provincial, le niveau provincial supervise les districts et les équipes cadres de districts supervisent les centres de santé intégrés. Un guide national de supervision a été élaboré par le Ministère de la Santé Publique.

b) Le Système d'Information Sanitaire (SIS)

Il s'agit d'un ensemble de procédures servant à : la collecte, l'exploitation, l'analyse et l'acheminement des informations sur les structures et les activités sanitaires d'un pays. Son but est de faciliter et de justifier la prise de décision en vue d'une meilleure planification/ budgétisation et supervision des programmes de santé.

Encore appelé *National Health Management Information System* (NHMIS) par les Anglo-saxons, ce concept revêt une dimension plus vaste que la notion de statistiques sanitaires. Dans le cadre de la réorientation des soins de santé primaires, l'information sanitaire occupe une place importante. Elle est avec la supervision les deux piliers sur lesquels repose sa réussite. Au Cameroun, le traitement/analyse de l'information a été décentralisé pour une meilleure gestion locale.

Les supports de données ont été réduits en nombre et simplifiés. L'outil informatique a été progressivement introduit au niveau des délégations provinciales pour un meilleur traitement des données. Tout le personnel de santé était invité à procéder à la collecte et à l'analyse de données sanitaires avant leur acheminement à l'échelon supérieur.

Quelques acteurs de l'expérience de la mise en œuvre de la réorientation des soins de santé primaires au Cameroun

La mise en œuvre de la réorientation des soins de santé s'est faite dans le cadre de divers projets appuyés par différentes coopérations dans leurs zones d'intervention respectives. Il s'agit entre autres de :

- la coopération allemande (GTZ) dans les provinces du Nord- Ouest, du Sud-Ouest et, plus tard, du Littoral ;
- l'Union Européenne dans l'Est, le Centre et l'Ouest ;
- la coopération française (projet FAC) dans le Nord ;
- la coopération américaine : Projet SESA (Santé de l'enfant du Sud et de l'Adamaoua) dans le Sud et l'Adamaoua à travers l'USAID ;
- la coopération Belge (projet CIM) dans l'Extrême-Nord ;
- le projet SAVE THE CHILDREN (USAID) dans l'Extrême- Nord ;
- CARE Cameroun dans l'Extrême-Nord ;

- la coopération suisse dans les districts de la Mefou (Centre) et Nylon (Douala) ;

- l'UNICEF dans l'Adamaoua.

Ces organismes et projets ont mené des expériences diverses de développement des systèmes de santé de districts en appui au Politique et Système de santé - Évolution historique au Cameroun : de la Conceptualisation à l'Opérationnalisation (MTC-HEALTH Production 2005, Ministère de la Santé Publique). Toutefois, les actions des différents acteurs, intervenants et partenaires du système national de santé n'ont pas abouti à un consensus sur des normes et des modèles de développement de district au niveau national. Il a manqué une coordination, une valorisation et un transfert/dissémination de ces expériences d'une zone à l'autre. Le niveau central qui ne disposait pas d'un plan national de développement sanitaire n'a pas tiré profit de ces expériences pour s'en approprier.

Réorganisation du Ministère de la Santé Publique

Le Gouvernement a procédé à la réorganisation du Ministère de la Santé Publique pour l'adapter à la nouvelle donne sanitaire respectivement en 1989 et en 1995. Le dernier organigramme en date, élaboré sous la conduite du Ministre Joseph Owona, a eu pour principale innovation, la création des Directions des Ressources Humaines, de la Santé Communautaire (avec institution des services de santé de districts), de la Division de la coopération et celle des Études, de la Planification de l'Information sanitaire et l'Informatique (DEPI). La grande préoccupation était d'améliorer la gestion des ressources humaines de la santé et de traduire dans les faits l'approche district de santé.

a) Tentative de définition d'une politique sectorielle de santé

En 1991-1992, le Ministère de la Santé Publique a élaboré un projet de déclaration de politique sectorielle de santé sous l'impulsion du Secrétariat Permanent du Comité de Suivi des Programmes Sectoriels de Santé. Ce projet de déclaration reposait sur sept principes, un but, cinq objectifs généraux et seize programmes prioritaires.

Les sept principes fondamentaux portaient sur :

1- la responsabilité du Gouvernement à l'égard de la santé des populations ;

2- le droit et l'obligation, pour chacun de participer individuellement et collectivement au développement de sa santé ;

3- le devoir du Gouvernement et des professionnels de la santé de diffuser les informations pertinentes sur les questions de santé afin que chacun puisse assumer davantage la responsabilité individuelle de sa santé ;

4- l'interdépendance des individus et des communautés qui repose sur un souci commun de la santé ;

5- une répartition plus équitable des ressources sanitaires dans le pays, la préférence devant être donnée aux plus défavorisés ;

6- l'accent mis sur les mesures préventives bien intégrées dans un tout avec les mesures curatives, de réadaptation et de protection de l'environnement ;

7- la conduite des recherches biomédicales et sur les services de santé et l'application rapide des résultats de ces travaux pour la viabilisation du système sanitaire au Cameroun.

Le but était d'améliorer le niveau de santé et la qualité de vie des Camerounais. Ceci était effectué en conformité avec la dignité humaine et les droits fondamentaux de l'homme, notamment par la satisfaction des besoins élémentaires que sont la santé, une alimentation saine et équilibrée, et l'éducation de base.

Les cinq objectifs généraux étaient les suivants :

1- améliorer l'état sanitaire de la population en général et celui des mères et des enfants en particulier ;

2- promouvoir l'autosuffisance et la sécurité alimentaire, la réduction des carences et l'approvisionnement en eau potable ;

3- promouvoir l'éducation de base pour tous, notamment celle des adolescents ;

4- promouvoir et développer les ressources humaines qualifiées tout en recherchant l'adéquation formation/emploi ;

5- promouvoir un développement intégré et harmonieux des services de santé dans les villes et campagnes, tout en préservant l'environnement.

Treize programmes prioritaires constituaient les pierres angulaires de la stratégie opérationnelle de cette politique. Les objectifs, les stratégies, les programmes, les réalisations et les actions programmées étaient plus détaillées dans une matrice d'actions.

Problèmes rencontrés dans la mise en œuvre de la réorientation des SSP

La mise en œuvre de la réorientation des soins de santé ne s'est pas déroulée sans heurts. Plusieurs problèmes et contraintes ont influencé sa mise en œuvre et limité son efficacité. Une étude menée en 1997, conjointement par L'OMS, GTZ et L'UNICEF sur la mise en œuvre de la réorientation des Soins de Santé Primaires au Cameroun, avait déjà recensé les forces et les faiblesses observées entre 1989 et 1995 et émis des recommandations qui restent pour la plupart valables.

Dans la présente publication, nous évoquons ci-dessous quelques problèmes liés à la fois à l'organisation du système, au fonctionnement des structures et aux hommes :

– plusieurs expériences menées par les projets d'appui ont manqué de coordination et d'harmonisation ;

– l'absence des textes régissant le fonctionnement des districts de santé a constitué un facteur limitant pour leur opérationnalisation ;

– l'élaboration d'une politique sectorielle de santé (1992) dont la déclaration n'a pas été formalisée et intégrée dans la réorientation des soins de santé primaires. En effet, la déclaration nationale de mise en œuvre de la réorientation des SSP (1993) ne semble pas avoir pris en compte les programmes prioritaires contenus dans la politique sectorielle de santé élaborée un an plus tôt ;

– La mise en place des structures de dialogue s'est faite en l'absence d'un cadre de référence pour la participation communautaire ;

– À la faveur de la loi 90/62 du 19 décembre 1990 accordant dérogation spéciale des formations sanitaires publiques en matière financière, plusieurs formations sanitaires ont procédé au recouvrement des coûts sans référence à un manuel de procédures de gestion des fonds générés et surtout sans outils de gestion. Il en est résulté plusieurs indélicatesses dans la gestion et une forte propension vers la rentabilité économique des formations sanitaires au détriment de la viabilité technique exprimée en termes de qualité et d'accessibilité aux soins. Cette propension aveugle à la rentabilité économique sans prise en compte du pouvoir d'achat des bénéficiaires/clients a constitué une sérieuse dérive par rapport aux principes et à la finalité de la réorientation des soins de santé primaires.

– En faisant du centre de santé intégré l'interface privilégiée entre la communauté et le système de santé, et en supprimant les cases-santé et les agents de santé communautaire, l'on a observé un hiatus dans la réalisation des activités à assise communautaire face à un personnel de santé non formé à la pratique de la santé communautaire et à la gestion du partenariat social.

– La réorientation des soins de santé primaires a essentiellement porté sur la structure organisationnelle et le fonctionnement du système de santé. Elle n'a pas concerné les ressources humaines de la santé qui sont restées les mêmes dans leurs différents corps et dans leur formation. En d'autres termes, il n'y a pas eu de nouveaux types de personnels pour assumer avec plus d'efficacité les nouvelles missions de santé publique et communautaire. La formation de base du personnel existant a gardé sa forte orientation curative ; à cela il faut ajouter l'absence d'un véritable programme de recyclage et de perfectionnement de ce personnel de santé pour adapter ses compétences à la nouvelle donne sanitaire.

La réorientation des soins de santé primaires pouvait-elle, dans ces conditions, être rendue opérationnelle avec un personnel sans culture de la santé communautaire et du travail communautaire ? Sans culture du partage du pouvoir et de responsabilités avec les partenaires ? Sans culture du travail en équipe ? Sans culture du management ? Sans culture d'aide et de transfert ? Sans culture de la qualité ?

En conclusion, la décennie 1985-1995 a été marquée par un grand effort de conceptualisation en vue de la réorientation de la politique sanitaire même si l'on peut regretter le fait que les cogitations sur l'élaboration d'une politique sectorielle de santé n'aient pas été concrétisées et valorisées.

Les expériences opérationnelles menées sur le terrain ont été limitées par :

– l'absence d'un cadre législatif et réglementaire devant définir les contours de la mise en œuvre de la réorientation des soins de santé primaires ;

– l'absence d'un cadre technique et logique de référence pour le développement des districts de santé (la déclaration nationale de mise en œuvre de la réorientation des soins de santé primaires n'a pas été suivie d'une documentation technique contenant des directives opérationnelles).

– l'absence d'une réforme du système hospitalier orientée vers une approche globale de gestion de la qualité des soins ;

– l'absence d'un plan de développement sanitaire devant donner des orientations stratégiques et des programmes issus de la réorientation des soins de santé primaires ;

– cette fois encore, les personnels de santé et les communautés n'ont pas reçu d'informations et de formation suffisantes sur la réorientation des soins de santé primaires pour pouvoir y croire et s'impliquer activement et efficacement dans sa mise en œuvre.

La réorientation des soins de santé primaires n'a pas modifié le système d'organisation et de délivrance des soins de type professionnel hérité de la colonisation. Elle n'a surtout pas clarifié ses options en matière de « qualité des soins », finalité devant dicter les réformes structurelles et fonctionnelles en santé publique.

L'effort de réorientation structurelle et fonctionnelle n'a pas été suivi d'un investissement sur les hommes en termes de renforcement des capacités et de « reconditionnement » des structures mentales en vue de leur adaptation au nouveau contexte issu de la réforme.

2.1.3. Situation sanitaire des années 96-2004 : Lutte contre la pauvreté et réforme du secteur de la santé.

Engagement du Gouvernement en faveur de la lutte contre la pauvreté

Le projet de société du Président de la République, dans le cadre de la campagne pour l'élection présidentielle de 1997, était axé sur la lutte contre la pauvreté. Il a développé un plan stratégique en dix points parmi lesquels le secteur santé avait une place prépondérante. Cette préoccupation de la haute hiérarchie de l'État traduit l'importance qu'occupe le secteur de la santé dans le projet de développement socio-économique du Cameroun.

Cet engagement du Chef de l'État a donné un coup de fouet aux réformes dans le secteur social en général et celui de la santé en particulier. Les réformes entreprises par le Gouvernement visèrent à formaliser ses options en matière de politique sanitaire et à les traduire dans les faits afin de contribuer de manière significative à la lutte contre la pauvreté.

Dans le cadre de l'initiative Pays Pauvres Très Endettés (PPTE), le Cameroun a élaboré une stratégie globale de réduction de la pauvreté. Des consultations ont été menées auprès de la base à cet effet et le Document de Stratégie de Réduction de la Pauvreté (DSRP) qui en a résulté constitue la boussole du développement socio-économique pour la décennie à venir. Ce document a été adopté par les Conseils d'Administration de la Banque Mondiale et du Fonds Monétaire International (FMI) en avril 2003.

Depuis l'année 2002, le pays jouit des retombées de l'initiative PPTE. Le Ministère de la Santé Publique en est un des principaux bénéficiaires. Plusieurs projets ont ainsi reçu un appui des fonds PPTE. On pourrait citer entre autres :

– L'approvisionnement en 2003 des formations sanitaires en médicaments essentiels à un coût accessible aux couches les plus défavorisées. Ainsi, toutes les formations sanitaires publiques ont bénéficié de stocks de médicaments et consommables médicaux essentiels pour une valeur globale de 500.000.000 F CFA au prix CENAME répartie comme suit : 750.000 FCFA pour chaque hôpital provincial ; 500.000 FCFA pour chaque hôpital de district ; 400.000 FCFA pour chaque Centre Médical d'Arrondissement (CMA) ; 350.000 FCFA pour chaque Centre de Santé Intégré (CSI). Cette action est appelée à s'étendre aux formations sanitaires confessionnelles.

– Le recrutement de 1200 et de 600 personnels de santé respectivement en 2002 et en 2003.

– Le financement des programmes de santé et plusieurs projets issus des secteurs public et privé de la santé.

Le point d'achèvement de l'Initiative PPTE qui correspond à l'atteinte d'un certain nombre d'indicateurs convenus de commun accord, permettra au Cameroun de bénéficier d'un abattement substantiel de sa dette. Initialement prévu pour être atteint en avril 2003, l'échéance dépend actuellement du moment où la partie camerounaise jugera avoir atteint le niveau de performance des indicateurs requis par ses partenaires dans cette initiative et les conviera à une évaluation.

Réformes du secteur de la santé et actions sanitaires de grande envergure

Dans le cadre des réformes du secteur de la santé, plusieurs actions de rationalisation du système de santé et de planification stratégique de la politique sanitaire nationale ont été entreprises. Treize actions d'envergure ci-dessous méritent d'être évoquées :

– Enrichissement du cadre législatif et réglementaire en matière sanitaire ;

– Élaboration d'un cadre conceptuel et opératoire de viabilisation des districts de santé ;

– Élaboration d'un plan national de développement sanitaire ;

– Élaboration et adoption d'une stratégie sectorielle de santé ;

- Création du Laboratoire National de Contrôle de qualité des Médicaments et d'Expertise (LABOCOME) ;
- Amélioration de la disponibilité et de l'accessibilité en Médicaments et consommables médicaux essentiels ;
- Renforcement de la lutte contre le SIDA (Syndrome d'immunodéficience Acquise) ;
- Renforcement de la protection des enfants et des femmes enceintes par la vaccination ;
- Renforcement de la lutte contre le paludisme ;
- Élaboration d'un nouveau statut particulier des corps des fonctionnaires de la Santé publique ;
- Réorganisation du Ministère de la Santé Publique ;
- Réorganisation de quelques programmes prioritaires ;
- Quelques acquis majeurs en matière de coopération sanitaire.

Enrichissement du cadre législatif et réglementaire en matière sanitaire

Au cours des années 96-2003, le cadre législatif et réglementaire de la santé s'est enrichi sous l'impulsion des Ministres Joseph Owona et G. L. Monekosso, avec l'élaboration et la publication des textes suivants :

- la loi n°96/03 du 04 janvier 1996 portant loi-cadre dans le domaine de la santé au Cameroun ;
- la décision n°0290/L/MSP/CAB du 16 février 1998 portant constitution de l'équipe nationale de développement sanitaire au Cameroun ;
- la politique pharmaceutique nationale (PPN) ;
- la loi n°98/009 du 1er juillet 1998 autorisant la conservation de 100 % des recettes des formations sanitaires publiques ;
- l'arrêté n°0033/CAB/MSP du 21 septembre 1998 fixant les modalités de création des structures de dialogue et de participation communautaire dans les districts de santé ;
- l'arrêté n°0035/A/MSP/CAB du 8 octobre 1999 portant modalités de création, d'organisation et de fonctionnement des districts de santé.

Ces textes législatifs et réglementaires ont donné une orientation communautaire à la politique nationale de santé ; ils contribuent à renforcer l'efficacité du système national de santé du Cameroun.

NB : Voir le texte de la Loi cadre dans le domaine de la santé en annexe du manuel.

Élaboration d'un cadre conceptuel et opératoire de viabilisation des districts de santé au Cameroun

Le Ministère de la Santé Publique, sous la conduite du Professeur Monekosso, a entrepris avec l'appui de la Banque Mondiale à travers le Projet Santé Fécondité et Nutrition PSFN) et d'autres partenaires, la définition d'un cadre conceptuel et opératoire pour la viabilisation des districts de santé au Cameroun. Ce cadre conceptuel a été adopté par consensus au cours de l'atelier de relance du Projet Santé Fécondité et Nutrition (PSFN) en novembre 1998 sous la présidence de son Excellence Monsieur Peter Mafany Musongue, Premier Ministre Chef du Gouvernement de la République du Cameroun.

Que signifie un cadre conceptuel dans ce contexte ?

Le cadre conceptuel est un ensemble de concepts, de principes, d'éléments organisationnels, d'activités principales, et de ressources construits à partir d'une base théorique normative ou d'un modèle, pour servir de référence au processus de développement sanitaire national (Ministère de la Santé publique, 1998 : 41-45). Le cadre opératoire quant à lui précise le processus technique (observable et réalisable) par lequel les théories et concepts seront appliqués sur le terrain.

Le cadre conceptuel du district de santé élaboré s'inspire des principes philosophiques énoncés dans la Déclaration d'Alma Ata sur les soins de santé primaires ainsi que des résolutions des conférences de Lusaka, de Bamako et de Harare pris en compte dans la Déclaration nationale de mise en œuvre de la Réorientation des soins de santé primaires au Cameroun (1993).

Ce cadre conceptuel énonce les éléments constitutifs d'un district de santé c'est-à-dire :

- la délimitation géographique ;
- la population ;
- les structures sanitaires ;
- les services et activités ;

– les responsables en charge de ces différents éléments.

La mise en œuvre des procédures définies dans le cadre conceptuel et l'application du processus gestionnaire permettent une bonne viabilisation du district de santé.

La finalité du développement d'un district de santé est de parvenir à une certaine forme d'autonomie de celui-ci, c'est-à-dire, son autoprise en charge, sa viabilité, sa pérennité. Il s'agit d'abord d'une autonomie sur le plan technique pour garantir la qualité des soins et autres services ; ensuite, d'une autonomie sur le plan économique et financier et d'une autonomie sur le plan institutionnel (management participatif interne).

Les éléments de viabilité d'un district de santé au Cameroun

Le district de santé au Cameroun en 1999 correspond à une unité administrative, notamment l'arrondissement. Pour des raisons d'opérationnalité, il peut couvrir plusieurs arrondissements. Toutefois, les chevauchements sur plusieurs départements et provinces sont proscrits. La population du district de santé doit être estimée à 50.000 habitants au moins (Extrait de l'Arrêté n°0035/A/MSP/CAB du 8 Oct. 1999 fixant les modalités de création, d'organisation et de fonctionnement des districts de santé ; Article 10 et 12).

Le district de santé comprend trois composantes essentielles : les structures de gestion, les services et structures sanitaires, et la communauté.

a) Les structures de gestion

Il est question des structures organisationnelles composées de représentants des communautés et des responsables sanitaires chargées d'élaborer les plans de santé communautaire, d'organiser les activités de santé communautaire et d'apporter un appui au suivi de leur exécution. Il s'agit :

– du comité de développement : il a pour rôle de promouvoir le développement économique et socio sanitaire du district ; il est multisectoriel ;

– des comités de santé : ce sont des structures de représentation des communautés dans la gestion sanitaire locale. Aussi appelés structures de dialogue, on les trouve au niveau des aires de santé, du district de santé et de l'hôpital de ;

– de l'équipe cadre du district : c'est l'organe de gestion et de prise de décisions. Il doit être composé des responsables techniques du district, des représentants de la communauté et ceux des secteurs privés et apparentés à la santé (Ministère de la Santé publique, 1998 : 41-45).

b) Les services et structures sanitaires

Ils comprennent :

– le service de santé de district ;

– l'hôpital de district ;

– le réseau de centres de santé intégrés qui desservent des aires de santé ;

– la communauté et ses initiatives.

c) Le service de santé de district

C'est la structure de coordination permanente des activités de gestion administrative et opérationnelle du district. Elle est responsable de la conduite des activités de santé publique et celles des secteurs apparentés à la santé, de la supervision des activités de l'hôpital de district et des centres de santé intégrés.

Le service de santé de district est placé sous l'autorité d'un Chef de service qui en assure la gestion. Le Médecin chef de l'hôpital de district est responsable devant le Chef de service de santé de district. Dans l'exercice de ses fonctions, le chef de service de santé est assisté :

– d'un Chef de bureau santé chargé du suivi des activités sanitaires de l'ensemble du district qui veille sur les activités curatives, préventives et promotionnelles.

– d'un chef de bureau des affaires administratives et financières qui est chargé d'assurer la gestion des ressources humaines et financières du district.

Les activités de santé publique

Elles comportent un certain nombre des prestations dont les cibles sont :

– les individus : c'est la santé individuelle qui se préoccupe de la prise en charge des problèmes aigus, de la régularité de la prise en charge des problèmes chroniques et du contrôle des problèmes spéciaux dans les formations sanitaires avec référence et contre référence. Cela concerne la lutte contre la maladie sur le plan individuel :

– les familles : c'est la santé familiale qui se préoccupe des soins maternels et infantiles, des vaccinations, du planning familial. D'une manière générale, il est question de la santé de reproduction.

– les communautés : c'est la santé communautaire dont les domaines d'intervention sont:

- la surveillance épidémiologique ;

- l'approvisionnement des populations en médicaments essentiels ;

- la préparation aux catastrophes et aux urgences ;

- les programmes de lutte contre les maladies transmissibles et non transmissibles.

Les activités des secteurs apparentés à la santé

Ces activités relèvent du développement communautaire et comportent :

– L'éducation sur les problèmes de santé prioritaires en appui aux programmes d'alphabétisation et de santé, de promotion de la santé à l'école, d'approvisionnement en eau potable dans les communautés, des soins d'urgence, d'organisation et d'animation des clubs de santé. Il s'agit de la communication éducative en faveur des problèmes de santé prioritaire en milieu communautaire.

– L'agriculture et la nutrition : il s'agit de promouvoir la culture des produits vivriers, d'assurer la sécurité alimentaire et le contrôle régulier des denrées alimentaires avec l'aide des autorités locales ;

– L'Environnement et le travail : il s'agit de promouvoir l'approvisionnement en eau potable, l'hygiène et la salubrité du milieu, un habitat sain et salubre, et l'amélioration des conditions de santé dans les lieux de travail (travail et santé).

L'hôpital de district

C'est la structure technique de première référence qui soutient le réseau de centres de santé. À cet effet, elle doit disposer d'un plateau technique adéquat en personnel, en infrastructures, en équipements et en consommables pour assumer sa mission de structure de référence. L'organisation technico-administrative de l'hôpital de district doit comporter les domaines et interventions suivants :

– une administration en charge de la gestion administrative (ressources humaines, matérielles, infrastructurelles, logistiques/ maintenance et financières y compris le recouvrement des coûts) ;

– la prestation des soins de santé de qualité incluant des soins médicaux ; des soins infirmiers ; des soins sociaux ;

– la prestation des services techniques relevant de la pharmacie ; le laboratoire ; la radiologie.

L'hôpital de district doit offrir un paquet de prestations comportant :

– la prise en charge des malades référés et l'organisation de leur contre référence ;

– la prise en charge des urgences ;

– la prise en charge des malades hospitalisés ;

– l'exécution d'un ensemble de techniques biomédicales.

NB : Un district doit avoir un seul hôpital de district qui peut être public ou privé.

Le réseau de centres de santé intégrés

Le district de santé est composé d'aires de santé. L'aire de santé bénéficie des services d'un ou de plusieurs centres de santé intégrés et éventuellement d'autres structures de santé publiques et privées. Néanmoins, il existe des aires de santé qui ne disposent pas encore de formations sanitaires. Ils doivent être couverts par le service de santé de district.

Le réseau de centres de santé intégrés constitue la base opérationnelle pour la mise en œuvre du Paquet minimum « Santé Pour Tous ». C'est à ce niveau que s'exécutent les activités de santé publique, les activités apparentées à la santé. C'est le lieu privilégié de la promotion des initiatives communautaires et de la concrétisation du partenariat et de la multisectorialité.

Le Centre de Santé intégré (CSI) est une structure sanitaire locale qui constitue le premier point de contact entre les populations et le service de santé (zone d'interface) chargée de dispenser un paquet minimum de soins à la fois promotionnels, préventifs, curatifs et réadaptatifs avec la participation active d'une communauté représentée par des structures de dialogue dans le cadre d'un partenariat avec l'État. Le centre de santé, est considéré comme le nœud vital du district de santé.

Important : Le centre de santé intégré mène des activités en stratégies fixe et avancée pour assurer la couverture sanitaire de l'aire de santé qu'il dessert. La population habitant dans un rayon de 5 kilomètres ou qui se situe à une heure de marche du centre vient y recevoir tous les soins : c'est la stratégie fixe. La population habitant en dehors du rayon de 5 km reçoit les soins préventifs et de santé maternelle et infantile par la stratégie avancée, c'est-à-dire que le personnel de centre de santé devra aller rencontrer la population dans des points de regroupement appelés Points de Stratégie Avancée.

Le Paquet Minimum Santé Pour Tous (SPT) est un ensemble d'activités intégrées qui, soigneusement définies et mises en œuvre au niveau de l'aire de santé pourrait répondre aux problèmes et besoins sanitaires de l'ensemble des populations et accélérer la réalisation des objectifs de la santé pour tous (Monekosso, 1998).

En résumé, les prestations des structures sanitaires périphériques doivent garantir la mise en œuvre d'interventions spécifiques en faveur de :

− la survie de l'enfant : il s'agit de rendre opérationnelle la stratégie de Prise en Charge Intégrée des Maladies de l'Enfant (PCIME) ;

− la maternité à moindre risque : il s'agit du dépistage précoce des risques maternels et de leur prise en charge sur le plan médico-sanitaire (soins obstétricaux d'urgence) ;

− la production d'une main-d'œuvre saine, fondement du développement socio-économique ; il s'agit de promouvoir par l'information et l'éducation, une jeunesse responsable sur le plan socio-sanitaire, une jeunesse sans excès, une jeunesse sans SIDA, une jeunesse laborieuse.

NB : Voir liste des principaux indicateurs de surveillance des progrès en santé communautaire en annexe.

La communauté et ses initiatives

La communauté est représentée par les populations habitant les aires de santé. Elle doit travailler en partenariat avec le service de santé et réaliser des initiatives communautaires. C'est une composante *sine qua none* du district de santé. Elle doit être organisée en structures de représentation, sensibilisée et formée sur la politique sanitaire et les problèmes de santé prioritaires en vue de l'encourager à prendre des initiatives en matière de santé et de participer activement à la gestion sanitaire locale.

Les initiatives sont des actions entreprises dans un élan de solidarité et d'autoresponsabilité par les populations en vue d'améliorer leurs conditions de vie, de vulgariser les bonnes pratiques devant contribuer à l'amélioration des styles de vie individuelle, familiale et/ou communautaire, des pratiques de reproduction, mais aussi l'amélioration de la gestion de l'environnement dans la communauté.

Exemples : forage des puits, activités d'assainissement de l'environnement, réalisation des champs communautaires. Etc.

Important :

−l'ensemble des activités des services et structures du district y compris les initiatives communautaires constituent le paquet de santé du district ;

−le paquet minimum d'activités de l'aire de santé fait partie du paquet de santé de district ;

−les caractéristiques des services de santé ainsi que les principes de soins définis par la réorientation des SSP restent valables ;

−un document-synthèse des éléments du district de santé viable est proposé en annexe 4.

Processus de viabilisation d'un district de santé[14]

Il s'agit d'un processus technique et gestionnaire selon lequel le cadre conceptuel (théorique) est rendu concret et opérationnel. Il s'agit en d'autres termes du « comment » de la viabilisation ou processus d'autonomisation du district (Ministère de la Santé publique, 1998 : 41-45). Le district de santé a des éléments constitutifs qui ont été développés plus haut et dont la fonctionnalité et les performances permettent de mesurer sa viabilité. La viabilisation du district est un processus en trois phases essentielles ci-après : la phase de démarrage ; la phase de consolidation ; la phase d'autonomisation.

---

[14] Inspiré de « Cadre conceptuel de district de santé viable au Cameroun », 1998, Ministère de la Santé publique, Draft pp. 41-45

La détermination du niveau de viabilité d'un district passe par un processus en trois étapes :

- l'analyse de la situation du district sur tous les plans ; il s'agit d'une enquête communautaire utilisant les méthodes inductives et déductives ;

- la détermination des écarts entre la situation réelle existante du district et la situation souhaitée (identification des problèmes et goulots d'étranglement) ;

- l'identification et l'organisation des activités devant combler les écarts constatés.

Activités principales pour la viabilisation d'un district

Elles se résument en cinq points ainsi qu'il suit :

- -Renforcer le système de santé : Il s'agit de la mise en place des différents services et structures du district pour son fonctionnement ;

- -Allouer les ressources au district : après un inventaire des ressources internes réalisé par l'équipe de district avec l'appui du niveau intermédiaire dans une approche de planification décentralisée, il s'agit d'apporter au district, les moyens (humains, infrastructurels, matériels, logistiques, médicaments, consommables médicaux et outils de gestion) additionnels conformément aux normes définies par le niveau central pour permettre son bon fonctionnement. Les niveaux central et intermédiaire doivent veiller à l'adéquation de ces ressources et prévoir des procédures de gestion administrative.

- Renforcer les compétences des ressources humaines du district y compris les structures de dialogue et les personnels des services apparentés à la santé : il s'agit d'assurer la formation et le recyclage de ces ressources pour les préparer à assumer leurs différents rôles ;

- Assurer la gestion et la prestation des soins : les différents services et structures du district mis en place et équipés, avec un personnel formé doivent fonctionner selon les normes, guides et instructions opérationnelles définies et adoptées.

- Organiser et mener le suivi/évaluation des activités du district : notamment la mise en place d'un système de collecte et d'analyse de l'information sanitaire pour la prise de décisions aux niveaux local et supérieur avec production de rapports d'activités et de gestion du district sur la base des indicateurs de santé communautaire.

154

NB : Il est proposé en annexe, la liste d'indicateurs de surveillance des progrès en santé communautaire.

Élaboration d'un processus gestionnaire du district de santé

L'analyse de situation du fonctionnement du district de santé montre que la gestion est le point faible de notre système de santé (Monekosso, 1998). Ainsi, un processus gestionnaire pour le développement du district a été conçu. Ce processus comprend au minimum les étapes ci-après :

−l'élaboration des plans de développement et des plans opérationnels des districts de santé qui tiennent compte des problèmes réels pour fixer les objectifs réalistes et rechercher les moyens nécessaires pour leur mise en œuvre ;

- −la budgétisation annuelle des activités du plan d'action dans le but d'atteindre les objectifs fixés ;
- −le suivi et la supervision de la mise en œuvre des plans opérationnels ;
- −l'évaluation des activités ;
- −la documentation des expériences.

Élaboration d'un plan national de développement sanitaire (PNDS)

Constatant l'absence d'un document de planification stratégique, le Ministère de la Santé Publique a en 1998 élaboré un document définissant les grandes lignes d'un plan national de développement sanitaire. Ce document, véritable outil de plaidoyer et de planification, précise à moyen et long terme les priorités, les objectifs et les stratégies du secteur santé pour la décennie 1999-2008.

Ce plan national de développement sanitaire avait les priorités suivantes :

- − le contrôle des maladies endémiques (paludisme, onchocercose, schistosomiase, etc.) ;
- − la surveillance et le contrôle des épidémies récurrentes telles que le choléra, la méningite, etc.) ;
- − la promotion de la santé de reproduction ;
- − l'hygiène et assainissement individuel et collectif ;
- − l'information, l'éducation et la communication en santé ;

– la promotion de la disponibilité et l'accessibilité aux médicaments essentiels de qualité ;

–la prise en charge des maladies chroniques diverses.

Pour s'attaquer aux priorités ci-dessus, les objectifs ci-après ont été définis :

–- Objectif global : améliorer le bien-être physique, mental et social de la population en vue de la rendre économiquement productive.

–- Objectif principal : rendre les districts de santé fonctionnels et performants afin de rationaliser le système de santé, de rendre les soins de santé accessibles à la majorité, et d'aplanir les écueils de collaboration entre les secteurs public et privé.

–- Objectifs complémentaires et opérationnels : maîtriser la progression de l'infection à VIH/SIDA à travers un programme de lutte centré sur le district de santé en organisant les activités de lutte avec l'aide des compétences et moyens locaux, et des communautés ; développer et mettre en place des mécanismes décentralisés de financement des soins de santé ainsi qu'un système performant de mutualisation du risque maladie.

NB : une vaste consultation nationale portant sur le consensus autour du plan national de développement sanitaire a été menée en février 2000 dans les dix provinces du pays.

Élaboration de la première Stratégie Sectorielle de Santé 2001-2010

Analyse de la situation épidémiologique au Cameroun en l'An 2000

a) Morbidité

Au début des années 2000, le profil épidémiologique du Cameroun était dominé par les maladies infectieuses et parasitaires ainsi qu'une augmentation de cas de maladies chroniques non transmissibles telles que l'Hypertension artérielle, le Diabète sucré et les Cancers. On notait aussi une recrudescence de certaines maladies qui avaient considérablement régressé. C'est le cas de la Tuberculose, de la Trypanosomiase Humaine Africaine (THA), etc. Ce tableau épidémiologique était aggravé par la pandémie galopante du VIH/SIDA.

De toutes ces maladies, le Paludisme demeurait une endémie majeure, constituant la première cause de morbidité au Cameroun avec : 40 à 50% des consultations médicales ; 23% des hospitalisations ; 26% des arrêts maladie ; et 40% du budget annuel de santé des ménages. Après le Paludisme, les Infections respiratoires, les Dermatoses, les Maladies gastro-intestinales constituaient les principales causes de morbidité dans la population générale. La Méningite cérébro-spinale sévissait de manière cyclique dans les Provinces du Nord et de l'Extrême-Nord. Des foyers de Choléra s'activaient périodiquement dans le Grand Nord, à Douala dans le Littoral et dans les Provinces du Sud et de l'Ouest.

La Malnutrition sévissait de manière endémique dans toutes les Provinces. Les statistiques de cette époque révélaient qu'en 1998, 29% d'enfants de moins de trois ans souffraient de malnutrition chronique, 11% de malnutrition sévère, 6% de malnutrition aiguë, et 22% d'insuffisance pondérale. L'Onchocercose ou Cécité des rivières était endémique dans toutes les Provinces du pays à des degrés variables. La population à risque était estimée 62%, et la population infectée à 40% de la population à risque. La carence en Vitamine A constituait un problème de santé publique au Cameroun avec 40% environ d'enfants de 1 à 5 ans qui avaient un taux de Rétinol inférieur à 70 Umol/L.

b) Mortalité

Le Taux Brut de Mortalité (TBM) du Cameroun était de 12,8‰ en 1661 et de 10,1‰ en 1998. Le Taux de Mortalité Infantile (TMI) était passé de 65‰ en 1991 à 77‰ en 1998. Le Taux de Mortalité Maternel (TMM) s'est maintenu à 430 décès pour 100.000 naissances vivantes de 1991 à 1998. L'Espérance de vie à la naissance est passée de 54.3 ans à 59 ans. Le Paludisme constituait la première cause de mortalité avec 40% des décès chez les enfants de moins de 5 ans et 35% des décès enregistrés dans les formations hospitalières.

Principaux problèmes du secteur

Au début de la décennie 2000, le secteur de la santé au Cameroun connaissait les dysfonctionnements ci-après :

- **Une faiblesse institutionnelle** du fait de la mise en application parcellaire, tardive voire de la non application des politiques et stratégies de santé précédemment arrêtées avec des réformes non formalisées à l'instar du recouvrement des coûts dans les hôpitaux publics dont l'organisation et la gestion n'étaient pas règlementées ;

- **Le déficit en matière de régulation et de coordination du secteur :** plusieurs textes d'application étaient toujours attendus à l'instar de la Loi-Cadre dans le domaine de la santé qui nécessitait beaucoup de textes subséquents ;

- **L'absence des normes** dans certains domaines du secteur ;
- La place très importante de l'activité informelle dans le secteur souvent en violation de la règlementation en vigueur (prestations de soins, distribution des médicaments) ;
- La faible utilisation des formations sanitaires publiques ;
- La supervision, le suivi et l'évaluation des activités n'étaient guère assurés de manière systématique comme prévu par les politiques et stratégies de santé arrêtées ;
- L'absence d'organisation du système de référence contre référence ;
- L'inexistence d'un système de maintenance des équipements ;
- L'inexistence d'une structure chargée du développement/mise en œuvre des activités d'Information, Education et Communication à tous les niveaux.

Les performances du secteur santé

➢ **En matière de ressources humaines pour la santé**, le Cameroun présentait selon le rapport du PNUD sur le Développement humain, un ratio de 1 Médecin pour 10.083 habitants et 1 Infirmier pour 2249 habitants, ratios très en deçà de la norme recommandée par l'OMS qui était de 1 Médecin pour 1000 habitants et 1 Infirmier pour 3000 habitants.

➢ **En matière de formation de base**, le Cameroun comptait en 2000 officiellement une Faculté de Médecine fonctionnelle qui formait des Médecins généraliste et des spécialiste en Chirurgie, Gynécologie-Obstétrique, Santé Publique, Pédiatrie, Médecine interne, Anesthésie-Réanimation, Biologie clinique, Radiologie, Anatomie Pathologie, ainsi que des Techniciens Supérieurs en Soins Infirmiers. Faute de structures de formation locales, les Pharmaciens, les Chirurgiens-Dentistes de même que les Ingénieurs Biomédicaux continuaient à être formés exclusivement à l'étranger. La formation dans certaines disciplines paramédicales, jadis existantes avait disparu (Génie Sanitaire, Kinésithérapie, Imagerie Médicales, Pharmacie, etc.). Les écoles de formation du personnel paramédical étaient inégalement réparties sur le territoire national surtout en ce qui concerne les écoles privées. On pouvait noter l'école de formation pour 129.751 habitants dans la Province du Sud, contre 1 école pour 839.750 habitants dans la Province de l'Extrême-Nord.

➢ **En matière de formation continue**, il n'existait pas de stratégie nationale de formation continue.

➢ **En matière de capital physique**, 13 districts de santé sur les 143 que comptait le pays ne disposaient pas d'un Hôpital de district. 142 Aires de Santé sur les 1.388 que comptait le pays n'avaient pas de Centre de Santé Intégrés devant jouer le rôle de formation sanitaire Leader en matière de prise en charge de la communauté qu'il dessert. Le secteur ne disposant pas d'une stratégie nationale de technologie de la santé, les ressources allouées à cet aspect étaient minorées par rapport aux besoins.

➢ **En matière de ressources financières** : les principales sources de financement du secteur de la santé étaient les suivantes : le budget de l'État ; les ménages à travers le recouvrement des coûts et autres paiements directs ; les Collectivités publiques locales ; l'assurance-maladie privée ; le financement extérieur. Par an, chaque ménage camerounais dépensait en moyenne 83.400 F CFA dans les soins de santé, soit 13.900 F CFA par personne pour une famille moyenne de 6 personnes. Ces dépenses variaient suivant la catégorie socio-économique. Ainsi, par personne, elles étaient de : 37.400 F CFA dans les ménages aisés ; 10.500 F CFA dans les ménages à revenu intermédiaire ; 5.900 F CFA dans les ménages pauvres.

➢ **Les Collectivités publiques locales** prévoient souvent dans leur budget, une allocation destinée aux secteurs sociaux notamment la santé et l'Education.

➢ **Le partage du risque maladie** par les assurances restait encore embryonnaire au Cameroun.

➢ **S'agissant du financement extérieur**, le tableau ci-dessous présente l'évolution des déboursements de l'aide extérieure dans le secteur de la santé entre 1995 et 1999 (en milliers de dollars USA). Au cours de cette période, l'aide internationale représentait en moyenne 7% du financement global du secteur de la santé au Cameroun. Son allocation spatiale n'était souvent pas efficiente à cause de l'insuffisance de la coordination des diverses coopérations par le Ministère de la Santé Publique. Les Soins de Santé Primaires constituaient globalement la principale destination de ce financement, ce qui était conforme à la Politique nationale de santé.

➢ En matière d'**équité** : le principe de l'équité qui est la capacité de garantir l'accessibilité des plus pauvres aux soins de santé de qualité était difficile à réaliser du fait entre autres de la faible prise en charge des indigents, l'insuffisance de mécanismes de partage du risque maladie.

En matière d'**utilisation des ressources** : L'organisation et le fonctionnement des formations sanitaires et services du Cameroun ne permettait pas d'optimiser l'utilisation des ressources mobilisées par l'ensemble de la Nation pour le Secteur de la santé du fait entre autres de la non-hiérarchisation des soins entre les différentes catégories de formations sanitaires existantes.

Cette situation a eu pour conséquence : l'absence de complémentarité tant horizontale que verticale entre les formations sanitaires ; le faible développement des Soins de Santé Primaires en zone urbaine ; l'inexistence d'une approche normalisée des soins ; la très faible collaboration entre secteurs privé et public de la santé d'une part, et entre le secteur médical et les prestataires socio-traditionnels, d'autre part.

Par ailleurs, il a aussi été noté : la très faible voire l'inexistence d'un système de supervision et de monitoring des activités à différents niveaux des services de santé et des formations sanitaires ; l'inexistence d'un système de contrôle de qualité des soins et services de santé ; le faible pouvoir de coordination et de régulation de l'État en matière de santé et l'inexistence des structures chargées de l'évaluation dans le secteur santé.

➤ Les principales raisons de la faible utilisation des services de santé par les populations étaient : l'ignorance, le manque d'argent, l'automédication, la mauvaise qualité et la faible disponibilité des services, les habitudes socio-culturelles (perception faible de la gravité de certaines maladies), le non nécessité de se faire consulter, le mauvais accueil et la négligence.

NB : la combinaison de tous ces facteurs associés à la prévalence de la pauvreté au sein de la population du Cameroun a eu pour conséquence, la très faible performance du secteur santé.

Résumé synthétique de l'analyse situationnelle du secteur de la santé au début des années 2000

En matière d'offre et de demande des soins	En matière de financement du secteur
- Le secteur était géré de manière administrative et fortement centralisée sans tenir compte des réalités économiques du secteur ; - Le secteur public était faiblement utilisé (délabrement du patrimoine public ; insuffisance quantitative et qualitative des ressources humaines ; absence d'un système de maintenance ; faiblesse institutionnelle notamment en matière d'exécution des crédits d'investissement inscrits au budget de l'ordre de 25%) ; - Les grands problèmes de santé publique, y compris l'organisation des Soins de Santé Primaires en milieu urbain, n'étaient pas pris en charge de manière satisfaisante ; La disponibilité et l'accessibilité aux médicaments de qualité était faibles ; La gestion du secteur n'était pas normalisée ; Le système de référence et contre référence était insuffisamment développé ; il n'existait pas de structures chargées du développement et de la mise en œuvre de l'Information, Éducation et Communication (IEC) pour la santé, différents niveaux du système de santé.	- Les ménages finançaient directement l'essentiel des activités de santé ; - La plupart des dépenses des ménages pour les soins étaient effectués dans le secteur informel : - Les populations utilisaient fortement les services des Prestataires socio-sanitaires traditionnels de santé ;

En matière de partenariat	En matière de coordination, régulation, supervision, suivi et évaluation
- La collaboration entre les sous-secteurs public et privé de santé était très faible ; - Il n'existait pas un cadre juridique en matière de partenariat dans le secteur santé ;	**Coordination et régulation** - Inexistence d'une instance formelle de concertation intra et multisectorielle à différents niveaux de la pyramide sanitaire ; - Faible exercice du rôle de régulation du secteur santé par les structures étatiques concernées. **Supervision, suivi et évaluation** - Inexistence d'un système national de supervision ; - le système de suivi et évaluation était insuffisamment développé.

En conclusion, il ressort de l'analyse situationnelle du secteur santé au Cameroun en cette période, un grand déséquilibre entre l'offre de soins (insuffisante et inefficace) et la demande (de plus en plus importante et pressante) des populations.

Les axes stratégiques de la Stratégie Sectorielle de santé 2001-2010

a) Du schéma directeur de l'offre en matière de soins de santé

Les trois axes stratégiques suivants ont été développés :

− Développement du partenariat pour créer et rendre opérationnelle la complémentarité entre services publics et privés de santé dans la mise en œuvre de la Politique nationale de santé ;

− Développement d'un système national de santé pérenne qui garantit l'accès universel aux soins de santé en vue d'assurer l'équité dans le secteur ;

− Renforcement du système de régulation et de coordination du secteur.

b) De l'organisation du secteur santé

Les deux axes stratégiques développés étaient le développement de la décentralisation du système national de santé tant dans son organisation que dans sa gestion et la vulgarisation de la mise en œuvre d'un Paquet Minimum d'Activités (PMA) par les structures publiques et privées de santé dans tous les districts de santé. Ce PMA est déterminé de manière à permettre : a) l'amélioration rapide des indicateurs socio-sanitaires ; b) l'évaluation des coûts de sa mise en œuvre afin de faciliter l'élaboration des contrats avec les structures privées engagées à l'appliquer ; c) la mise en place des critères d'assurance de qualité, de suivi, d'évaluation et d'équité en matière de santé.

S'agissant du renforcement institutionnel : il était envisagé que le cadre réglementaire et législatif devrait être complété par l'élaboration des textes d'application de la Loi-Cadre dans le domaine de la santé et des textes servant à mieux traduire la politique nationale de santé au niveau de toute la pyramide sanitaire, en vue d'éclaircir les points insuffisamment définis tels que : les relations entre les autorités administratives, le statut de l'Hôpital de district, la composition et les missions de l'Équipe-Cadre de district, l'actualisation de la carte sanitaire et le développement du partenariat. La mise en œuvre de cette nouvelle stratégie exigeait la mise en place d'un nouvel organigramme.

S'agissant du secteur privé de la santé : il se subdivise en privé à but lucratif et privé à but non lucratif comprenant les Confessionnels (Catholiques, Protestants et Islamiques) et les Organisations Non Gouvernementales (ONG) et Associations œuvrant dans le domaine de la santé. Le Ministère de la Santé Publique envisageait de promouvoir la compétitivité et la complémentarité entre les secteurs publics et privé en vue d'améliorer l'offre de soins aux populations en termes de qualité et d'équité.

S'agissant des Communautés : Le Ministère de la Santé Publique s'engageait à faire en sorte que la participation communautaire se fasse sur la base d'un cadre juridique élaboré d'accord-parties, permettant d'impliquer les différentes composantes de la communauté à l'analyse, à la résolution des problèmes de santé à différents niveaux, à la gestion et à la promotion de la santé, en vue d'assurer le contrôle social du secteur.

S'agissant du processus gestionnaire et administratif : il était envisagé que le processus gestionnaire ferait partie intégrante de tous les programmes à mettre en place à chaque niveau de la pyramide sanitaire en impliquant tous les acteurs, notamment les bénéficiaires. Pour y parvenir, six axes stratégiques devraient être mises en œuvre. Ce sont :

a) le renforcement de la planification opérationnelle à tous les niveaux de la pyramide sanitaire ;

b) le développement d'un système d'informations sanitaires opérationnel pour la gestion des services de santé ;

c) le développement d'un système de budgétisation par objectif à tous les niveaux de la pyramide sanitaire ;

d) la supervision de la mise en œuvre du plan d'actions ;

e) le développement d'un système opérationnel de monitoring périodique à différents niveaux ;

f) l'évaluation continue et finale de la mise en œuvre de la Stratégie Sectorielle de Santé 2001-2010.

S'agissant du financement du secteur de la santé : il était envisagé que les ménages continueraient à participer au financement du secteur santé à travers le recouvrement des coûts. Cette participation devrait répondre aux impératifs de solidarité nationale dans le cadre du Programme national de lutte contre la pauvreté. Le recouvrement des coûts s'appuierait sur la rationalisation de l'exécution des actes, l'amélioration de la qualité des services et la maîtrise du processus de tarification.

S'agissant du budget de l'État : Il devrait continuer à prendre en charge certaines dépenses d'investissement (constructions et réhabilitations, équipements et formation) et de fonctionnement (salaires du personnel, médicaments non recouvrables, assurance de qualité, autres fonctionnement), selon les normes et spécifications arrêtées. La méthode d'allocation budgétaire devrait être améliorée de façon à mieux prendre en compte l'activité des services et la recherche de plus d'équité dans un contexte de ressources limitées.

En matière d'allocation budgétaire encore, une nouvelle nomenclature de type fonctionnel devrait être mise en place. L'enveloppe budgétaire du Ministère de la Santé Publique devrait être allouée à des programmes qui seront exécutés en conformité avec la déconcentration des services du Ministère. Plus précisément, l'allocation budgétaire du Ministère de la Santé Publique devrait dorénavant se faire de la manière suivante :

- 20% pour le niveau central, les grands hôpitaux (1ère et 2ème catégories) disposant de leur budget autonome ;
- 30% pour le niveau intermédiaire ;
- 50% pour le niveau périphérique.

c) Présentation des programmes adoptés par la Stratégie Sectorielle 2001-2010

La Stratégie Sectorielle de Santé 2001-2010 a retenu 08 programmes de santé subdivisés en 29 sous-programmes : Ces 08 programmes ont été regroupés en deux catégories ci-après :

Les programmes de prestation de soins et services

- Lutte contre la maladie avec comme sous-programmes :
- Santé de la reproduction ;
- Promotion de la santé ;
- Médicaments, Réactifs et Dispositifs médicaux.

Les programmes d'appui

- Processus gestionnaire ;
- Amélioration de l'offre de soins ;
- Financement de la santé ;
- Développement Institutionnel.

PROGRAMMES	SOUS-PROGRAMMES
Programmes de prestation de soins et services	
Programme 1 : Lutte contre la maladie avec comme sous-programmes	**1**. Maladies transmissibles (Paludisme, Lèpre, Ulcère de Burili, Trypanosomiase Humaine Africaine, Ver de Guinée, Schistosomiase). **2**. Maladies Non Transmissibles 3. Lutte contre les IST/VIH/SIDA et la Tuberculose. 4. Prise en charge des Urgences, Epidémies et Catastrophes ; 5. Maladies Bucco-dentaires 6. Surdité ; 7. Cécité et Onchocercose.
Programme 2 : Santé de la reproduction	**1**. Santé de la Mère, de l'Adolescent et de la personne âgée 2. Programme Elargi de Vaccination (PEV) ; 3. PCIME
Programme 3 : Promotion de la santé	**1**. IEC 2. Alimentation et Nutrition ; 3. Santé Mentale et Comportement humain ; 4. Eau, Hygiène et Assainissement.
Programme 4 : Médicaments, Réactifs et Dispositifs médicaux	Médicaments, Réactifs et Dispositifs médicaux
Programmes d'appui	
Programme 5 : Processus gestionnaire	Amélioration de la gestion financière du secteur de la santé.

Programme 6 : Amélioration de l'offre de soins	1. Développement des Ressources Humaines pour la santé. 2. Développement des Infrastructures et des Equipements ; 3. Réforme Hospitalière ; 4. Normes et Qualité des soins ; (Protocoles de soins)
Programme 7 : Financement de la santé	1. Mise en place d'un système tarifaire par protocole de soins ; 2. Augmentation du financement public de la santé et de sa liquidité ; Promotion du Partage du Risque Maladie.
Programme 8 : Développement Institutionnel	1. Renforcement des capacités institutionnelles ; 2. Développement du Partenariat.

Figure 19 : Tableau détaillé des programmes et sous programmes. Ministère de la Santé Publique ; Stratégie Sectorielle de Santé 2001-2010.

d) Création du Laboratoire National de Contrôle de qualité des Médicaments et d'Expertise (LABOCOME)

Par Décret n°96/055 du 12 mars 1996, le Président de la République a créé et organisé le Laboratoire National de Contrôle de Qualité des Médicaments et d'Expertise. Cet établissement public administratif doté de la personnalité juridique et de l'autonomie financière est placé sous la tutelle du Ministre de la Santé Publique. Dans le cadre de la politique sanitaire nationale, le Laboratoire National de Contrôle de Qualité et d'Expertise est chargé de :

− contrôler la qualité des médicaments et des produits pharmaceutiques telle que définie par la réglementation en vigueur et leur conformité aux normes à l'importation, à la distribution et à l'exportation ;

− émettre des avis sur la qualité des médicaments importés ou fabriqués localement ;

− émettre un avis sur le respect par les établissements pharmaceutiques, des normes de fabrication, de contrôle, de conditionnement, de stockage, de distribution et de laboratoire, telles qu'édictées par le Ministre de la Santé publique ;

– réaliser des expertises des médicaments mis sur le marché national ou de tout autre échantillon provenant d'autres pays à la demande des administrations, des organismes internationaux publics ou privés ;

– effectuer des études, des analyses et des essais en vue de promouvoir le secteur du médicament et des produits à usage thérapeutique, des cosmétiques et de tout autre produit assimilé de la médecine humaine ou vétérinaire ;

– identifier et analyser les drogues ;

– contrôler la formulation des pesticides et autres produits à usage agricole ;

– contrôler la qualité des produits alimentaires, des produits agroalimentaires et diététiques, des boissons hygiéniques, de l'eau de consommation et des systèmes industriels de traitement de l'eau ;

– assurer la formation des cadres et des techniciens recrutés par ses soins ou mis à sa disposition par le Ministre chargé de la Santé publique, dans le domaine du contrôle de qualité des médicaments ou d'autres produits.

e) Amélioration de la disponibilité et de l'accessibilité en médicaments et consommables médicaux essentiels

Le dispositif pharmaceutique public national comprend, outre la Centrale Nationale d'Approvisionnement en Médicaments et consommables médicaux Essentiels (CENAME), au niveau central une Inspection Générale des services pharmaceutiques et une Direction de la pharmacie. Au niveau de chaque Délégation provinciale de la Santé Publique, elle comprend un Centre d'Approvisionnement Pharmaceutique Provincial en médicaments et consommables médicaux essentiels (CAPP) à partir duquel se ravitaillent les formations sanitaires publiques et privée.

La CENAME a été créée le 21 juin 1996 à la suite d'une convention de coopération tripartite Belgique/Union Européenne/ Cameroun. Elle constitue un maillon essentiel dans la mise en œuvre de la politique nationale de santé basée sur le développement des districts de santé. Elle a pour rôle primordial d'assurer la disponibilité et l'accessibilité des médicaments dans l'ensemble du système national de santé.

Dans l'optique de l'amélioration de l'accessibilité aux médicaments essentiels par les couches les plus défavorisées, le Ministère de la Santé Publique a ordonné, en novembre 2001, une réduction substantielle des prix des médicaments dans tous les CAPP et les formations sanitaires sur l'ensemble du territoire du Cameroun.

Sur le plan de la perspective de la production locale des produits pharmaceutiques, une étude stratégique des conditions à mettre en place pour développer l'industrie pharmaceutique nationale a été lancée en 2003. Un système de pharmacovigilance pilote a démarré dans seize formations sanitaires au cours de la même année. Il permettra de suivre les effets secondaires des médicaments utilisés dans le système national de santé.

f) Renforcement de la lutte contre le SIDA

Poursuivant ses efforts visant à réaliser les objectifs contenus dans son plan national de développement sanitaire et dans le cadre de la lutte contre la pauvreté, le Ministère de la Santé publique sous la houlette du Ministre Laurent ESSO a, au cours de l'an 2000 finalisé avec l'appui de la communauté internationale le plan stratégique national de lutte contre le SIDA 2000-2006 et procédé à son adoption consensuelle.

Ce plan comporte six grands domaines prioritaires (MINSANTE, 2000) qui sont :

- la prévention de la transmission sexuelle du VIH (virus d'immunodéficience humaine) et les maladies sexuellement transmissibles (MST) ;
- la prévention de la transmission par voie sanguine ;
- la prise en charge des cas de VIH/SIDA ;
- la protection et la promotion des droits des personnes vivant avec le VIH/SIDA (PVVS) ;
- La promotion de la recherche ;
- La coordination du programme.

Ce plan stratégique qui valorise le partenariat et la multisectorialité visait à réduire la séroprévalence du SIDA en deçà du seuil critique de 12%. En 2003, le taux de séroprévalence était estimé à 11% au niveau national. Avec l'arrivée du Ministre Urbain Olanguena Awono, la lutte contre le SIDA a été érigée en défi national. Des actions concrètes et déterminantes ont été menées en vue d'améliorer la prévention et la prise en charge de ce fléau. On peut citer entre autres :

− l'élaboration et la finalisation d'un plan stratégique de lutte contre le VIH/SIDA/IST du secteur de la santé pour la période 2004-2006 ;

– l'éligibilité du Cameroun au programme ESTHER (Ensemble pour la Solidarité Thérapeutique) avec l'appui de coopération française qui vise à renforcer la prise en charge correcte du VIH/SIDA dans les formations sanitaires ;

– l'élaboration du document de stratégies d'accès équitable aux antirétroviraux (ARV) et médicaments pour infections opportunistes. Le coût de la prise en charge par les antirétroviraux est passé de 300.000 FCFA à moins de 22.000 FCFA en cinq ans, et depuis octobre 2004, il varie de 3.000 F à 7.000 F ;

– l'adoption par l'Assemblée nationale de la loi sur la transfusion sanguine en vue de sécuriser les actes médicaux et de minimiser les risques y relatifs ;

– l'élaboration du draft du paquet minimum d'activités de prévention et de soins du VIH/SIDA/IST du secteur santé ;

– l'élaboration du document de politique et normes de prise en charge des IST par l'approche syndromique au Cameroun ;

– l'organisation de la microplanification des activités de la Prévention de la Transmission Mère/Enfant (PTME) du VIH dans certaines provinces ;

– l'organisation des campagnes de sensibilisation multimédias et plus spécifiquement de l'opération «vacances sans SIDA» en 2003 ;

– la création des hôpitaux de jour dans les chefs-lieux de provinces ;

– l'organisation des campagnes de dépistages volontaires.

La décentralisation de la lutte contre le SIDA à travers la création des comités provinciaux avec des Groupes Techniques Provinciaux (GTP), ainsi que la contractualisation des activités de sensibilisation avec le secteur privé confessionnel et les groupes organisés constituent des actions pertinentes dont l'opérationnalité sur le terrain pourrait contribuer à freiner l'évolution de cette pandémie au Cameroun.

Il reste à espérer que la tendance à la verticalisation des interventions de lutte contre le SIDA observée ainsi que la multiplication des comités locaux de lutte dont la création semble être motivée par l'octroi des financements aux initiateurs ne constitueront pas un frein à la pérennité et à la soutenabilité du programme dans les districts de santé.

Il convient de signaler à grand trait, les multiples actions d'envergure menées par l'Organisation Non Gouvernementale « Synergies Africaines » dans le cadre de la lutte contre le SIDA et les souffrances tant au Cameroun que dans plusieurs pays du continent. De par la pertinence et l'opportunité de ses interventions sur les plans stratégique et opérationnel, cette ONG constitue un partenaire national de premier rang du Comité National de Lutte contre le SIDA (CNLS).

g) Renforcement de la protection des enfants et des femmes enceintes par la vaccination

Réagissant à la stagnation de la couverture vaccinale autour de 50% pendant près d'une décennie (les années 90), le Ministère de la Santé publique a demandé une revue globale externe du Programme Élargi de Vaccination en 1999. Cette revue a identifié des problèmes et des faiblesses du programme liés à la fois à l'offre et à la demande des services de vaccination. Ces problèmes relèvent des aspects institutionnels, logistiques, financiers, gestionnaires et communicationnels.

L'une des recommandations fortes de cette revue en rapport avec la gestion du programme était la nécessité d'élaborer un document définissant la politique nationale, les normes et standards en matière de vaccination à diffuser à tous les niveaux de la pyramide sanitaire. Ainsi, une Déclaration nationale du Programme Élargi de vaccination ainsi qu'un document définissant les normes et standards du PEV ont été élaborés et diffusés en l'An 2000.

Les objectifs du Programme Élargi de vaccination pour la période 2001-2005 sont les suivants :

− atteindre 80% de couverture vaccinale (DTC3, VAR, VP03, BCG)[9] chez les enfants de 0 à 11 mois, et chez les femmes enceintes (VAT2 et plus) d'ici 2005 ;

− réduire de 95% la mortalité et de 90% la morbidité dues à la rougeole d'ici 2005 ;

− assurer la sécurité des injections dans l'ensemble du système de santé au plus tard en 2003 ;

− introduire de nouveaux vaccins dans le PEV de routine (le vaccin contre la fièvre jaune en 2004 et le vaccin contre l'hépatite virale B en 2005) ;

− éliminer le tétanos maternel et néonatal d'ici 2005 ;

− éradiquer la poliomyélite d'ici 2005.

---

[9] DTC3 = Diphtérie, Tétanos, coqueluche 3e dose; VAR = Vaccin antirougeoleux ; VP03 = Vaccin polio oral 3e dose ; BCG = Bacille Calmette et Guerin (vaccin antituberculeux) ; VAT2 = Vaccin antitétanique 2e dose

À propos de la poliomyélite, le Cameroun dans le cadre de l'initiative Mondiale Pour l'Éradication de la Poliomyélite (IEP) a organisé de 1996 à 2001 des Journées Nationales de Vaccination (JNV) en deux tours espacés d'un mois. Au cours de ces journées, en plus du vaccin antipoliomyélitique, des capsules de vitamine A sont administrées en supplémentation aux enfants de 6 à 59 mois pendant l'un des deux tours.

L'édition 2001 des Journées Nationales de Vaccination a été organisée de manière synchronisée avec quatre autres pays de la sous-région Afrique Centrale (Tchad, République centrafricaine, Guinée Equatoriale, Sao Tome et Principe), du 18 au 22 décembre 2001 et du 22 au 26 janvier 2002.

Après avoir constaté que le Cameroun n'avait pas enregistré de cas de poliomyélite confirmé depuis 1999, l'OMS avait recommandé au pays d'organiser des Journées locales de vaccination (JLV) contre cette maladie dans les cinq provinces frontalières avec le Nigeria (pays à forte endémicité) et le Tchad. Il s'agit des provinces du Nord-Ouest, du Sud-Ouest, de l'Adamaoua, du Nord et de l'Extrême-Nord.

Des Journées Locales de Vaccination ont ainsi été organisées en 2002 et en 2003. La persistance de la circulation du Polio Virus Sauvage au Nigéria (principal réservoir de polio virus sauvage dans le monde) et au Tchad ainsi que la détection à Kousseri d'un cas confirmé de polio virus sauvage en décembre 2003 imposent au Cameroun l'organisation d'autres campagnes de vaccination contre la Poliomyélite du 19 au 23 novembre 2004 pour le premier passage et du 17 au 21 décembre 2004 pour le deuxième tour. Ces campagnes de Vaccination seront organisées en synchronisation avec le Nigeria, le Niger, le Tchad, le Burkina Faso, le Ghana, le Bénin et le Togo.

La persistance de la circulation du polio virus sauvage dans la région africaine compromettra à coup sûr l'échéance de la certification de l'éradication de la poliomyélite prévue en 2005. La faible détermination du Nigeria à conduire de manière synchronisée avec les autres pays de la région l'organisation de campagnes de masse du fait des rumeurs paralysantes mettant en doute l'innocuité du « Vaccin Polio Oral » constitue un facteur de non-succès. Face à cette problématique, une réorientation des objectifs, des stratégies techniques et communicationnelles au niveau sous- régional est nécessaire pour parvenir à l'éradication de cette maladie en Afrique.

Au plan national, le renforcement de la vaccination systématique devra être une priorité, afin qu'elle constitue la stratégie de base pour l'éradication, l'élimination ou le contrôle efficace des maladies cibles du PEV. Au cours des années 2002 et 2003, le Cameroun a mis en place et rendu fonctionnelles, les structures chargées du suivi de l'éradication de la poliomyélite. Il s'agit : du Comité National de Certification de l'Éradication de la Poliomyélite ; du Comité National d'Experts ; du Comité National de Confinement du Poliovirus.

Dans le cadre des actions visant à éliminer la rougeole, le Ministère de la Santé Publique a organisé du 4 au 16 janvier 2002 avec l'appui de l'Organisation Mondiale de la santé, de l'UNICEF et de la Croix Rouge Américaine, une campagne de vaccination contre la rougeole dans les trois provinces septentrionales (Adamaoua, Nord et Extrême-Nord). Ces provinces enregistraient à elles seules, plus de 50 % des cas de décès liés à la rougeole dans l'ensemble du pays.

L'objectif de cette campagne était de vacciner tous les enfants de 9 mois à 14 ans révolus contre la rougeole, soit plus de 3.000.000 d'enfants. Une campagne similaire a été organisée dans les sept provinces méridionales du pays du 02 au 09 décembre 2002. Ces campagnes ont permis de réduire de manière significative la morbidité et la mortalité dues à la rougeole.

Il faut aussi signaler que, dans le cadre du Plan National d'Élimination du Tétanos Maternel et Néonatal (TMN), le Cameroun a organisé en 2002 une campagne de vaccination des femmes en âge de procréer (15 à 49 ans) contre cette maladie en deux tours espacés d'un mois dans 22 districts à haut risque retenus dans les dix provinces ; un troisième tour est prévu en mai 2004.

Pour le Ministère de la Santé publique, le Programme Élargi de Vaccination est appelé à devenir un programme *leader* à travers lequel pourrait s'opérer la relance des soins de santé primaires. Il doit être un catalyseur de la stratégie de mise en œuvre des soins de santé primaires.

Conscient de l'importance de la protection des enfants contre les maladies évitables par la vaccination, le Gouvernement a manifesté sa volonté politique en faisant du Programme Élargi de Vaccination une priorité de premier rang dans le domaine de la santé. L'indépendance vaccinale à laquelle a accédé le pays depuis 2001 en est une illustration patente ; en effet, depuis lors, le Cameroun s'approvisionne en vaccins et consommables de la vaccination par ses ressources propres dans le cadre de son budget national.

Dans le cadre de la mise en œuvre de la Stratégie de Réduction de la Pauvreté, un des indicateurs déclencheurs du point d'achèvement de l'Initiative PPTE est l'augmentation de la couverture vaccinale de l'antigène DTC3 (diphtérie,

Tétanos, Coqueluche 3e dose) à 70%. Rappelons qu'au 31 octobre 2003, le PEV avait déjà réalisé un taux de couverture vaccinale de 70,06% pour cet antigène.

h) Renforcement de la lutte contre le Paludisme

Depuis plus de cinq décennies, les efforts de lutte contre le paludisme en Afrique n'ont pas produit une réduction significative de la morbidité et de la mortalité liées à cette maladie. Le paludisme demeure le plus grand problème de santé publique en Afrique subsaharienne et la première cause de morbidité et de mortalité au Cameroun. Il représente la plus grande cause de mortalité chez les enfants de moins de cinq ans et occasionne les plus importantes dépenses en matière de santé dans les ménages.

Réagissant à cette situation, l'OMS a lancé en 1998, l'initiative «*Roll Back Malaria*», en français, « faire reculer le paludisme », dont l'objectif est de ramener le paludisme à des proportions qui n'en fassent plus un problème de santé publique. Cette initiative adoptée par les Chefs d'État et de Gouvernement africains à Abuja en avril 2000 et lancée au Cameroun par le Ministre de la Santé publique le 25 juillet de la même année repose sur trois piliers essentiels à savoir : le partenariat global ; le soutien politique de haut niveau ; les activités à base communautaire.

Suite à une analyse de la situation du paludisme au Cameroun réalisée en 2001, un Plan Stratégique National de Lutte contre le Paludisme (PNLP) a été élaboré avec l'appui des partenaires au développement. Ce plan stratégique 2002-2010 qui se situe dans la continuité de la stratégie sectorielle de la santé en s'inspirant de l'Initiative « Faire Reculer le Paludisme » lancée par l'OMS visait toute la population du Cameroun mais avec pour cible privilégiée les enfants de moins de cinq ans et les femmes enceintes (groupes les plus vulnérables). Le cadre logique de ce plan prévoit comme objectif général, de réduire de 50% la morbidité et la mortalité liées au paludisme en particulier dans les populations vulnérables (enfants de 0 à 5 ans et femmes enceintes) d'ici 2010.

Les objectifs spécifiques d'ici 2006 sont les suivants :

− 60% des populations auront accès à un traitement approprié contre le paludisme ;

− 60% des femmes enceintes auront accès à la prévention contre le paludisme ;

− 60% des enfants de moins de cinq ans et des femmes enceintes dormiront sous une moustiquaire imprégnée d'insecticides.

Huit axes stratégiques ont été adoptés, notamment :

Stratégies des techniques

− Renforcement de la capacité de la prise en charge des cas à domicile et dans les formations sanitaires ;

− Prévention du paludisme (lutte anti vectorielle et chimio prophylaxie antipaludique) ;

− Promotion de la lutte contre le paludisme par l'IEC.

Stratégies d'appui

− Surveillance épidémiologique ;

− Processus gestionnaire (supervision, suivi et évaluation) ;

− Formation et développement de la recherche opérationnelle sur le paludisme.

Partenariat

− Développement du partenariat pour la lutte contre le paludisme.

Renforcement institutionnel

− Renforcement des capacités institutionnelles.

Depuis 2002, le cadre organisationnel de la lutte contre le paludisme au Cameroun a été clairement défini et formalisé. Un Comité National *Roll Back Malaria* a été mis en place avec un Groupe Technique central et en 2003 des Unités Provinciales de Lutte contre le Paludisme (UPLP) auprès des dix délégations provinciales de la Santé publique.

Avec l'appui des fonds PPTE, le Programme National de Lutte contre le Paludisme (PNLP) a démarré en 2003 avec la campagne de distribution des moustiquaires imprégnées d'insecticides aux femmes enceintes dans les dix provinces. Les cérémonies de lancement présidées par le Ministre de la Santé Publique dans chacune des provinces de la République ont constitué des opportunités de plaidoyer de haut niveau en faveur de la lutte contre le paludisme.

L'implication sur une base contractuelle des Organisations Non Gouvernementales et Associations nationales dans la sensibilisation des communautés en faveur de la lutte contre le paludisme constitue le point de départ de l'édification d'une coalition nationale contre cette maladie.

La lutte contre le paludisme est appelée à s'intensifier au Cameroun en 2004 avec les apports attendus du Global Fund et des fonds PPTE.

i) Élaboration d'un nouveau statut particulier des corps des fonctionnaires de la Santé publique.

Par Décret n°2001/145 du 03 juillet 2001, le Président de la République a signé le statut particulier des corps des fonctionnaires de la santé publique. Ce statut organise les fonctionnaires de la santé en huit corps que sont :

- le corps des Médecins ;
- le corps des Pharmaciens ;
- le corps des Chirurgiens-Dentistes ;
- le corps des Infirmiers ;
- le corps des Techniques médicosanitaires ;
- le corps du génie sanitaire ;
- le corps des Techniques biomédicales ;
- le corps de l'Administration de la Santé publique.

Ce statut fixe les conditions de recrutement, d'avancement et de sortie de chaque corps, il définit les profils de carrière ainsi que les droits et obligations de ces fonctionnaires.

Le statut particulier des corps des fonctionnaires de la santé publique longtemps attendu a constitué un événement social majeur pour les ressources humaines de la santé. Il leur accorde des avantages en termes d'évolution des carrières, de promotion socioprofessionnelle et de primes diverses.

L'aboutissement de ce statut est le fruit de négociations savamment menées entre le Gouvernement représenté par le Ministre de la Santé Publique Urbain Olanguena Awono et les responsables du Syndicat des professionnels médicosanitaires du Cameroun. C'est le fruit d'un dialogue social positif à promouvoir.

j) Réorganisation du Ministère de la Santé Publique

Par décret n°2002/209 en date du 19 août 2002, le Président de la République a réorganisé le Ministère de la Santé Publique. Ce texte assigne au département de la Santé Publique, des missions spécifiques et le dote de structures aux niveaux central, intermédiaire et périphérique dans l'optique de la mise en œuvre de la stratégie sectorielle de la santé.

Les missions

Les nouvelles missions assignées au Ministère de la Santé Publique sont les suivantes :

- élaboration des stratégies de mise en œuvre de la politique de santé ;
- organisation, développement et contrôle technique des services et formations sanitaires publics et privés ;
- élaboration et contrôle du respect de la carte sanitaire nationale ;
- gestion des services et formations sanitaires publics ;
- amélioration du système national de santé à travers le développement des soins promotionnels, préventifs, curatifs et de réhabilitation ;
- élaboration des normes en matière de qualité des soins, de médicaments et dispositifs médicaux ; d'infrastructures et équipements de Santé, d'approvisionnement en eau et d'alimentation ;
- concourir à la recherche scientifique en relation avec les institutions concernées ;
- développement de la recherche opérationnelle en matière de Santé ;
- contrôle de l'exercice des professions de Médecin, de Chirurgien-dentiste, de Pharmacien, d'infirmier, de Technicien médico-sanitaire, de Technicien biomédical et assurance de la tutelle des ordres professionnels correspondants ;
- assurance de la tutelle des organismes de santé publique ;
- formation et recyclage permanents des personnels des corps de la santé publique ;
- élaboration et mise en œuvre du plan de formation des personnels en service au Ministère de la Santé Publique ;

- participation à l'élaboration des stratégies et mécanismes de financement du secteur Santé ;

- développement du partenariat dans le domaine de la santé y compris celui avec la médecine traditionnelle ;

- gestion des établissements publics sanitaires ;

- promotion de la coopération en matière de santé ;

- gestion de carrière des agents publics en service au Ministère de la santé publique ;

- préparation de la solde et les accessoires de solde desdits agents.

Les Structures

Pour accomplir ses missions, le Ministère de la Santé Publique dispose des structures ci-après :

- un secrétariat particulier ;

- trois Conseillers techniques ;

- une Cellule de communication ;

- trois inspections générales ;

- une Administration Centrale ;

- des Services extérieurs ;

- des formations sanitaires publiques ;

- des organismes et comités techniques spécialisés.

L'Administration centrale

Elle comprend 1 Secrétariat Général, 3 Divisions et 7 Directions.

* Les Directions techniques

- La Direction de l'organisation des soins et de la technologie sanitaire.

- La Direction de la lutte contre la maladie.

- La Direction de la santé familiale.

- La Direction de la promotion de la santé.

- La Direction de la pharmacie et des médicaments.

– La Direction des Ressources Humaines.

– La Direction des Ressources Financières et du Patrimoine.

* Les Divisions

– Division de la Recherche Opérationnelle en Santé ;

– Division des Études et des Projets ;

– Division de la Coopération.

* Les Services extérieurs

Ils comprennent :

Les délégations provinciales de la Santé Publique : placées sous l'autorité des délégués provinciaux, elles sont dotées chacune de :

– une cellule de supervision, de suivi et d'évaluation ;

– un Service des Affaires générales ;

– un Service de la planification ;

– le bureau d'accueil du courrier et de liaison ;

– le bureau de partenariat.

Le texte prévoit la possibilité de créer de nouvelles délégations sanitaires en cas de nécessité.

*Les districts de santé : ils disposent chacun de :

• un service de santé de district placé sous l'autorité d'un chef service (ayant rang de sous-Directeur de l'Administration centrale), assisté de 03 adjoints dont l'un est chargé de la planification, du suivi et de l'évaluation des activités (rangs de chefs de service de l'administration centrale), d'un bureau des affaires générales et d'un bureau de partenariat.

• un hôpital de district dirigé par un Directeur ayant rang de Sous-Directeur de l'Administration centrale ;

Les formations sanitaires publiques

Elles sont classées en sept catégories comme suit :

- Première catégorie : hôpitaux généraux (HG) ou hôpitaux de 4e référence ;

- Deuxième catégorie : hôpitaux centraux (HC) ou hôpitaux de 3e référence ;

- Troisième catégorie : hôpitaux provinciaux et assimilés ou hôpitaux de 2e référence ;

- Quatrième catégorie : hôpitaux de district ou hôpitaux de 1ère référence ;

- Cinquième catégorie : centres médicaux d'arrondissement (CMA) ;

- Sixième catégorie : centres de santé intégrés (CSI) ;

- Septième catégorie : centres de soins ambulatoires (CSA).

Les organismes et comités techniques spécialisés

Ils comprennent :

- le Centre Pasteur du Cameroun (CPC) ;

- le Centre Hospitalier Universitaire (CHU) ;

- la Centrale Nationale d'Approvisionnement en Médicaments et consommables médicaux Essentiels (CENAME) ;

- le Laboratoire National de Contrôle de qualité et d'Expertise (LABOCOME) ;

- les Centres d'Approvisionnements en Produits Pharmaceutiques provinciaux (CAPP).

k) Réorganisation de quelques programmes prioritaires

Au cours des années 2001-2003, sept programmes prioritaires ont été réorganisés. Il s'agit du :

- Programme National de lutte contre le SIDA ;

- Programme Élargi de Vaccination ;

- Programme National de lutte contre le Paludisme (Roll Back Malaria) ;

- Programme National de lutte contre la Tuberculose ;

- Programme National de lutte contre les Cancers ;

- Programme National de lutte contre la Schistosomiase ;

- Programme National de lutte contre la cécité.

Ces programmes sont coiffés par des comités nationaux présidés par le Ministre de la Santé Publique assisté d'experts dans les domaines spécifiques à chaque programme. La gestion de ces programmes est assurée par des Groupes Techniques Centraux (GTC) animés par les Secrétaires Permanents assistés chacun d'un adjoint.

Les Groupes Techniques Centraux sont constitués de sections et d'unités. Au niveau provincial, les programmes sont coordonnés par des groupes techniques provinciaux ou des unités provinciales. Les activités des différents programmes sont intégrées dans le paquet minimum au niveau des districts.

Quelques acquis majeurs en matière de coopération sanitaire

Il est important de relever les succès enregistrés par le Gouvernement à travers le Ministère de la Santé Publique dans la recherche des appuis techniques et financiers auprès des bailleurs de fonds et des partenaires de la coopération bi et multilatérale en faveur des programmes nationaux de santé.

En effet, en plus des apports et soutiens constants des partenaires traditionnels du Cameroun en matière de santé, les appuis spécifiques ci-après méritent d'être positivement appréciés compte tenu de leur impact probable sur la réduction de la pauvreté. Il s'agit de :

−l'aboutissement heureux de la requête du Cameroun au Fonds Mondial pour la lutte contre le VIH/SIDA. Le paludisme et la Tuberculose dont l'enveloppe accordée est estimée à près de 65 milliards de francs CFA pour une période de cinq ans (2004-2009). La première phase de ce financement porte sur les deux premières années (2004-2005). Elle correspond à environ 24 milliards de F CFA dont environ 10 milliards seront consacrés au sida, 11 milliards au paludisme et 2 milliards à la lutte contre la tuberculose ;

−l'accession en 2003 du Cameroun au Conseil d'Administration du Fonds Mondial pour la lutte contre le SIDA, le paludisme et la tuberculose comme membre suppléant, la titularisation devant survenir à la suite du Nigeria en 2004 ;

−L'élection du Cameroun à la vice-présidence de la 56e Assemblée mondiale de la santé à Genève en 2003 ;

−L'appui du Global Alliance for Vaccine and Immunization (GAVI), en faveur du renforcement de la vaccination systématique, l'introduction des nouveaux vaccins (Fièvre jaune en 2004 et Hépatite virale B en 2005), dans le Programme Élargi de Vaccination et la sécurité des injections ;

−L'appui de GAVI à l'élaboration en 2003 du Plan de Viabilité Financière (PVF) du Programme Élargi de Vaccination qui a bénéficié du soutien de tous les autres partenaires. Ce plan de viabilité financière permettra à coup sûr une meilleure pérennité des actions du programme à moyen et long termes ;

−L'appui logistique de la Coopération japonaise (JICA) en faveur du Programme Elargi de Vaccination ;

−Les appuis de l'OMS et de l'UNICEF en faveur des actions de promotion de la santé, de prévention et de prise en charge de la maladie ;

−L'appui du FNUAP dans l'extension des services et soins relatifs à la santé reproductive ;

−L'appui attendu de la Coopération française dans le cadre du Contrat de Désendettement et de Développement (C2D) qui bénéficiera à plusieurs programmes cibles de la réduction de la pauvreté ;

−La préparation du « Contrat de Désendettement et de Développement (C2D) » avec la coopération française qui devra permettre au Cameroun de bénéficier des effets positifs issus de l'annulation de sa dette bilatérale avec la France dès l'accomplissement du point d'achèvement de l'initiative PPTE. Dans le cadre de la préparation de ce contrat, les études ci-après ont été menées : l'étude sur l'actualisation et la pérennisation de la base de données de la carte sanitaire du Cameroun, l'étude sur la définition des modalités de contractualisation des relations entre les acteurs de la santé dans le cadre du développement du partenariat, l'étude sur l'évaluation de la politique de recouvrement de coûts dans les formations sanitaires publiques, l'étude sur les normes sanitaires au Cameroun, la préparation des dossiers d'appel d'offres pour la construction de 125 logements d'astreinte des médecins.

−- L'appui de la coopération française dans l'organisation de la prise en charge des urgences médicales dans les villes de Yaoundé et Douala (SAMU-Cameroun).

NB : Sans être exhaustif, les partenaires ci-après ont au cours des cinq dernières années appuyé les actions du Gouvernement en matière de santé : le PNUD, l'OMS, L'UNICEF, la Banque Mondiale, le FNUAP, la BAD, la CEMAC, l'Agence française de Développement (AFD), la Coopération allemande, le Japon, la Chine, l'Espagne, l'Egypte, les Organisations Non Gouvernementales nationales et internationales etc.

Problèmes observés au cours de l'étape 1996-2004

De l'analyse des faits et actions observés au cours des sept dernières années, il apparaît que notre politique de santé a connu une avancée significative sur le plan de la rationalisation. Toutefois, l'opérationnalisation de cette politique sur le terrain n'est toujours pas visible. Le cadre conceptuel du district de santé, le processus de viabilisation des districts, et le processus gestionnaire ne sont pas encore traduits dans les faits.

La politique de santé définie dans la loi-cadre de 1996, ainsi que les innovations qui ont suivi ne sont toujours pas connues par la majorité des personnels de santé et des partenaires sociaux et communautaires. Certains problèmes observés dans la mise en œuvre de la réorientation des soins de santé primaires ont persisté au cours de cette dernière étape limitant ainsi l'application sur le terrain des concepts développés jusque-là.

La faible coordination des actions des partenaires internationaux dans le processus de développement sanitaire national persiste. Certes, des progrès appréciables ont été faits dans le cadre de la réorganisation et de la relance des programmes de santé prioritaires. Cependant, force est de constater que l'intégration de ces programmes au niveau opérationnel souffre de la faible organisation des districts sanitaires qui limite leur efficacité.

En effet, des programmes et projets bien organisés avec des moyens de mise en œuvre adéquats ne peuvent réaliser des performances optimales et durables dans un système de santé de district de faible opérationnalité. Il convient que soit menée une réflexion profonde et collective en vue de concrétiser les options politiques bien documentées et planifiées. Sinon l'opérationnalité et la viabilité des districts resteront une vue de l'esprit.

2.1.4. Situation sanitaire des années 2005-2015 :

De la stratégie sectorielle 2001-2010 à la stratégie sectorielle actualisée 2001-2015

Le Gouvernement du Cameroun est engagé depuis février 2007 dans la révision de sa stratégie de réduction de la pauvreté adoptée en avril 2003. Dans ce cadre, de nombreuses activités ont été réalisées, notamment la publication des résultats de la troisième Enquête Camerounaise auprès des ménages (ECAM III), une étude sur l'évaluation des progrès vers l'atteinte des OMD (2008), ainsi que l'adoption de la stratégie nationale de développement statistique ; instrument essentiel pour le suivi-évaluation des politiques de développement (janvier 2009). Des consultations participatives (2008) ont également été réalisées dans l'ensemble des départements de la République. Ces activités ont permis de dégager des orientations stratégiques plus précises, avec l'élaboration de la vision de développement à l'horizon 2035 et la revue conséquente des stratégies sectorielles.

Dans cette dynamique, il a fallu que la Stratégie Sectorielle de Santé (SSS) 2001-2010, l'une des premières Stratégies Sectorielles dont s'est doté le Cameroun dans le cadre de l'élaboration des Documents de référence exigés pour les opérations de remise de la dette, s'adapte à la nouvelle donne. De même, le contexte international et national a enregistré des évolutions structurantes exigeant une actualisation de la Stratégie Sectorielle de Santé (2001-2010) au moment où elle atteint la mi-parcours de sa période de mise en œuvre.

Dans le secteur de la santé, l'engagement pris le 05 mai 2006 à Kribi par le Gouvernement camerounais, à travers le Ministère de la Santé Publique, et ses Partenaires techniques et financiers de mettre en place l'Approche Sectorielle, plus connue sous le vocable anglais de Sector Wide Approach (SWAp) a été un déclencheur décisif de l'actualisation de la Stratégie Sectorielle de Santé.

En effet, au terme de la Déclaration commune que le Gouvernement et ses Partenaires Techniques et Financiers ont signée à cette date, il ressort notamment qu'ils ont pris acte de l'environnement favorable pour le SWAp, à savoir : a) la confiance mutuelle et l'intérêt partagé ; b) la volonté politique d'accélérer les progrès pour l'atteinte des Objectifs du Millénaire pour le Développement et du DSRP et de la nécessité de se doter de nouveaux mécanismes et modalités de financement sous le leadership du Gouvernement ; l'engagement clairement exprimé des principaux partenaires, à savoir l'Allemagne, la Banque Mondiale, la France et l'OMS au nom de l'ensemble des Agences du système des Nations Unies, à accompagner le Ministère de la Santé Publique dans ce processus ; c) l'existence d'une masse critique de ressources humaines qualifiées ; d) l'opportunité offerte par l'augmentation des flux financiers en faveur de la santé.

Dans cette perspective, ils ont convenu de travailler de concert à l'atteinte des résultats suivants qui concourent à la mise en place progressive d'un programme sectoriel devant s'inscrire au budget 2008 :

a) une Stratégie Sectorielle de Santé révisée, assortie d'un plan opérationnel ;

b) un cadre formel de coordination et de mobilisation des partenaires, y compris le secteur privé à but lucratif et non lucratif ;

c) un Cadre des Dépenses à Moyen Terme (CDMT) mis à jour et traduit dans une programmation budgétaire par objectif ;

d) l'adoption des différentes options de financement, de même que des dispositions communes de gestion, suivi, monitorage et rapportage nécessaires au SWAp (approche sectorielle) ;

e) l'adaptation d'un système d'information sanitaire permettant d'évaluer l'atteinte des résultats sanitaires et le degré de performance ;

f) un mécanisme de consultation avec les bénéficiaires.

L'élaboration de la Stratégie Sectorielle de Santé 2001-2015 a été précédée d'une évaluation participative de la Stratégie Sectorielle 2001-2010 en cours de mise en œuvre, à l'effet de fournir au Gouvernement et à ses Partenaires Techniques et Financiers l'information nécessaire. L'objectif était d'apprécier objectivement la performance réalisée jusque-là et faire des recommandations pour l'actualisation de cette Stratégie.

La méthodologie utilisée pour cette évaluation reposait sur deux volets : le volet quantitatif qui consistait en l'analyse des données collectées à partir des sources primaires (parties prenantes) et des sources secondaires (résultats des études et enquêtes réalisées depuis 2001) ; le volet qualitatif qui consistait en la consultation des parties prenantes à savoir les bénéficiaires, les prestataires et les partenaires de coopération internationale.

L'accessibilité physique aux soins de santé demeure insuffisante malgré des grands efforts de création, de construction/équipement des formations sanitaires et l'existence désormais d'un document de stratégie nationale de technologie de la santé. Ceci est dû notamment à une inégalité de leur répartition, elle-même conséquente à l'inexistence d'une carte sanitaire nationale, à la vétusté de la plupart des infrastructures et équipements et à l'insuffisance de leur maintenance.

Malgré les efforts de sensibilisation menés par le Ministère de la Santé Publique en direction des populations, les ménages restent vulnérables face aux écarts de comportements des personnels de santé (mauvais accueil, double payement, corruption, détournement des malades, ventes parallèles des médicaments, pratiques illégales de la médecine, etc.). La participation communautaire dans la gestion des structures de santé demeure faible.

S'agissant des ressources humaines pour la santé, la couverture de la population en personnel médical ne cesse de se dégrader en dépit des efforts de recrutement déployés par le Gouvernement avec l'appui de ses partenaires (Fonds PPTE, C2D, etc.). Le ratio professionnel de santé/population est de 0,63 pour 1.000 habitants au Cameroun contre 2,3 (norme internationale).

Pour ce qui est de la formation de base, le Cameroun comptait en ce moment, 03 facultés publiques de Médecine fonctionnelles dont 02 ayant des filières en Pharmacie et en Odonto-Stomatologie (Yaoundé et Douala), et 01 à Buéa. Des filières des sciences infirmières et des techniques de laboratoire sont ouvertes à l'Université de Buéa et à la faculté de médecine de Yaoundé depuis 2002. Depuis le début de l'année académique 2007-2008, la filière de formation en Administration de la santé avait été ré-ouverte à l'École Nationale d'Administration et de Magistrature (ENAM).

En ce qui concerne les des Ressources Financières, le Cameroun a bénéficié de financements innovants de la santé issus des initiatives internationales liées à l'atteinte des Objectifs du Millénaire pour le Développement. Il s'agit des financements de l'Alliance Mondiale pour la vaccination et l'immunisation (Global Alliance for Vaccines and Immunization en abrégé GAVI), du Fonds Mondial de lutte contre le SIDA, la Tuberculose et le Paludisme, de la Facilité Internationale de Financement pour la Vaccination, de l'UNIT AID, etc. Par ailleurs, l'allègement de la dette du Cameroun à travers les mécanismes de l'initiative PPTE a apporté des ressources additionnelles au secteur (C2D, PPTE, IADM). Cependant, de fortes disproportions demeurent entre les différentes sources de financement.

En effet, selon le Document de Stratégie de Réduction de la Pauvreté (DRSP), la contribution des ménages au financement de la santé continue d'augmenter, passant de 73% du financement global (173 milliards) en 1996 à 83% de 409 milliards en 2001. Les dépenses totales en santé, représentaient 5,2%, 4,9% et 5,2% du PIB en 1996, 2001 et 2005 respectivement. Globalement, la part du budget national alloué au Ministère de la Santé Publique a évolué en dents de scie entre 2001 et 2006. Elle demeure largement en dessous des 15% préconisés par les chefs d'État africains à Abuja en 2000. Au cours de la même période, le taux d'exécution du budget alloué à la santé a régressé (65,6% en 2006 contre 82,2% de moyenne nationale).

Il est important de signaler que la mise en œuvre de la SSS entre 2001 et 2006 avait favorisé le lancement du processus de couverture du risque maladie à travers les mutuelles de santé. Celles-ci participent de la promotion des mécanismes alternatifs de financement de la santé. En 2006, 120 mutuelles de santé couvrant 2.348 ménages ont été mises sur pied. De même, le gouvernement est en train de peaufiner l'approche nationale de l'assurance maladie.

S'agissant de l'équité et de la Justice Sociale, le Gouvernement a mené des actions visant l'amélioration de l'accessibilité aux soins pour toutes les couches des populations sans exclusive. À ce titre, on peut relever :

• l'harmonisation des prix des médicaments sur l'ensemble du territoire national ;

• l'inscription d'une ligne pour les indigents dans le budget de certaines formations sanitaires ;

• la gratuité des antituberculeux ;

• la gratuité des antirétroviraux depuis 2007 ;

• la gratuité des tests de dépistage du VIH/SIDA pour certains groupes vulnérables (femmes enceintes, détenus de prisons, étudiants, etc.) ;

• la baisse de l'ordre de 65% du prix de l'ensemble des médicaments dans les FS publiques ;

• la baisse de 14.000 à 3.000 F CFA du prix de l'insuline pour les malades du diabète ;

• la subvention de la dialyse chez les insuffisants rénaux (coût passant de 60.000 à 5.000 FCFA la séance) ;

• la substantielle baisse dans les secteurs public et privé, des prix des antipaludéens ;

• la subvention et la revue à la baisse du prix de certains anticancéreux ;

• la création, la construction, l'équipement et l'opérationnalisation (affectation du personnel) de nouvelles formations sanitaires ;

• le développement des mécanismes de partage du risque maladie à travers la mise en place progressive des mutuelles de santé.

Malgré ces efforts, des disparités subsistaient quant à l'accessibilité aux soins de qualité, notamment pour les populations vulnérables. Les principales observations résultant des discussions de groupes menées au cours de l'évaluation à mi-parcours sont présentées dans le tableau suivant.

Participants (enquêtés)	Observations	Recommandations
Utilisateurs (bénéficiaires)	1- Inégal bénéfice par les régions, des avantages du partenariat extérieur ; 2- Rareté des initiatives de collaboration à la recherche en médecine traditionnelle ; 3- Inégalités dans la répartition des offres de soins et services de santé ; 4-Impression d'une grande masse d'argent disponible dont l'utilisation prioritaire n'est pas affectée à l'offre des services et soins de santé dans les formations sanitaires ; c'est ainsi que le lucre (voire l'opulence) de certains programmes verticaux a été décrié.	1- D'accentuer la capitalisation des expériences réussies (bonnes pratiques), notamment dans le cadre des partenariats sur financements extérieurs, pour en envisager la généralisation ; 2- D'accentuer les approches de programmation/gestion davantage décentralisée et concertée des ressources, constructions, équipements...
Prestataires	1- Ces derniers ont particulièrement insisté sur les conditions de travail	1- Ces derniers ont particulièrement insisté sur les conditions de travail
Partenaires internationaux	1- La subsistance des agendas et intérêts particuliers ; 2- L'absence de pratiques de programmation régulière	1- D'identifier et de hiérarchiser plus clairement les priorités au contraire de la recherche de l'exhaustivité

	concertée (plans d'opération).	(réduction des thèmes abordés, réduction des disparités régionales) ; 2- De produire un document de SSS plus accessible et d'en assurer une réelle appropriation à tous les niveaux; 3- D'arrimer les objectifs révisés de la SSS aux OMD ; 4- D'accélérer la mise en œuvre du SWAp ; 5- De créer un cadre formel et permanent de concertation sur la SSS.

Figure 20 : Tableau des résultats de l'évaluation de la Stratégie Sectorielle 2001-2010. Adapté du Document de la Stratégie Sectorielle de Santé 2001-2015.

En conclusion, il est ressorti de cette évaluation, les conclusions et recommandations ci-dessous résumées :

Conclusions de l'évaluation à mi-parcours :

➢ Tous les enquêtés sont unanimes à reconnaître les avancées du système à travers les améliorations en matière d'offre de soins et services de santé liées à la mise en œuvre de la SSS.

➢ Les programmes retenus dans la SSS sont globalement pertinents. Leur mise en œuvre nationale et les résultats à mi-parcours ont été jugés satisfaisants par la quasi-totalité des enquêtés. Toutefois, la durabilité de ces acquis reste fragilisée par la verticalité de la mise en œuvre desdits programmes, approche préjudiciable au processus de viabilisation du district de Santé.

➢ Les nombreuses opportunités recensées et les forces inhérentes au système, mises en exergue par l'évaluation, n'ont pas été suffisamment exploitées, du fait du manque de coordination, de planification et de suivi/évaluation intégrés dans la mise en œuvre de la SSS.

➤ L'inadéquation entre la structuration des programmes et l'organigramme du 19 août 2002 du Ministère de la Santé Publique ; ce qui n'a pas facilité la coordination des activités par le district de Santé.

➤ La non réalisation de certains préalables contenus dans la Stratégie Sectorielle de Santé (SSS) 2001-2010, notamment certains aspects relatifs à la décentralisation/déconcentration, la coordination, les études sur les conditions cadres, etc.

➤ La lourdeur des procédures financières, notamment le processus de passation de marchés qui freine la réalisation de plusieurs activités programmées.

Autres aspects :

➤ La faiblesse du financement a été relevée. Non seulement les financements disponibles n'ont pas été utilisés de manière efficace et efficiente, mais leur mobilisation est restée une préoccupation constante, du fait notamment de la lourdeur administrative et les retards de décaissement.

➤ Le déficit, tant quantitatif que qualitatif, en ressources humaines reste une préoccupation majeure voire une menace à la réussite de la mise en œuvre de la SSS, les efforts actuels de mise à niveau des effectifs demeurant largement en deçà des besoins.

➤ La faible performance du système d'informations sanitaires n'a pas permis de cerner avec exactitude les performances réelles de la mise en œuvre de la SSS. Les quelques données fiables provenaient en majorité des systèmes parallèles d'information sanitaire de différents programmes. Cette situation handicape fortement le système de suivi/évaluation intégré de la mise en œuvre de la SSS.

➤ L'absence d'une carte sanitaire opérationnelle a été un handicap pour le développement approprié de l'offre des services et soins de santé tel que prévu dans la SSS.

Principales recommandations de l'évaluation à mi-parcours

Les recommandations de l'évaluation à mi-parcours de la Stratégie sectorielle 2001-2010 a porté sur cinq axes principaux à savoir : l'amélioration de la politique nationale de santé et alignement ; la viabilisation des districts de santé ; la santé de la mère, de l'adolescent et de l'enfant ; la lutte contre la maladie et la Promotion de la santé.

S'agissant de l'amélioration de la politique nationale de santé et alignement : il était question entre autres d'identifier et hiérarchiser plus clairement les priorités de la SSS, de traiter les aspects de gouvernance, de régulation et de bonnes pratiques comme autant de priorités, d'aligner les objectifs de la SSS actualisée aux OMD et les porter à l'horizon 2015, de jumeler des programmes IST/VIH/SIDA et la tuberculose en un seul programme. Le but était de mieux identifier et gérer les cas de tuberculose et de SIDA. La tuberculose est l'infection opportuniste la plus fréquente chez les malades atteints de VIH/SIDA et de vulgariser le document de la SSS actualisée et en assurer une réelle appropriation à tous les niveaux.

S'agissant de la viabilisation des districts de santé, il était question entre autres de :

– améliorer les conditions de travail des personnels au sein des formations sanitaires en mettant la priorité sur les ressources humaines en viabilisant leurs effectifs, leur formation, et leur rémunération ;

– actualiser et opérationnaliser la carte sanitaire et mettre en place un système de complémentarité et de continuité des soins (références internes et externes) ;

– promouvoir et améliorer la disponibilité, l'accessibilité ainsi que la gestion de tous les médicaments, réactifs et dispositifs médicaux essentiels de qualité et surtout de promouvoir la production locale ;

– renforcer la promotion du partage du risque maladie dans le financement des soins et promouvoir les autres mécanismes de stimulation de la demande (vouchers, subventions directes, paiement pour les services, etc.) ;

– renforcer les capacités des acteurs du système de santé à tous les niveaux et créer les conditions leur permettant de réellement assumer leurs responsabilités dans le cadre des approches multi-acteurs ;

– motiver les membres des structures de dialogue ;

– clarifier les rôles des acteurs, renforcer leurs capacités et améliorer la communication entre les différents partenaires ;

- formaliser la collaboration entre la médecine conventionnelle et la médecine traditionnelle ;

- accélérer les réformes en matière de qualité des services et soins de santé à travers la production des normes, standards et protocoles de soins ;

- revoir l'approche verticale des programmes de santé pour en pérenniser les résultats ;

- réformer la gouvernance du système de santé à tous les niveaux afin que les mesures de management, gestion et contrôle des ressources, y compris les aspects de partenariats et d'information/ communication, contribuent plus efficacement à l'atteinte des objectifs de la SSS à travers les approches modernes d'incitation à la performance ;

- accentuer l'opérationnalisation de la déconcentration et de la décentralisation en matière de santé ;

- accentuer la capitalisation des expériences réussies (bonnes pratiques), notamment dans le cadre des partenariats sur financements extérieurs, pour en envisager la généralisation ;

- améliorer les plateaux techniques des différents niveaux de formations sanitaires ;

- redoubler d'efforts pour réduire les taux de mortalité maternelle et infantile encore très élevés par rapport aux OMD à travers les interventions avérées de meilleurs rapports coût/efficacité ;

- intensifier les approches de prévention des maladies transmissibles et autres, avec une participation communautaire plus accrue et plus qualitative ;

- élaborer une stratégie nationale de prise en charge de la santé des personnes âgées et des adolescents (PCMAA) ;

- intensifier les approches de promotion de la santé pour la lutte contre les maladies transmissibles, non transmissibles et émergentes, avec une participation communautaire plus accrue et plus qualitative, l'accentuation des services de la Communication intégrée et du plaidoyer en faveur des programmes de santé ;

- finaliser, adopter et vulgariser tous les documents stratégiques et législatifs de la promotion de la santé ;

- renforcer les activités de la Communication pour la santé ;

191

- accorder davantage d'intérêt à la santé mentale, la lutte contre la drogue, le tabagisme par la mise en œuvre effective des activités y relatives (visibilité institutionnelle à tous les niveaux) ;

- accélérer la mise en œuvre du SWAp santé et préparer un plaidoyer solide pour le financement de la santé (offre et demande) au cours de l'actualisation de la SSS et bien établir la corrélation entre la demande et l'offre de santé ;

- augmenter la part du budget de la santé dans leurs budgets respectifs.

Nomenclature de la stratégie sectorielle de santé 2001-2015

Domaines d'intervention	Classes d'intervention de prestation des soins	Classes d'intervention de renforcement des services de santé	Caté-gories d'inter-vention	Types d'inter-vention
1. Prestations des soins 1.1. Santé de la mère, de l'adolescent et de l'enfant 1.2. Lutte contre la maladie 1.3. Promotion de la santé	14 classes d'intervention		36 caté-gories	141 inter-ventions
2. Renforcement du système de santé **2.1.** Viabilisation du district de santé		07 classes d'intervention	27 caté-gories	124
Total: 04 Domaines	21 Classes		63 catégories	265 types

Figure 21 : Nomenclature de la stratégie sectorielle de santé 2001-2015.
Ministère de la Santé Publique SSS 2001-2015.

Les détails relatifs à cette nomenclature figurent sur les tableaux 31 et 32 du document de Stratégie Sectorielle de Santé 2001-2015 du Cameroun (Minsanté, 2000 : 57-73).

But et objectifs de la Stratégie Sectorielle 2001-2015

La SSS 2001-2015 avait pour but de contribuer à la lutte contre la pauvreté à travers l'amélioration de l'état socio sanitaire des populations du Cameroun. L'objectif général consistait à viabiliser tous les Districts de Santé pour être en mesure de contribuer à l'atteinte des Objectifs du Millénaire pour le Développement (OMD). Les Objectifs spécifiques de la Stratégie Sectorielle 2001-2015 consistaient, à l'horizon 2015 à :

1. amener 80% des 178 districts de santé existants à achever au moins la phase de consolidation du processus de viabilisation d'un district de Santé ;

2. amener 100% des structures de santé des niveaux stratégique et intermédiaire à jouer leur rôle d'appui et d'orientation recours ;

3. réduire de 1/3 la charge morbide chez les pauvres et les populations les plus vulnérables ;

4. réduire de 2/3 la mortalité des enfants de moins de 5 ans ;

5. réduire de 2/5 la mortalité maternelle.

Axes stratégiques de la Stratégie Sectorielle 2001-2015

Pour atteindre ces objectifs spécifiques, cinq (05) axes stratégiques ont été retenus : le renforcement du système de santé ; la vulgarisation de la mise en œuvre du paquet minimum d'activités (PMA) et du paquet complémentaire d'activités (PCA) dans le district de santé ; le développement d'un système d'orientation-recours opérationnel ; le renforcement du partenariat dans le secteur ; la stimulation de la demande.

S'agissant plus spécifiquement du renforcement du Partenariat dans le secteur, il s'agissait de développer un partenariat avec les ministères apparentés intervenant de façon transversale ou complémentaire (ministères prestataires de services et soins de santé ; ministères promoteurs et ministères d'appui-relais), les opérateurs privés à but lucratif et non lucratif, les prestataires privés et publics, les communautés et les Partenaires Techniques et Financiers (PTF).

La Stratégie Sectorielle 2001-2015 pour ce qui concerne les communautés bénéficiaires, renforce l'option prise dans la précédente stratégie selon laquelle « la participation communautaire se fera sur la base d'un cadre juridique élaboré d'accord parties, permettant d'impliquer les différentes composantes de la communauté à l'analyse, à la résolution des problèmes de santé à différents niveaux, à la gestion et à la promotion de la santé, en vue d'assurer le contrôle social du secteur santé ». Elle préconise l'autonomisation progressive des Structures de Dialogue en matière de développement sanitaire aux niveaux local et régional afin de responsabiliser davantage les communautés dans l'auto-prise en charge de leurs problèmes de santé. Pour permettre aux communautés de jouer ce rôle, un accent particulier devrait être mis sur le renforcement de leurs capacités.

La Stratégie 2001-2015 s'est engagée à appuyer à l'élaboration d'un guide des structures de dialogue ainsi que des instructions opérationnelles. L'objectif visé est la mise en œuvre de la participation communautaire, notamment en ce qui concerne leur rôle, leur composition et leur adaptation à l'environnement socioculturel, sur la base des expériences passées et en cours.

En ce qui concerne les Partenaires Techniques et Financiers, dans la perspective de la mise en œuvre de la Déclaration de Paris, le Gouvernement et les PTF avaient convenu de travailler de concert pour la mise en place d'une approche sectorielle pour la santé (ou SWAp) en vue de contribuer à l'atteinte des Objectifs du Millénaire pour le Développement (OMD).

Au sujet de la **stimulation de la demande**, la Stratégie Sectorielle 2001-2015 avait envisagé d'accélérer l'extension de la couverture du territoire national par des mutuelles de santé. Par ailleurs, le processus de mise en place d'un système national de partage du risque maladie en cours devait être finalisé. D'autres mécanismes de financement de la demande devraient être développés en fonction des besoins de certains groupes spécifiques. Il était attendu que toutes ces mesures contribuent à la stimulation de la demande à travers son financement.

Élaboration de la Stratégie Partenariale du Secteur de la Santé Publique au Cameroun

Le Cameroun, avec l'élaboration de la Stratégie Sectorielle de Santé 2001-2015, a opté pour le développement du partenariat et la reconnaissance du rôle des acteurs privés et des populations dans le domaine de la santé. Pour ces acteurs qui interviennent depuis longtemps pour améliorer la santé des populations, il est nécessaire de formaliser leur participation à travers la définition d'un cadre général de collaboration (MSP, 2007).

C'est ainsi qu'en Janvier 2007, le Ministère de la Santé Publique a adopté et publié le Document de Stratégie Partenariale du secteur de la santé. La Stratégie Partenariale, s'inspirant des Objectifs du Millénaire pour le Développement (OMD), s'inscrit dans le Document de Stratégie pour la Croissance et l'Emploi (DSCE) et la Stratégie Sectorielle de Santé. Elle doit permettre d'améliorer la qualité des soins et de préserver les principes d'équité et d'éthique de l'offre de soins. Elle définit le cadre pour l'harmonisation des relations contractuelles et propose des outils pour coordonner avec plus de transparence et d'efficacité les actions de partenariat entre les différents acteurs du secteur santé.

Le secteur santé au Cameroun se caractérise par la multiplicité et la grande diversité de ses acteurs, à savoir : les acteurs publics, privés, traditionnels de santé, les communautés ainsi que les Partenaires Techniques et Financiers. La Stratégie Partenariale du secteur santé du Cameroun repose sur les principes généraux suivants :

– **L'État est le garant de l'intérêt général** : ainsi, le Ministère en charge de la Santé Publique, soucieux de garantir l'accès de l'ensemble de la population à des services de santé de qualité, doit être en mesure de s'assurer que tous les arrangements contractuels respectent les objectifs de la Stratégie Sectorielle de Santé.

– **La Stratégie Partenariale du secteur santé du Cameroun n'est en aucune manière un désengagement de l'État**, ni une volonté de privatisation du secteur de la santé, mais un cadre d'harmonisation des relations contractuelles entre les acteurs.

– **La Stratégie Partenariale du secteur santé du Cameroun reconnaît le rôle incontournable** des Partenaires Techniques Financiers, du sous-secteur privé et de la population dans l'élaboration et la mise en œuvre du processus.

– **La Stratégie Partenariale est le résultat d'un consensus** exprimé par l'ensemble des acteurs de la santé. Un Groupe de Travail représentatif de l'ensemble des parties prenantes de la santé est créé au sein du Comité de Pilotage de la SSS pour accompagner le processus partenarial.

– **La Stratégie Partenariale du secteur santé du Cameroun définit les domaines prioritaires des relations contractuelles de partenariat**. Afin d'améliorer les standards de qualité des soins, le Cameroun opte pour une introduction progressive de la contractualisation dans ces domaines.

– **La Stratégie Partenariale se réfère à un cadre légal actualisé** permettant l'utilisation de la contractualisation comme outil pour établir des relations pérennes entre les acteurs.

– **La Stratégie Partenariale entend favoriser une démarche de développement et le financement pérennes des établissements sanitaires et des acteurs concernés.** Ce qui se traduit par la mise en place d'un processus d'assainissement de la situation financière, la définition des règles et procédures d'octroi de subventions, ainsi que des plans de développement et de gestion des structures sanitaires.

Les axes stratégiques de la Stratégie Partenariale du secteur de la santé sont les suivants :

o mise en place du cadre juridique, institutionnel et des appuis techniques ;

o mise en œuvre de l'approche contractuelle entre acteurs des sous-secteurs public et privé : mise en place et exécution de conventions-cadres et contrats d'exécution ;

o mise en place d'un nouveau cadre de relations entre acteurs du secteur public ;

o accompagnement et suivi de la mise en œuvre ;

o évaluation de la démarche de partenariat et de contractualisation dans le domaine de la santé.

Les domaines prioritaires de partenariat sont définis par l'ensemble des acteurs en tenant compte des expériences déjà menées, de la nécessité d'améliorer l'offre de soins, et de la situation financière des acteurs et du contexte économique sont les suivants :

–La gestion des structures sanitaires (CSI, CMA, HD, SSD et autres)[10]

Le Ministère en charge de la Santé Publique est le maître d'œuvre de la carte sanitaire. À ce titre, il peut, en fonction des caractéristiques locales, utiliser un mode contractuel pour déléguer la responsabilité de la gestion d'un établissement de santé à un acteur privé. Conformément à la loi sur la décentralisation, il doit utiliser les

---

[10] CSI = Centre de Santé Intégré ; CMA = Centre Médical d'Arrondissement ; HD = Hôpital de District ; SSD = Service de Santé de District.

techniques de transferts définies pour l'opérationnalisation des compétences transférées aux Collectivités Territoriales Décentralisées (CTD). Le contrat ainsi signé devra, en fonction des besoins spécifiques, prévoir des subventions de fonctionnement et/ou d'investissement pour permettre à la formation sanitaire d'offrir des prestations de qualité.

–**Les prestations d'activités sanitaires spécifiques**

Celles-ci peuvent faire l'objet d'un partenariat entre le Ministère en charge de la Santé Publique et les autres acteurs de santé, en utilisant des arrangements contractuels de prestations de services. Ces contrats pourraient concerner des prestations spécifiques : un partage d'équipement, des activités de promotion de la santé, des activités de lutte contre les affections prioritaires etc. En outre, ces arrangements peuvent s'inscrire dans les cahiers de charges correspondants aux compétences transférées pour ce qui est des CTD.

Rôle du Ministère en charge de la Santé Publique dans la Stratégie Partenariale

Le Ministère de la Santé Publique intervient comme :

–Partenaire ;

–Régulateur ;

–Promoteur ;

–Mobilisateur des ressources et,

–Fournisseur de services.

En date du 16 aout 2007, a été signé l'Arrêté n°1433/A/MSP/SG/DCOOP/ CPNAT fixant le cadre de collaboration entre le Ministère de la Santé Publique, les Associations, les Organisations Non Gouvernementales et les Formations Sanitaires des secteurs public et privé. Cet arrêté qui fixe le cadre de collaboration entre le Ministère de la Santé Publique, les Associations, les ONG œuvrant dans le domaine de la santé et les Formations Sanitaires des Secteurs Public et Privé stipule en son article 3, que la collaboration entre le Ministère de la Santé Publique et les acteurs du secteur de la santé ci-dessus visés est concrétisée par au moins l'un des documents ci-après :

– une **lettre d'Accord de Collaboration** (un préalable à la conduite de toute activité de santé) ;

– une **convention – cadre** (document juridique de portée générale engageant les parties sur des objectifs qui seront traduits en activités dans les contrats d'exécution). L'association ou l'organisation bénéficiaire d'une Lettre d'Accord de Collaboration depuis 3 ans et ayant réalisé des projets substantiels en collaboration avec le Ministère de la Santé Publique peut solliciter la signature d'une Convention-Cadre.

– un **contrat d'exécution** (document contractuel au terme duquel deux ou plusieurs parties conviennent des modalités de réalisation de projets précis.). Peuvent solliciter d'office l'établissement des contrats d'exécution, les associations et organismes parties à une Convention-cadre ou les bénéficiaires d'une Lettre d'Accord de Collaboration.

– un **Cadre d'Obligations et de Moyens** : il s'agit de l'instrument juridique qui consigne les engagements, en termes de modalités d'atteinte d'objectifs de performance et de qualité dans l'offre des soins, entre le Ministère de la Santé Publique, et les formations sanitaires de la sphère publique, qu'elles soient placées sous la tutelle du Ministère de la Santé Publique, d'autres départements ministériels ou encore des Etablissements/ Entreprises à caractère public.

L'Article 17 de cet arrêté précise que les bénéficiaires d'une Lettre d'Accord de Collaboration, d'une Convention-cadre, d'un Contrat d'exécution ou d'un Cadre d'Obligations et de Moyens doivent permettre aux autorités de la Santé Publique tant des services centraux qu'extérieurs, de contrôler leurs activités sur le plan technique et administratif.

La mise en œuvre de cette Stratégie a permis au Ministère de la Santé Publique de légitimer le travail de nombreuses Associations et Organisations œuvrant dans le domaine de la santé par la signature des documents de partenariat ci-dessus et la coordination, le suivi et le reporting de leurs activités par des Associations interface dans chaque Région.

Élaboration du Programme Multisectoriel de lutte contre la Mortalité maternelle, néonatale et infanto-juvénile

Face à la recrudescence de la mortalité maternelle, un Programme Multisectoriel de lutte contre la Mortalité maternelle, néonatale et infantile a été élaboré et adopté.

La décennie 2005-2015 a été marquée sur le plan de la santé et de ses effets sur le développement par une croissance inquiétante de la mortalité maternelle à des valeurs très inquiétantes, culminant en 2011 (EDS-IV) à 782 décès maternels pour 100 000 naissances vivantes.

Ce Programme a été officiellement lancé le 9 mars 2014 à Yaoundé par le Ministre de la Santé Publique, André Mama Fouda en présence des membres du Gouvernement et des partenaires au développement. L'objet principal de ce Programme est de prévenir les décès maternels, néonataux et infanto-juvéniles évitables au Cameroun (782 décès maternels pour 100.000 naissances vivantes, EDS 2011). Les décès maternels sont dus non seulement aux hémorragies, aux infections et aux complications post avortement, mais aussi à des facteurs tels que les accouchements non assistés par un personnel qualifié, la qualité insuffisante de l'offre de soins obstétricaux. Quant aux décès des enfants qui est de 62 décès pour 1000 naissances vivantes (EDS 2011). Ils sont dus entre autres à la prématurité, à l'asphyxie, aux infections néonatales, au paludisme, aux maladies diarrhéiques, aux infections respiratoire aiguës, à la malnutrition et au SIDA.

Mise en place de l'Observatoire des Ressources Humaine pour la santé

Du rapport d'analyse de la situation des Ressources Humaines pour la Santé (RHS) publié en 2010, il ressortait que le pays fait partie des pays en proie à une crise des ressources humaines pour la santé préjudiciable à l'atteinte des Objectifs du Millénaire pour le Développement (OMD) en matière de santé ; cette situation serait liée à la faiblesse de la planification de la production et du recrutement des ressources humaines de la santé, ainsi que les insuffisances liées à leur gestion.

L'effectif en ce moment des RHS était estimé à 30.009 personnels, dont 19.709 pour le sous-secteur public et 10.300 pour le sous-secteur privé à but non lucratif, soit 65% des effectifs pour le premier sous-secteur et 35% pour le second. S'agissant spécifiquement du sous-secteur public, l'on notait une tendance à la féminisation des professions de santé, avec 9.147 femmes, soit 46% de personnels, pour 10.562 hommes, soit 54% de l'effectif global ; ce qui implique de nouveaux défis en matière de gestion des RHS.

Dans l'effectif global de 30.009 personnels, les médecins étaient au nombre de 2.099, soit 7%, dont 5% de généralistes et 2% de spécialistes. Les infirmiers constituent l'essentiel des effectifs avec 10 748 personnels, soit 36%, tandis qu'on dénombre 4.255 aides-soignants représentant 14%. Partant des seules données du sous-secteur public, il se dégageait au plan national, des ratios de 01 infirmier pour 3.257 habitants et 01 médecin pour 11.335 habitants. Au regard des normes de l'OMS qui préconise 01 infirmier pour 5.000 habitants et 01 médecin pour 10.000 habitants, ces données perçues de manière globale pouvaient être jugées satisfaisantes.

Le déficit des RHS se posait en termes de gestion de l'existant et de fidélisation des personnels dans les zones dites difficiles. Un groupe de recherche multisectoriel sur les ressources humaines pour la santé constitué d'enseignants des écoles de professionnels de santé, de responsables en charge de la gestion des ressources humaines, de spécialistes en gestion des ressources humaines, d'étudiants et de chercheurs a été mis en place. Au terme de cette analyse situationnelle, six orientations stratégiques ont été identifiées pour aborder efficacement la problématique des RHS. Il s'agit de :

- la coordination des activités liées à la gestion des ressources humaines, notamment le renforcement du Cadre de Coordination et de Facilitation sur les RHS ;

- l'élaboration de la politique et du plan de développement des ressources humaines ;

- l'amélioration de l'information sur les RHS à travers l'Observatoire National des Ressources Humaines pour la Santé (ONRHS) ;

- l'éducation, la formation et le développement des compétences des ressources humaines pour la santé ;

- la gestion des ressources humaines pour la santé avec un accent sur la gouvernance ;

- la promotion de la recherche sur les RHS.

Avec l'appui de l'OMS, le Cameroun a mis en place un Observatoire National des Ressources Humaines pour la Santé au Cameroun en 2010. Le lancement officiel a eu lieu le 10 mars 2010 sous la présidence du Ministre de la Santé Publique et en présence de cinq Ministres du Gouvernement ainsi que le Représentant de l'OMS au Cameroun.

Expérimentation de l'Approche du financement basé sur la Performance ou Performance-Based Financing (PBF)

Le Gouvernement du Cameroun avec l'appui de ses partenaires au développement, en l'occurrence la Banque Mondiale, a mis en œuvre depuis 2011, l'approche du financement basé sur la performance (PBF en sigle anglais) ; l'adoption de cette approche de financement se justifiait par de nombreuses insuffisances liées aux modes de financement et de gestion observés dans le système de santé. Par définition, le Financement basé sur la Performance (PBF) est une approche du système de Gestion Axée sur les Résultats (GAR). Ces derniers sont définis en quantité et en qualité des services offerts aux populations avec l'inclusion des personnes vulnérables. Dans le cadre du financement basé sur la performance, les structures de santé sont considérées comme des organisations autonomes qui réalisent un bénéfice au profit d'objectifs de santé publique et de leur personnel. Basé sur la contractualisation, le PBF vise la maîtrise des coûts des actes médicaux et un mélange durable des recettes provenant du recouvrement de ces coûts, des contributions gouvernementales et internationales.

Le Financement basé sur la Performance est une approche qui nous permet non seulement d'améliorer les mécanismes d'allocation des ressources qui sont toujours rares et de la contractualisation stratégique, mais aussi et surtout de faire des réformes nécessaires pour le développement du secteur de la santé. Plusieurs pays appliquent le PBF aujourd'hui et certains en ont fait leur politique nationale de santé avec des résultats extraordinaires.

L'inefficacité et l'inefficience d'une approche longtemps basée sur les inputs (intrants) et les processus n'ont pas permis aux différents pays de faibles et de moyens revenus, et leurs multiples partenaires de tirer profits des importantes ressources dépensées pendant des années. Ce changement de paradigme met l'accent plus sur les résultats. Il est courageusement entrepris par plusieurs pays et plusieurs organisations qui cherchent à tirer meilleure partie des ressources consenties.

En définitive, cette approche du système de santé permet d'accroître l'utilisation des services, d'améliorer leur qualité et d'accroître l'efficience et l'équité. Il focalise l'attention sur les résultats (comme le nombre d'enfants complètement vaccinés, le nombre de femmes qui ont accouché avec l'assistance d'un personnel qualifié, etc.) plutôt que sur les intrants (comme la construction des formations sanitaires, la formation du personnel, l'achat centralisé des médicaments ou des équipements, etc.).

Le pays a expérimenté le Financement basé sur la Performance (PBF) depuis 2006 dans la Région de l'Est par l'Église Catholique avec l'appui de l'ONG Internationale Cordaid.

En 2011, le Cameroun a démarré le PBF dans 26 districts de Santé dans 4 régions du Pays (Littoral, Est, Nord-ouest et Sud-ouest) grâce à un financement d'US $ 25 millions de la Banque Mondiale. À la faveur des bons résultats de ce projet, le gouvernement a financé à hauteur de 670 millions de FCFA le PBF dans la région du Littoral en 2014. Un financement additionnel de 20 millions de dollars américains sur fonds IDA, et un don fiduciaire de 20 millions de dollars américains du Fonds Fiduciaire HRITF (Health Results Innovation Trust Fund) a été mobilisé en 2014 pour : (i) continuer le PBF dans les régions du Nord-Ouest, Sud-Ouest, Est et Littoral et (ii) étendre le projet dans les régions du Nord du Cameroun où les indicateurs sociaux et sanitaires sont les plus alarmants et les populations nettement plus pauvres.

À la suite de la phase pilote qui a eu lieu de 2011 à 2014, le projet a engrangé des résultats encourageants en matière d'utilisation des formations sanitaires par les populations, d'amélioration de la qualité et de la gouvernance dans les structures sanitaires. Le projet a également permis aux acteurs impliqués d'apprendre des leçons pendant sa mise en œuvre. Fort de ce qui précède, le Gouvernement envisageait d'étendre progressivement le projet sur l'étendue du territoire national, en incorporant de nouveaux districts de santé en 2019 dans le cadre d'une réforme de santé approuvée par plusieurs partenaires.

Expérimentation du Chèque Santé (Programme Conjoint Minsanté/AFD/KFW

Le projet Chèque-Santé est une expérience d'un mécanisme innovant de financement des soins obstétricaux par tiers – payant. Il est le fruit de la coopération entre le Gouvernement du Cameroun à travers le Ministère de la Santé Publique, l'Agence Française de Développement (AFD) et la KFW. Ce projet qui a démarré le 5 mai 2014 et qui avait comme Opérateur **CIDR/CARE** Cameroun couvrait au départ onze districts de santé les trois Régions septentrionales (Adamaoua : Ngaoundéré Rural, Meiganga, Ngaoundéré Urbain ; Nord : Figuil – Garoua 2, Garoua 1 et Extrême-Nord : Maroua urbain (I, II, III), Bogo Moutourwa). Les Objectifs Opérationnels étaient de tester un mécanisme de prépaiement des soins maternels et néonataux et contribuer à la réduction de la mortalité maternelle et néonatale. Sur le plan technique, le projet visait à agir sur les trois Retards qui entraînent la mortalité maternelle (Nsabimana, et al., 2018). Ces trois retards sont les suivants, suivis des réponses stratégiques du projet :

1°) **Retard dans la décision de rechercher des soins**

➢ Promotion, marketing

➢ Transport (évacuation sanitaire)

➢ Prix bas du chèque et prépaiement

2°) **Retard dans la réalisation des soins**

➢ Système d'accréditation et de contractualisation

3°) **Retard dans la réception des soins**

➢ Mise en œuvre d'un plan d'Amélioration de la Qualité

➢ Renforcement du Plateau Technique des FOSA

➢ Renforcement des capacités du personnel des FOSA

➢ Motivation du personnel

Les principales composantes du Chèque-Santé sont les suivants :

Une femme/famille paie 6.000 F CFA et reçoit un Chèque-Santé lui donnant accès aux prestations ci-après :

— médicales : CPN, complications de la grossesse et de l'accouchement, échographie, accouchement, CPON, CPNN ;

— non médicales : le transport en urgence, l'accompagnement par une matrone référente communautaire et les frais téléphone pour les FOSA pour faciliter les références ;

— La femme présente le CS dans les formations sanitaires accréditées, conventionnées avec le PCS et bénéficie de tous les soins prévus « gratuitement » ;

— La formation sanitaire facture le PCS pour les soins prodigués : c'est le système du « tiers - payant », car le PCS va payer les prestations à la place de la femme.

Le Projet Chèque-Santé est considéré comme un précurseur de l'instauration progressive de la Couverture sanitaire Universelle au Cameroun.

Évaluation des Objectifs du Millénaire pour le Développement

Le MINEPAT et l'INS ont produit en 2015 un rapport de progrès des OMD et le pays s'est fixé des cibles nationales pour l'horizon 2020 qui clôture la période de dix ans couverte par le Document de Stratégie pour la Croissance et l'Emploi (DSCE). Ce rapport indique que les progrès des OMD de santé restent mitigés. On note un niveau d'atteinte de 36,89% par rapport à la réduction du taux de mortalité infanto-juvénile, et de -13,75% pour ce qui concerne la réduction de la mortalité maternelle du fait de l'augmentation de ce ratio entre 1990 et 2011 (MSP et ONSP, 2016 : 39).

OMD	Cibles	Niveau d'atteinte en 2015[2]	Probabilité d'atteinte en 2020[3]
OMD 1	Cible 1.A Réduire de moitié, entre 1990 et 2015, la proportion de la population dont le revenu est inférieur à un dollar par jour en parité de pouvoir d'achat	76,53%	Potentiellement
	Cible 1.B Assurer le plein-emploi et la possibilité pour chacun, y compris les femmes et les jeunes, de trouver un travail décent et productif	68,56%	Probablement
	Cible 1.C Réduire de moitié, entre 1990 et 2015, la proportion de la population qui souffre de la faim	100,00%	Atteint
OMD 2	Cible 2 Assurer une Education Primaire pour Tous	82.49%	Potentiellement
OMD 7	Cible 7.A Intégrer les principes du développement durable dans les politiques et programmes nationaux et inverser la tendance actuelle de déperdition des ressources environnementales	n.d.	Probablement
	Cible 7.B Réduire la perte de la biodiversité et atteindre d'ici 2010 une diminution significative du taux de perte	n.d.	Potentiellement
	Cible 7.C Réduire de moitié, d'ici 2015, le pourcentage de la population qui n'a pas accès de façon durable à un approvisionnement en eau potable ni à des services d'assainissement de base	64,10%	Probablement
	Cible 7.D Améliorer sensiblement d'ici 2020, les conditions de vie d'au moins 100 millions d'habitants des taudis	n.d.	Probablement
OMD 8	Cible 8.A Poursuivre la mise en place d'un système commercial et financier ouvert, réglementé, prévisible et non discriminatoire	n.d.	Potentiellement
	Cible 8.B Répondre aux besoins particuliers des pays les moins avancés		Potentiellement
	Cible 8.C Traiter globalement le problème de la dette des pays en développement par des mesures d'ordre national et international propre à rendre l'endettement viable à long terme		Potentiellement
	Cible 8.D En coopération avec le secteur privé, faire en sorte que les avantages des nouvelles technologies, en particulier des technologies de l'information et de la communication, soient accordés à tous	0,15%	Probablement

Tableau 6. Niveau d'atteinte des OMD en 2015 et probabilités d'atteinte en 2020

Source : Rapport INS, 2015

Figure 22: Niveaux d'atteinte des OMD et probabilité d'atteinte en 2020.
Source: Rapport INS, 2015.

Parvenu au terme de la période de mise en œuvre de la Stratégie Sectorielle 2001-2015, le Ministère de la Santé Publique a procédé à son évaluation dans la perspective de l'élaboration d'une nouvelle planification stratégique en lien avec les Objectifs de Développement Durable.

Cette évaluation finale avait intégré une approche mixte, qualitative et quantitative. Le volet quantitatif reposait sur une revue documentaire faite sur un grand nombre de documents et rapports. Le volet qualitatif a utilisé une approche participative et multisectorielle. Les objectifs de cette évaluation étaient les suivants : (i) analyser le processus d'élaboration et le contenu de la SSS 2001-2015 ; (ii) apprécier sa mise en œuvre, son dispositif de suivi et évaluation, ainsi que l'atteinte des résultats ; (iii) recueillir les perceptions et les attentes des bénéficiaires des interventions de santé de cette stratégie ; (iv) recueillir les perceptions et les attentes des acteurs de mise en œuvre de la SSS à tous les niveaux de la pyramide sanitaire notamment en ce qui concerne la disponibilité de cette stratégie et son utilisation effective ; (v) relever puis valoriser les enseignements utiles tirés de la mise en œuvre de cette SSS (leçons apprises) et les capitaliser dans la SSS en cours d'élaboration.

Selon le Rapport final de cette évaluation publié par le Ministère de la Santé Publique, il en ressort ce qui suit : l'atteinte des objectifs de cette stratégie est partielle. En effet, sur un plan stratégique, le processus de viabilisation des districts de santé n'a pas été globalement suivi et les capacités institutionnelles ont été surestimées. Par conséquent, cet objectif n'a pas été atteint, avec une proportion des districts de santé ayant achevé leur consolidation estimée à environ 7% au lieu des 100% attendus.

Dans le domaine de la lutte contre la maladie, on note une réduction globale du poids de la maladie de 16,4% en termes de DALYs. Cette réduction concerne principalement les maladies transmissibles avec une baisse de la prévalence et de la mortalité liée au VIH/SIDA, au paludisme et aux maladies évitables par la vaccination. À titre illustratif, le taux de mortalité spécifique dû au paludisme en milieu hospitalier est passé de 43% en 2008 à 22,4% en 2013. Si ces progrès sont perceptibles pour les maladies transmissibles, il n'en est pas de même pour les maladies non-transmissibles dont la charge morbide n'a diminué que de 1,4% entre 2000 et 2010, avec une tendance à la hausse à partir de 2005.

Pour ce qui est de la santé de la mère et de l'enfant, la mortalité maternelle n'a cessé d'augmenter depuis 1998, passant de 449 à 782 décès pour 100.000 naissances vivantes entre 1998 et 2011. La mortalité infanto-juvénile quant à elle, a connu une baisse significative, passant de 144 à 95 décès pour 1.000 naissances vivantes entre 2004 et 2013.

En ce qui concerne la promotion de la santé, la réalisation majeure est observée dans la lutte contre la faim qui a permis une réduction de plus de 50% des cas de sous-alimentation. À l'origine des faibles performances observées dans le domaine de la promotion de la santé ou de la prévention de la maladie on peut citer : l'absence d'un plan stratégique national multisectoriel de promotion de la santé à tous les niveaux de la pyramide sanitaire pour orienter de manière cohérente et efficace ; l'action des acteurs de mise en œuvre et l'insuffisance des financements alloués aux interventions de promotion de la santé dans le secteur (moins de 3% du budget du MINSANTÉ 1).

L'objectif général visé par la SSS 2001-2015 était de « viabiliser tous les districts de Santé pour être en mesure de contribuer à l'atteinte des OMD ». Les résultats relatifs à cet objectif sont synthétisés sur le tableau ci-dessous :

o	Indicateurs	Valeurs de base	Cibles	Résultats	Sources
1	Proportion des districts de santé consolidés	7%	80% des districts de santé ont achevé leur phase de consolidation	"faible évolution de la valeur de référence qui est (7%)"	RAP Minsanté 2013
2	Proportion de la population prise en charge à travers la mutualisation du risque maladie par région	Non déterminé (nd)	au moins 40% de la population nationale ; Au moins 01 mutuelle de santé fonctionnelle par DS	1,6% chez les hommes et 0,4% chez les femmes	EDS-MICS 2011 p.56
3	Ratio professionnels de santé/population	1,02‰	au moins 1,5 pour 1000 habitants	1,23‰	RAP Minsanté 2013
4	Proportion de la population desservie par une formation sanitaire fonctionnelle située à une heure de marche	58%	une formation sanitaire à une heure de marche pour au moins 70% de la population	63,1%	RAP Minsanté 2013
5	Dépense publique de santé par habitant	n.d	au moins de $44,18 soit FCFA 20 000 environ	$16,5 par habitant	CNS 2011
6	Proportion de la dépense publique allouée	5,2%	au moins 15% du budget de	5,01%10	RAP Minsanté 2013

	à la santé		l'État		
7	Indice de satisfaction des utilisateurs des services de santé	40%	au moins 80% sont satisfaits de la qualité des services et soins de santé	n.d	PETS 2010
8	Indice de perception de la corruption dans le secteur santé	7,56/10	inférieur à la moyenne nationale	n.d	CONAC 2010
9	Proportion des structures de santé dotées des ressources humaines en adéquation avec les normes du secteur	n.d.	Au moins 85% de la norme	n.d	
10	Pourcentage des structures sanitaires qui sont organisées et gérées conformément à la réglementation en vigueur	n.d	Au moins 90%	n.d	

Points forts	La proportion de la population vivant à moins d'une heure de marche d'une formation sanitaire a augmenté entre 2000 et 2013 (gain de 5,1points). Même si l'objectif retenu dans la stratégie échue qui était de 70% n'a pas été atteint, il est important de relever que des efforts appréciables ont été consentis dans la construction d'infrastructures sanitaires de base.

Points faibles	Concernant la viabilisation des districts de Santé, la cible pour 2012 dans le PNDS était 7% mais il n'existe pas de données sur la proportion des districts de santé viabilisés, aucune étude n'ayant été faite dans ce sens. Par ailleurs, le processus de viabilisation n'est pas maitrisé par les acteurs de la mise en œuvre de la SSS. Enfin, les mécanismes de partage de risque ne permettent pas de couvrir plus de 2% de la population totale, limitant ainsi l'accessibilité financière aux services et soins de santé pour les démunis.

Figure 23 : Résultats de l'évaluation de la mise en œuvre de la SSS 2001-2015. Source : Ministère de la Santé Publique 2015.

De la présentation des résultats du volet qualitatif de l'évaluation, il ressort ce qui suit :

- Sur le plan de de sa mise en œuvre que bien que des plans opérationnels avaient été élaborés, la gouvernance a été très faible, le pilotage stratégique moyen et la mobilisation des ressources, l'allocation des ressources, les réformes structurelles, l'intégration des interventions et la coordination ont été faibles dans l'ensemble.

- Sur le plan du suivi et de l'évaluation, des faiblesses importantes ont été notées sur la disponibilité des plans de suivi et évaluation, des produits de l'information, de l'assurance qualité et la sécurité des données ainsi que leur utilisation pour la prise de décision.

Problèmes observés au cours de la période 2005-2015

La décennie 2005-2015 a été marquée par l'élaboration de plusieurs documents de stratégie dont bon nombre n'ont pas connu d'opérationnalisation. La viabilisation des districts de santé qui était l'objectif global de la Stratégie Sectorielle 2001-2015 n'a pas connu une réalisation de l'objectif attendu de 80% des districts de santé devant atteindre au moins la phase 2 du processus de viabilisation qui est la consolidation. En effet, 7% seulement des districts de santé ont atteint cette phase. La priorité n'a pas été suffisamment accordée à la viabilisation des districts de santé. La tendance hospitalo-centriste l'a emporté sur la nécessité de renforcer le système de santé par la revitalisation des soins de santé primaires.

Cette décennie a été marqué par un recul de l'option de réorientation des soins de santé primaires au profit de la multiplication des structures de soins curatifs favorisant ainsi les inégalités sociales de santé. Le personnel de santé n'a pas été briefé et capacité sur la nouvelle Stratégie Sectorielle et les communautés n'ont pas bénéficié d'un renforcement de leurs capacités pour pouvoir participer à la cogestion des services de santé. Le rapport de l'évaluation de la Stratégie Sectorielle de Santé 2001-2015 et celle des Objectifs du Millénaire pour le Développement résument à suffire les performances peu reluisantes de cette période.

2.1.5. Situation sanitaire des années 2016-2019

Élaboration de la Stratégie Sectorielle de Santé 2016-2027[11]

Suite à l'évaluation de la Stratégie Sectorielle de Santé 2001-2015 arrivée à échéance, le Cameroun a élaboré en 2016, sa nouvelle stratégie pour la période 2016-2027, arrimée aux Objectifs de Développement Durable (MSP, 2016). L'élaboration de cette stratégie sectorielle a comporté trois étapes à savoir : la réalisation d'un état des lieux, l'élaboration d'un cadre stratégique et un cadre de mise en œuvre et de suivi et évaluation.

Avant de réaliser l'état des lieux, le secteur de la santé a été délimité et segmenté en cinq composantes qui sont :

— La Promotion de la santé ;

— La Prévention de la maladie ;

— La Prise en charge des cas

— Le Renforcement du système de santé

— La Gouvernance et le Pilotage Stratégique.

L'analyse situationnelle a permis d'identifier le problème central du secteur de la santé qui est le suivant : « Faible capacité à répondre aux besoins socio-sanitaires des populations et à contribuer au développement d'un capital humain sain et productif ».

Ce problème a pour conséquences :

— la faible adoption des comportements sains par les populations ;

---

[11] Extrait de Ministère de la Santé Publique (2016). Plan National de Développement Sanitaire du Cameroun 2016-2020.

— les fortes prévalences et incidences des facteurs de risque des maladies évitables ;

— la prise en charge des cas peu satisfaisante tant dans les formations sanitaires qu'au niveau communautaire ;

— une morbidité et une mortalité évitables élevées ;

— l'inaccessibilité financière aux soins et services de santé pour les bénéficiaires ;

— la réduction de la force de travail dans la population en général.

Cadre stratégique de la Stratégie Sectorielle de Santé 2016-2027

La vision de la Stratégie Sectorielle de Santé 2016-2027 qui découle de la Vision 2035 Cameroun, est la suivante : « Cameroun, un pays où l'accès universel aux services de santé de qualité est assuré pour toutes les couches sociales à l'horizon 2035, avec la pleine participation des communautés ». L'objectif général de la Stratégie Sectorielle 2016-2027 est de **contribuer au développement d'un capital humain sain, productif et capable de porter une croissance forte, inclusive et durable.**

Les cinq objectifs stratégiques en lien avec les cinq composantes du système de santé sont déclinés en objectifs spécifiques regroupés dans le tableau ci-dessous :

Composantes	Objectifs Stratégiques	Objectifs Spécifiques
Promotion de la santé	Amener les populations à adopter des comportements et favorables à la santé	1. Renforcer les capacités institutionnelles, la coordination et la participation de la communauté dans le domaine de la promotion de la santé dans 80% des districts de santé ; 2. Améliorer le cadre de vie des populations dans au moins 70% des districts de santé ; 1. Développer des actions de promotion de la santé dans au moins 80% des districts de santé afin de renforcer les attitudes favorables à la santé des individus et des communautés ; 2. Amener 75% des familles à adopter les Pratiques Familiales Essentielles (PFE), notamment la Planification Familiale.

Prévention de la maladie	Réduire la mortalité prématurée due aux maladies évitables par la prévention	1. Réduire d'au moins 20% l'incidence et la prévalence des principales maladies transmissibles (VIH/SIDA, Paludisme et Tuberculose) et éliminer certaines Maladies Tropicales Négligées (MTN) telles que la Filariose lymphatique, et la Trypanosomiase Humaine Africaine (THA) ; 2. Réduire dans au moins 90% des districts de santé, les risques de survenue des évènements de santé publique majeurs et des maladies à potentiel épidémique (MAPE) y compris les zoonoses ; 3. Accroître d'au moins 80% la couverture des interventions de prévention à haut impact pour les cibles Mère, Nouveau-né et Enfant dans au moins 80% des districts de santé ; 4. Réduire d'au moins 10%, la prévalence des principales maladies non transmissibles (Diabète et Hypertension artérielle).
Prise en charge des cas	Réduire la mortalité globale et la létalité dans les formations sanitaires et dans la communauté	1. Assurer une prise en charge curative selon les normes des principales maladies transmissibles et non transmissibles ainsi que celles de leurs complications dans au moins 80% des formations sanitaires ; 2. Assurer la prise en charge globale et selon les normes des problèmes de santé de la Mère, de l'Enfant et de l'Adolescent au niveau communautaire et dans 80% des structures sanitaires ; 3. Assurer la prise en charge des urgences médico-chirurgicales et des évènements de santé publique suivant les procédures opératoires standards (POS) dans au moins 80% des districts de santé ; 4. Réduire d'au moins 20% la proportion de la population présentant un handicap corrigible.
Renforcement	Accroître les	1. Réduire d'au moins 30% les paiements

| du système de santé | capacités institutionnelles des structures sanitaires pour un accès durable et équitable des populations aux soins et services de santé de qualité | directs des ménages à travers une politique de financement équitable et durable
3. Assurer le développement harmonieux des infrastructures et la disponibilité des paquets de services et de soins de santé selon la norme dans au moins 80% des formations sanitaires de 3ème, 4ème, 5^{ème}s et 6èmes catégories ;
3. Accroître de 50% la disponibilité et l'utilisation des médicaments et des autres produits pharmaceutiques de qualité dans tous les districts de santé ;
4. Augmenter selon les besoins priorisés la disponibilité des ressources humaines dans au moins 80% des districts de santé, des Délégations Régionales de la Santé Publique (DRSP) et des Directions centrales ;
5. Assurer le développement de la recherche en santé et la disponibilité d'une information sanitaire de qualité pour une prise de décision basée sur les évidences à tous les niveaux de la pyramide sanitaire. |
| Gouvernance et Pilotage Stratégique | Améliorer la performance du système de santé à tous les niveaux | 1. Améliorer la gouvernance dans le secteur à travers le renforcement de la normalisation ; de la régulation et de la redevabilité ;
2. Renforcer la planification, la supervision, la coordination, ainsi que la veille stratégique et sanitaire à tous les niveaux de la pyramide sanitaire. |

Figure 24 : Objectifs stratégiques en lien avec les cinq composantes du système de santé. Source : Ministère de la Santé Publique ; SSS 2016-2027.

Niveaux	Organes Ou Structures
Niveau Stratégique / Central	Comité de pilotage (démembrement du Comité technique de suivi)
Niveau Intermédiaire /	Comité régional de coordination et de suivi-

Régional	évaluation de la mise en œuvre de la Stratégie Sectorielle (corecses).
Niveau Périphérique / District	Comité opérationnel de Coordination et de Suivi-évaluation de la mise en œuvre de la Stratégie Sectorielle.

Figure 25 : Dispositif de pilotage et de Suivi/Évaluation de la Stratégie Sectorielle de Santé 2016-2027. Source : Ministère de la Santé Publique.

Effets et impact attendus de la mise en œuvre de la Stratégie Sectorielle 2016-2027

Indicateurs	Baseline	Performances en (2027)
Espérance de vie à la naissance	57,35 ans (en 2014)	62 ans en 2025 (Vision 2035)
Taux brut de mortalité	10,4 pour 1000 hab. (en 2014)	9 pour 1000 habitants
Taux de malnutrition chez les enfants de moins de 5 ans	14,8% en 2014 (MICS 5)	11%
% de ménages utilisant les toilettes améliorées	34,9% en 2014 (MICS 5)	75%
Part des ménages dans les dépenses totales de santé consacrées à la santé	70,6% (en 2012)	40%
Incidence des dépenses catastrophiques en santé	10,1% (en 2013)	5%

Figure 25 : Effets et impact attendus de la mise en œuvre de la Stratégie Sectorielle 2016-2027. Source : Ministère de la Santé Publique (2016). Stratégie Sectorielle de Santé 2016-2027.

Dans une approche participative et inclusive, le Ministère de la Santé Publique a publié en Août 2016, son Plan de Développement Sanitaire pour la période 2016-2020. Ce document opérationnel de référence a permis aux services déconcentrés (Délégations Régionales et districts de santé), d'élaborer leurs plans de travail annuels ou pluriannuels. Les plans pluriannuels élaborés au niveau opérationnel ont été consolidés au niveau régional et ont servi de document de travail pour l'élaboration des Plans Régionaux Consolidés de Développement Sanitaire.

Les domaines prioritaires du PNDS 2016-2020 ont été : (i) la santé de la mère, du nouveau-né, de l'enfant et de l'adolescent, (ii) le contrôle des maladies transmissibles prioritaires et des maladies non transmissibles les plus fréquentes (diabète, HTA) ; (iii) le développement des soins de santé spécialisés prioritaires ; et enfin (iv) le renforcement des piliers du système de santé, de la gouvernance hospitalière.

L'objectif global du PNDS était de « rendre accessibles les services et soins de santé essentiels et spécialisés prioritaires de qualité dans au moins 50% des Hôpitaux de districts et régionaux d'ici 2020 ».

Le PNDS 2016-2020 comportait 5 axes stratégiques : (i) la promotion de la santé qui vise l'adoption par les populations des comportements sains et favorables à la santé ; (ii) la prévention de la maladie qui est axée sur l'intensification des interventions permettant de réduire la mortalité prématurée due aux principales maladies transmissibles et non transmissibles évitables ; (iii) la prise en charge des cas qui privilégie la mise en œuvre des paquets d'interventions intégrées à haut impact sur la santé des populations ; (iv) le renforcement du système de santé (dont la priorité est non seulement la mise en œuvre d'une stratégie de financement de la santé orientée vers la Couverture Santé Universelle (CSU), mais aussi la réhabilitation et l'équipement des structures sanitaires défectueuses, la construction et l'équipement des hôpitaux) ; (v) enfin, le renforcement de la gouvernance, du pilotage stratégique et du *leadership* à tous les niveaux du système de santé. Il ambitionnait d'assurer une gestion plus efficiente des ressources financières, la consolidation du système de suivi et évaluation, le renforcement de la supervision et de la participation communautaire.

L'atteinte des objectifs projetés dans le PNDS 2016-2020 exigeait deux préalables majeurs : (i) la poursuite des réformes proposées dans la SSS, et (ii) le renforcement des actions multisectorielles. Pour chaque objectif stratégique retenu, les cibles à atteindre ont été déterminées. Ainsi, 170 indicateurs ont été formulés pour mesurer les progrès et l'atteinte des résultats.

L'estimation des coûts nécessaires à la mise en œuvre des actions identifiées dans le PNDS 2016-2020 a été réalisée grâce à une méthode de budgétisation par objectif (One Health). Le coût total du PNDS 2016-2020 a été estimé à 2.135,7 milliards F CFA répartis comme suit : 119,9 milliards F CFA pour la promotion de la santé ; 200,2 milliards F CFA pour la prévention de la maladie ; 438,1 milliards F CFA pour la prise en charge des cas ; 1 256,1 milliards F CFA pour le renforcement du système de santé et 120,7 milliards F CFA pour la gouvernance et le pilotage stratégique. Les fonds disponibles sur la même période pour la mise en œuvre des interventions du PNDS ont été estimés à 1.717,8 milliards F CFA. Le gap annuel moyen qui en ressort est de 58 milliards F CFA.

Le profil épidémiologique du pays est marqué par une prédominance des maladies transmissibles. Les plus importantes sont : le VIH/SIDA, le paludisme et la tuberculose. Ces trois maladies représentent 23,66% du poids global de la morbidité. On note aussi une augmentation de la mortalité due aux Maladies Non Transmissibles (MNT), notamment les affections cardiovasculaires, les cancers, les maladies mentales et les traumatismes dus aux accidents de la voie publique. À cette liste non exhaustive, s'ajoutent les accidents de travail (chez 12,2% des travailleurs) et les maladies professionnelles (7,5% des travailleurs), les infections respiratoires basses, le paludisme, les maladies diarrhéiques et les carences nutritionnelles constituent les principales causes de morbi-mortalité. La mortalité maternelle quant à elle reste élevée et est de 782 décès pour 100.000 naissances vivantes.

En matière de promotion de la santé, les déterminants de la santé identifiés au Cameroun sont : (i) le faible accès à l'eau potable, (ii) les mauvaises pratiques d'hygiène et de gestion des déchets, (iii) la précarité de l'habitat, (iv) la sédentarité, (v) les carences nutritionnelles et en micronutriments, (vi) le surpoids, (vii) l'usage abusif des substances illicites ou nocives et (viii) les besoins non satisfaits en planning familial. Concernant la prévention des maladies, depuis 2010, le pays a amorcé une transition épidémiologique, caractérisée par une légère diminution de la prévalence des maladies transmissibles et une augmentation de celle des maladies non transmissibles (HTA, diabète, etc.).

Problème central et diagnostic du secteur santé

Le problème majeur du système de santé est « **sa faible capacité à répondre aux besoins socio-sanitaires des populations à cause de la faiblesse de ses piliers** ». Ces besoins sont de trois ordres : promotionnels, préventifs et curatifs. En effet, confronté à la faiblesse de ses piliers, le système de santé actuel ne permet pas de prévenir la maladie, de promouvoir la santé des populations et d'assurer une prise en charge adéquate et globale des cas de maladie. Les faiblesses de ces piliers ont pour conséquences : - la faible adoption des comportements sains par les populations ; - les prévalences et incidences croissantes des facteurs de risque des maladies évitables ; - la faible qualité de la prise en charge des patients dans les formations sanitaires et au niveau communautaire ; - les morbidités et mortalité évitables qui sont en augmentation pour ce qui concerne les maladies non transmissibles.

Par ailleurs, ce système de santé éprouve des difficultés à réaliser ses missions en raison d'une allocation budgétaire inappropriée : hypertrophie du financement de la composante « prise en charge des cas » au détriment des composantes « promotion de la santé et de la prévention de la maladie » qui sont faiblement financées.

Le PNDS 2016-2020 mettait principalement l'emphase sur le renforcement des piliers du système de santé et l'amélioration de la gouvernance dans les FOSA. Ceci devrait permettre de rendre effectif l'accès aux soins de santé primaires et spécialisés prioritaires, de faire évoluer les indicateurs de la santé maternelle, néonatale et infanto-juvénile, et enfin d'améliorer la qualité de la prise en charge des urgences médico-chirurgicales.

L'objectif global du PNDS était est de « rendre accessibles les services et soins de santé essentiels et spécialisés prioritaires de qualité dans au moins 50% des Hôpitaux de districts et régionaux d'ici 2020 ». Sa mise en œuvre s'est articulée autour de 3 axes verticaux, à savoir (i) la promotion de la santé, (ii) la prévention de la maladie, (iii) la prise en charge des cas ; et de 2 axes transversaux qui sont (iv) le renforcement du système de santé et (v) la gouvernance et le pilotage stratégique.

Les objectifs spécifiques étaient conséquents. Pour l'axe promotion de la santé, il s'agissait à 2020 : (i) de renforcer les capacités institutionnelles, la coordination et la participation communautaire dans la mise en œuvre des interventions de santé dans 40% de DS ; (ii) d'améliorer le cadre de vie des populations dans au moins 30% des districts de santé ; (iii) développer des actions de promotion dans au moins 40% des districts de Santé afin de renforcer les aptitudes favorables à la santé des individus et des communautés ; (iv) d'amener 25% de familles à adopter les pratiques familiales essentielles notamment la planification familiale.

Concernant l'axe stratégique prévention de la maladie, il s'agissait en 2020 : (i) de réduire d'au moins 10% l'incidence/prévalence des principales maladies transmissibles (VIH, paludisme et tuberculose) et d'éliminer certaines MTN (filariose lymphatique et THA) ; (ii) de réduire dans au moins 50% des districts, les risques de survenue des évènements de santé publique majeurs et des maladies à potentiel épidémique y compris les zoonoses ; (iii) d'accroitre d'au moins 70% la couverture des interventions de prévention à haut impact pour les cibles mère, nouveau-né et enfants dans au moins 60% de DS ; (iv) de réduire d'au moins 5% l'incidence/prévalence des principales maladies non transmissibles.

Pour ce qui est de l'axe prise en charge des cas, d'ici 2020 il fallait : (i) assurer une prise en charge curative selon les normes des principales maladies transmissibles et non-transmissibles et de leurs complications dans au moins 30% des formations sanitaires ; (ii) assurer une prise en charge globale selon les normes des problèmes de santé de la mère, du nouveau-né, de l'enfant et de l'adolescent au niveau communautaire et dans au moins 60% des structures sanitaires ; (iii) assurer la prise en charge des urgences médico-chirurgicales et des événements de santé publique suivant les procédures opératoires standards (POS) dans au moins 60% des DS ; iv) réduire d'au moins 10% la proportion de la population présentant au moins un handicap corrigeable.

Pour l'axe renforcement du système de santé, cinq objectifs ont été arrêtés pour l'horizon 2020 : (i) réduire d'au moins 10% les paiements directs des ménages à travers une politique de financement équitable et durable ; (ii) assurer la disponibilité des infrastructures, des équipements et des paquets de services et de soins de santé selon les normes dans au moins 40% des formations sanitaires de 3ème, 4ème, 5ème et 6ème catégories ; (iii) accroître de 25% la disponibilité et l'utilisation des médicaments et des autres produits pharmaceutiques de qualité dans tous les districts de santé ; (iv) augmenter selon les besoins priorisés, la disponibilité des RHS dans au moins 40% des DS, des DRSP et des directions centrales ; (v) assurer le développement de la recherche en santé et la disponibilité d'une information sanitaire de qualité pour une prise de décision basée sur les évidences à tous les niveaux de la pyramide sanitaire.

Pour l'axe Gouvernance et Pilotage stratégique, les deux objectifs suivants ont été retenus : (i) renforcer le respect des normes, la régulation et la redevabilité dans 80% des FOSA du niveau opérationnel et intermédiaire ; (ii) renforcer la planification, la supervision, la coordination, ainsi que la veille stratégique et sanitaire dans 80% des DS et des DRSP.

Un cadre logique du PNDS 2016-2020 a été proposé avec les axes et sous-axes stratégiques suivants :

* Axe stratégique Promotion de la santé

— Sous-axe stratégique 1.1 : Capacités institutionnelles, communautaires et coordination dans le domaine de la promotion de la santé ;

— Sous-axe stratégique 1.2 : Cadre de vie des populations ;

— Sous axe stratégique 1.3 : Renforcement des aptitudes favorables à la santé des individus et des communautés ;

— Sous axe stratégique 1.4 : Pratiques familiales essentielles, Planification familiale, promotion de la santé de l'adolescent et soins après avortement ;

* Axe stratégique Prévention de la maladie

— Sous axe stratégique 2.1 : Prévention des Maladies Transmissibles ;

— Sous axe stratégique 2.2 : Maladies à potentiel épidémique (MAPE) et évènements de santé publique surveillance et réponse aux maladies a potentiel épidémique, aux zoonoses et évènements de santé ;

— Sous axe stratégique 2.3 : Santé Maternelle Néonatale infantile des adolescents et Prévention de la Transmission Mère-Enfant du SIDA (PTME) ;

— Sous axe stratégique 2.4 : Prévention des maladies non transmissibles ;

*Axe stratégique prise en charge des cas

— Sous axe stratégique 3.1 : Prise en charge curative des maladies transmissibles et non transmissibles ;

— Sous axe stratégique 3.2 : Conditions maternelles, néonatales, infanto-juvéniles et des adolescents ;

— Sous axe stratégique 3.3 : Urgences et évènements de santé publique ;

— Sous axe stratégique 3.4 : Prise en charge du Handicap

— *Axe stratégique renforcement du système de santé

— Sous axe stratégique 4.1 : Financement de la santé ;

— Sous axe stratégique 4.2 : Offre de soins et de services ;

— Sous axe stratégique 4.3 : Médicaments et autres produits pharmaceutiques ;

— Sous axe stratégique 4.4 : Ressources humaines en santé ;

— Sous axe stratégique 4.5 : Information sanitaire et recherche en santé ;

*Axe stratégique Gouvernance & pilotage stratégique

— Sous axe stratégique 5.1 : Gouvernance ;

— Sous axe stratégique 5.2 : Pilotage stratégique

Le cadre institutionnel de mise en œuvre et de coordination du PNDS 2016-2020 était composé de trois structures qui sont :

— Le Comité de Pilotage et de suivi de la mise en œuvre de la SSS (COPIL) qui est un comité interministériel présidé par le Ministre de la Santé Publique ;

— Le Comité Technique de suivi (CTS) présidé par le Secrétaire Général du Ministère de la santé publique ;

— Le Secrétariat Technique du Comité de Pilotage et de suivi de la mise en œuvre de la Stratégie Sectorielle de Santé (ST/CP-SSS) : Sous la responsabilité d'un coordonnateur, ce secrétariat est l'organe d'exécution des décisions prises par le COPIL. Il assure la coordination opérationnelle du suivi-évaluation de la mise en œuvre du PNDS 2016-2020, et apporte à tous les niveaux de la pyramide sanitaire un appui technique aux structures sanitaires dans l'élaboration et le suivi de la mise en œuvre de leurs plans pluri-annuels de développement sanitaire, et subséquemment de leurs Plans de Travail Annuels (PTA).

Réalisation du Profil Sanitaire du Cameroun en 2016

L'ONSP a produit en 2016, un document intitulé *Profil Sanitaire du Cameroun*. Ce document résume ci-dessous les données sur la santé au Cameroun :

— L'espérance de vie à la naissance au Cameroun était estimée à 54 ans en 1990. Elle est passée de 51 ans en 2000 à 57,3 ans en 2015. Les femmes avaient 2,7 ans de plus que les hommes d'espérance de vie à la naissance en 2015.

— La moralité infanto-juvénile est passée de 144 décès (période 1990-2004) à 103 décès (période 2011-2014) pour 1.000 naissances vivantes pour une cible de 76 décès pour 1.000 naissances vivantes en 2015.

— La proportion d'enfants de moins de 5 ans dormant sous une MILDA a atteint 54,8% en 2014. La prise en charge gratuite du paludisme simple et grave chez les enfants de moins de cinq ans a été instituée depuis 2011 et 2014 respectivement. La morbidité hospitalière liée au paludisme est passée de 40,6% en 2008 à 30,1% en 2014.

— La mortalité infanto-juvénile est passée de 144 décès (période 1990-2004) à 103 décès (période 2011-2014) pour 1000 naissances vivantes pour une cible de 76 décès pour 1000 naissances vivantes en 2015.

— La proportion d'enfants de moins de 5 ans dormant sous une MILDA a atteint 54,8% en 2014. La prise en charge gratuite du paludisme simple et grave chez les enfants de moins de cinq ans a été instituée depuis 2011 et 2014 respectivement. La morbidité hospitalière liée au paludisme est passée de 40,6% en 2008 à 30,1% en 2014.

— Le nombre de nouveaux cas de tuberculose pulmonaire à microscopie positive est passé de 11 655 cas en 2004 à 16 008 cas en 2015 avec des taux de guérison d'environ 85%.

— En 2013, les maladies transmissibles (MT) représentaient 40,7% du poids de la maladie au Cameroun.

— Les principales maladies dont le poids est considérable sont les suivantes : VIH/SIDA : 11,5% ; paludisme : 10,80% ; infections respiratoires basses : 10,10% ; maladies diarrhéiques : 5,60% ; tuberculose : 1,40% et IST : 1,30%). Ces maladies étaient responsables de 41,1% des décès (Global Burden of Disease, 2013).

— Les maladies non transmissibles (MNT) représentaient 14,2% du poids de la maladie et 31% de tous les décès en 2014. Les principales sont : les maladies cardio-vasculaires : 4,7% ; les accidents de la voie publique : 4% ; les accidents non intentionnels : 2,9% et les maladies rénales chroniques : 0,7%). En outre, elles étaient responsables de 23,3% de décès, diabète non compris.

— Les affections liées à la santé maternelle, infantile et des adolescents représentaient 18,3% du poids de la maladie et 14,4% de décès. Les maladies neurologiques représentaient 4,7% du poids de la maladie et 1,2%

de décès. Les maladies tropicales négligées (MTN) étaient responsables de 1,8% du poids de la maladie avec un taux de décès estimé à 0,2%.

— Les Maladies Non Transmissibles (MNT) sont en recrudescence et représentaient et représentaient 31% de tous les décès en 2014.

— Concernant le financement de la santé, en 2012, 70,42% (474,5 milliards FCFA) des dépenses santé étaient issues des ménages, 14,54% de l'État, 7,7% des entreprises et 7,11% des PTF.

De l'analyse de ce profil sanitaire, le document identifie trois tendances qui se dégagent des indicateurs de santé :

— **- des domaines d'amélioration** : il s'agit essentiellement des interventions relatives aux programmes verticaux tels que le paludisme, le VIH/SIDA, la tuberculose et la vaccination ;

— des domaines de stagnation : ici, on retrouve l'espérance de vie, le financement public et le développement des districts de santé ;

— des domaines de régression : on note surtout la mortalité maternelle, la planification familiale, et la couverture maladie.

De façon générale, le document conclut que la performance du système de santé est faible et aucun OMD lié à la santé n'a été atteint en 2015. Toutefois, les indicateurs de santé sont en inadéquation avec les ressources disponibles. Il existe donc un fort potentiel d'amélioration.

En guise de recommandations, l'Observatoire National de Santé Publique du Cameroun énonçait ce qui suit en 2016 :

1. Développer le *stewardship* (pilotage stratégique) à tous les niveaux du système pour que chaque acteur s'inscrive dans la logique d'apprentissage et d'amélioration continue des performances ;

2. Actualiser et disséminer les textes réglementaires et mettre en place des mécanismes et stratégies pour leur mise en œuvre effective ;

3. Renforcer la recherche action et la recherche opérationnelle en santé pour identifier les goulots d'étranglements et les défis opérationnels de mise en œuvre des interventions spécifiques de santé ;

4. Développer le SNIS de routine pour assurer un suivi effectif des interventions de santé et une prise de décision basée sur les données probantes ;

5. Accélérer la mise en place d'un système de financement plus équitable à travers l'approche de couverture sanitaire universelle.

Le document conclut que de façon générale, la performance du système de santé est faible et est en inadéquation avec les ressources disponibles. Des opportunités existent pour une amélioration plus significative de la santé des populations. Des efforts doivent être entrepris pour une mise en œuvre de la nouvelle Stratégie Sectorielle 2016-2027 et de son premier Plan de développement sanitaire 2016-2020.

Élaboration d'une politique nationale de la santé communautaire

Face aux insuffisances constatées en matière de santé communautaire, le Cameroun avec l'appui de ses partenaires au développement (OMS et UNICEF en l'occurrence) a élaboré en 2016 une Politique nationale de Santé Communautaire. La vision qui sous-tend cette politique est inspirée de la Stratégie Sectorielle 2016-2027 et est formulée comme suit : « Le Cameroun, un pays où l'accès aux services de santé de qualité est assuré pour toutes les couches sociales à l'horizon 2035 avec la pleine participation des communautés ».

Les principes directeurs qui guident cette Politique sont la participation communautaire indiquant la responsabilisation effective des communautés pour une meilleure implication dans la gestion de leurs problèmes de santé et la redevabilité indiquant l'obligation de mettre en œuvre et de suivre les actions de santé planifiées avec toutes les parties prenantes.

Le but de cette Politique vise à contribuer à la réduction de la morbidité et la mortalité avec la pleine participation des communautés. L'objectif général est de renforcer la participation communautaire dans la résolution des problèmes de santé. Les objectifs spécifiques sont les suivants :

1. Améliorer l'implication des communautés dans la gestion de leurs problèmes de santé ;
2. Renforcer les prestations des services au niveau communautaire ;
3. Accroître les ressources au niveau communautaire.

Les axes stratégiques de cette Politique sont les suivants :

— Renforcement des compétences des acteurs communautaires ;

— Renforcement du processus gestionnaire dans la mise en œuvre des Intervention sous Directives Communautaires (ISDC) et la fonctionnalité des structures de dialogue ;

— Renforcement de la fonctionnalité et de la mobilisation des ressources.

S'agissant du cadre organisationnel de mise en œuvre de la Politique de santé communautaire, elle sera mise en œuvre sous le leadership du Ministère de la Santé Publique à travers le Plan Stratégique de santé communautaire (PSSC). Cette Politique tient compte de l'ancrage institutionnel basée sur les textes règlementaires et normatifs. Ainsi la Politique de santé communautaire est prévue pour être mise en œuvre à tous les niveaux de la pyramide sanitaire par plusieurs instances. Au niveau central :

— Le Conseil National de Santé, de l'Hygiène et des Affaires Sociales ;

— Le Ministère de la santé Publique ;

— Au niveau régional ou intermédiaire :

— Les Délégations régionales de la Santé Publique ;

— Les Fonds régionaux de Promotion de la santé (FRPS);

— Au niveau périphérique :

— Les Comités de santé de Districts (COSADI) ;

— Les Équipes-Cadre des Districts de santé (ECD) ;

— Les Comités de santé des Aires (COSA) ;

— Les Équipes des Aires de Santé.

Le document de Politique de Santé Communautaire énonce aussi le rôle des acteurs institutionnels des partenaires du Ministère de la Santé Publique dans sa mise en œuvre. Ces Partenaires sont les suivants : La communauté ; les Partenaires au développement (partenaires internationaux et partenaires nationaux que sont les Organisations de la société civile) ; les Ministères partenaires ; les Collectivités Territoriales décentralisées (CTD).

Le document précise les outils nécessaires à sa mise en œuvre que sont : le Plan Stratégique de la Santé Communautaire (à élaborer) ; le Plan de suivi/évaluation de la santé communautaire ; le Guide des Interventions sous Directives Communautaires ; le Plan de Travail des régions ; le Plan de Travail des districts de santé ; le Plan de Travail consolidé des districts de santé ; les Tableaux de suivi des performances ; les Plans de développement des districts de santé, les

Manuels de formation en participation communautaire ; les outils de gestion ; le Guide de monitorage décentralisé pour action ; le Guide national de fonctionnement des Structures de Dialogue.

Annonce de l'instauration progressive de la Couverture Sanitaire Universelle (CSU) par le Chef de l'État

« Nous allons poursuivre nos efforts, afin de faire bénéficier à nos populations des soins de santé de qualité et accessibles à tous. C'est dans cette optique que j'ai donné au Gouvernement l'instruction de parachever les réflexions relatives à la mise en place progressive de la Couverture Santé Universelle » (Extrait du Discours du Chef de l'État, **S.E.M. Paul Biya**, à la Nation, le 31 décembre 2017).

Suite à cette déclaration du Chef de l'État, le Gouvernement a mis en place en 2015, un Groupe Technique National. Il est co-présidé par les Ministres de la Santé Publique et du Travail et la Sécurité Sociale. Sa mission principale est de conduire le processus et faire des propositions au Gouvernement sur les différents aspects de ce système. De l'exploitation du document de synthèse des travaux de ce Groupe Technique, il ressort des points intéressants.

— Parler **de Couverture Santé Universelle** signifie d'une part rendre disponible des soins de santé de qualité sur toute l'étendue du territoire national. D'autre part, il s'agit d'organiser le financement de la demande de soins ou la protection sociale en santé afin que chaque individu puisse accéder aux soins de santé en cas de besoin, sans être confronté à des difficultés financières ou basculer dans la pauvreté en raison du coût des soins.

— La Couverture Santé Universelle occupe une place prioritaire dans l'agenda des Objectifs de Développement Durable définis en 2015 en son objectif 3, cible 8 qui stipule que l'on doit « faire en sorte que chacun bénéficie d'une assurance-santé, comprenant une protection contre les risques financiers et donnant accès à des services de santé essentiels de qualité et à des médicaments et vaccins essentiels sûrs, efficaces, de qualité et d'un coût abordable ».

— Le Groupe Technique National a conduit, dans une approche participative et apprenante, plusieurs études et analyses depuis 2015 avec des étapes clés de validation technique qui ont abouti aux constats suivants :

o Sur les **ressources financières allouées à la santé** : les dépenses totales de santé sont de 728.1 milliards F CFA (CNS 2012) ; les dépenses totales de santé/habitant sont de 3.400 F CFA ; le paiement direct des soins de santé par les ménages très élevé : 70% ; la part du budget de l'État alloué à la fonction santé oscille entre 5.5 et 7% depuis 2011 (alors que la déclaration d'Abuja préconisait 15%) ; seulement 6.46% de la population camerounaise couverte par un mécanisme de protection sociale en santé ; la majorité ne fait partie d'aucun dispositif de protection du risque financier et continue de supporter les dépenses directes de santé à travers le paiement direct des soins.

o Sur la **Mutualisation des ressources**, on note : une forte fragmentation du financement de la santé ; un taux de mutualisation très faible : 2%. Il existe plusieurs dispositifs de gratuité et subventions dédiés à des cibles ou des maladies spécifiques avec une couverture très limitée.

o Sur le **degré d'équité dans le financement de la santé** : l'allocation des ressources publiques se fait très souvent sur une base égalitaire. 33% de ces dépenses publiques de santé sont captées par les fonctions administratives, 42% dans les mutuelles de santé. La redevabilité et la transparence sont faibles.

o Sur **l'achat des prestations** : trois principaux acteurs sont impliqués : il s'agit des ménages à travers les paiements directs et les tickets modérateurs ; du Ministère de la Santé Publique ; des Assureurs privés et des Mutuelles de santé. Le principal mécanisme de paiement des soins de santé est le paiement à l'acte qui entraîne une surconsommation.

Le projet de système national de Couverture Santé Universelle au Cameroun proposé par le Groupe Technique National se résume comme suit :

Principes directeurs :

— L'Universalité : couverture de l'ensemble de la population sans discrimination ;

— La Solidarité nationale : pilier du système par l'équité contributive et l'équité dans l'accès aux soins ;

— La responsabilité générale de l'État : il est garant du bon fonctionnement du système, la santé étant un bien public et la protection sociale un droit consacré par la constitution ;

— L'affiliation obligatoire : un défi majeur, vu l'importance de la population travaillant dans l'économie informelle.

Le panier de soins et services de santé de base du système de Couverture Santé Universelle proposé par le Groupe Technique National se présente comme suit :

• 185 affections et interventions de santé publique ont été retenues dans le panier de soins de base pour le démarrage, avec 101 sous-interventions.

• Les protocoles de soins par spécialités ont été élaborés pour favoriser une bonne délivrance des interventions du panier de soins de base.

• Document fixant les règles de bonne pratique d'un acte médical ou paramédical, basées sur une expérience clinique partagée et un consensus de professionnels ;

• Guide de rappel des procédures de soins que les professionnels de santé se devront de suivre dans le cadre de la prise en charge des pathologies et des services arrêtés dans le panier de soins.

2.1.5.5.1. L'architecture proposée du système de Couverture Santé Universelle

L'architecture du système de couverture santé universelle est définie comme un ensemble cohérent de mécanismes ou instruments de regroupement et de gestion des fonds. Le but est de permettre la prise en charge collective des dépenses liées à l'accès des populations aux soins et services de santé.

Les conditions de réussite reposent sur la mise à niveau des formations sanitaires : Infrastructures adéquates ; plateau technique uniforme sur l'ensemble des formations sanitaires ; dossier de recrutement du personnel technique adossé soit à travers l'État, soit par contractualisation directe avec les structures locales.

2.1.5.5.2. Les sources de financement du système de Couverture Santé Universelle

Trois sources de financement sont identifiées. Il s'agit de l'État, les ménages et les partenaires. Après toutes les réflexions participatives, le Groupe Technique National a défini les principaux éléments de base pour la prise de décision politique sur la mise en place d'un système de Couverture Santé Universelle au Cameroun. L'ensemble des éléments proposés est fondé à la fois sur les leçons tirées des expériences internationales en matière de couverture santé universelle mais aussi et surtout sur le contexte camerounais. Trois ans après la Déclaration du Chef de l'État, le grand public attend toujours de savoir à quoi va ressembler la Couverture Sanitaire Universelle au Cameroun.

Élaboration de la Stratégie de financement de la santé

En Septembre 2019, le Cameroun avec l'appui du Groupe de la Banque Mondiale, a élaboré une Stratégie de Financement de la santé pour la période 2019-2030 (MSP, 2017). Le diagnostic du système de financement de la santé a permis de dégager un certain nombre de défis que le système de financement de la santé doit relever pour répondre aux attentes du système de santé et des populations. Ces défis sont les suivants : mobilisation suffisante des ressources financières pour le secteur de la Santé Publique ; promotion des allocations stratégiques et du partage des risques dans la protection contre la maladie ; promotion de l'équité en matière de financement de la santé et de protection financière ; mise en place d'un dispositif performant de gouvernance dans la gestion des structures et des ressources du secteur santé.

La vision de cette Stratégie de Financement de la santé est la suivante : « le Cameroun, un pays disposant d'un système de financement de la santé qui mobilise des ressources suffisantes pour répondre avec efficacité, efficience, équité et transparence aux besoins de santé des populations et du système national de santé » (MSP, 2017 : 36).

Les principes et les valeurs qui sous-tendent cette Stratégie sont les suivants :

▪ **Équité** dans la mobilisation et l'allocation des ressources : elle sous-entend que les contributions seront apportées suivant les capacités financières de chacun. Cependant, la redistribution est faite suivant les besoins ressentis qu'il s'agisse d'une personne physique ou morale ;

▪ **Solidarité** avec les plus démunis et les personnes socialement vulnérables : ceux qui en seront capables devraient financer le système pour que tout le monde puisse en bénéficier ;

▪ **Durabilité** des interventions pour garantir un impact sur la santé des populations : les interventions seront inscrites dans une vision de pérennité et non de projet temporaire ;

▪ **Participation** de tous et pour tous : elle renvoie à la mise en œuvre inclusive des interventions de tous les acteurs et bénéficiaires ;

▪ **Intégration** dans la gestion des ressources : cette notion renvoie à la prise en compte des ressources de toutes les sources dans la gestion des structures de santé ;

▪ **Redevabilité** vis-à-vis des institutions et des bénéficiaires : elle consiste à rendre compte de l'activité de gestion des ressources et à communiquer sur des droits et devoirs des parties prenantes ;

▪ **Transparence** dans la gestion des ressources : elle s'appuie sur les principes de participation, d'intégration et de redevabilité pour faciliter l'appréciation par toutes les parties prenantes, de la gestion des ressources financières ;

▪ **Partenariat** avec tous les acteurs du financement et de la mise en œuvre des interventions dans le secteur de la santé ;

▪ **Efficacité et efficience** dans la gestion des ressources que l'on sait rares : ces deux notions renvoient à la recherche permanente de l'atteinte des résultats au moindre coût.

Sa mission est de pourvoir au système national de santé, des financements adéquats émanant de sources diverses et pérennes, favorisant l'accès universel à un ensemble de soins et services de santé essentiels de qualité.

Son but est de contribuer à l'atteinte des objectifs de la SSS 2016-2030 et de la Couverture Sanitaire Universelle au Cameroun.

L'objectif global de cette Stratégie est de doter, d'ici à 2030, le secteur de la santé au Cameroun, d'un système de financement qui permette de garantir à l'ensemble de la population, une protection financière contre le risque maladie et une couverture équitable en soins et services de santé de qualité.

Les objectifs stratégiques sont les suivants :

— Objectif stratégique (A1) : Assurer la mobilisation de ressources financières suffisantes, équitables et pérennes pour le financement de l'offre et de la demande de soins et services de santé ;

— Objectif stratégique (A2) : Renforcer la mise en commun des ressources financières dédiées à la santé et au partage du risque maladie ;

— Objectif stratégique (A3) : Renforcer le dispositif d'achat stratégique de soins et de services de santé de qualité ;

— Objectif stratégique (A4) : Améliorer la gouvernance et la gestion des ressources financières du secteur de la santé.

Les objectifs spécifiques sont les suivantes :

* Mobilisation de ressources financières suffisantes

— D'ici à 2030, relever à au moins 12% la part du budget national allouée à la santé ;

— D'ici à 2025, mobiliser des ressources pérennes non budgétaires pour le financement de la santé ;

— D'ici à 2025, mettre en place un mécanisme obligatoire de prépaiement des dépenses de santé ;

— D'ici à 2025, accroître d'au moins 30% la contribution des acteurs non-étatiques (OSC, sous-secteur privé laïc et confessionnel, entreprises privées, diaspora, etc.) au financement de la santé ;

— D'ici à 2025, accroitre le niveau des fonds mobilisés auprès des bailleurs de fonds.

*Mise en commun des ressources financières dédiées à la santé et au partage du risque maladie

— D'ici à 2025, mettre en place un cadre réglementaire pour la mise en commun des fonds mobilisés dans le secteur de la santé ;

— D'ici à 2025, mettre en place un dispositif institutionnel propre à assurer la mise en commun des fonds et la complémentarité des mécanismes existants ;

* Renforcement du dispositif d'achat stratégique de soins et services de santé de qualité

— D'ici à 2030, faire passer à au moins 90%, la proportion des structures de santé qui reçoivent des financements en fonction de leurs performances ;

— D'ici à 2030, assurer l'achat de 100% des prestations de soins et services prépayés dont la régularité, l'effectivité et la qualité sont validées ;

* Amélioration de la gouvernance et l'efficience dans la gestion des ressources financières du secteur de la santé

— D'ici à 2030, renforcer la régulation dans les différentes fonctions du financement de la santé ;

— D'ici à 2030, renforcer la décentralisation dans la gestion financière ;

— D'ici à 2030, améliorer l'efficience dans l'allocation et l'utilisation des ressources financières disponibles ;

— D'ici à 2030, améliorer la coordination des interventions des acteurs impliqués dans le financement de la santé ;

— D'ici à 2030, assurer la mise en application des mécanismes de transparence, de redevabilité et de lutte contre la corruption dans le secteur santé ;

— D'ici à 2030, assurer le contrôle, l'audit, le suivi et l'évaluation de la gestion des ressources financières.

Estimation du coût prévisionnel de la Stratégie de financement de la santé

Le coût prévisionnel de la stratégie de financement de la santé est de 7.790.114.006 F CFA sur la période 2019-2030. Dans le contexte de l'instauration progressive de la Couverture Sanitaire Universelle, il est attendu du gouvernement du Cameroun que cette Stratégie de Financement soit validée et appliquée afin qu'elle mobilise des ressources suffisantes pour répondre avec efficacité, efficience, équité et transparence aux besoins de santé des populations et du système national de santé. Ce qu'attendent tous les Camerounais.

Problèmes observés au cours de la période 2016-2019

Tout comme observé au terme de la période précédente, la période 2016-2019 est aussi marquée par :

— La production de plusieurs documents de type stratégique sans réelle opérationnalisation à l'instar de la Stratégie Sectorielle 2016-2027 et le Plan de Développement Sanitaire 2016-2020 dont la mise en œuvre reste peu visible. Le renforcement du système de santé par la viabilisation des districts de santé ainsi que la revitalisation des soins de santé primaires malgré leur inscription dans ces documents stratégiques ne sont pas en cours de réalisation perceptible.

— La multitude de documents de politique et de stratégie n'est pas connue par les professionnels de la santé ainsi que les principaux acteurs partenaires nationaux de la santé.

— Les cogitations au niveau stratégique sur l'instauration progressive de la Couverture Sanitaire Universelle sans aucune législation adoptée en la matière, sans réelle communication sociale pour éclairer le grand public et surtout les Professionnels du secteur.

Troisième partie :

Analyse stratégique de la santé publique au Cameroun

1. Réalisations, acquis majeurs, opportunités et menaces

Les investissements consentis ont permis de mettre en place un système de santé avec des infrastructures, des structures de prestation de soins et de service, des processus techniques et des procédures de mise en œuvre, des institutions de formation, des mesures d'amélioration de l'accessibilité aux soins par les groupes les plus vulnérables et surtout des victoires certaines sur certaines maladies jadis dévastatrices. Ces actions réalisations bénéfiques pour les populations doivent être considérées comme des acquis à consolider et à améliorer.

1.1. Actions à inscrire au compte des victoires remportées sur les maladies

Un bilan approximatif des victoires remportées par le secteur de la santé au Cameroun avec l'appui des partenaires internationaux dans le cadre de la lutte contre les endémo-épidémies depuis l'indépendance du pays peut se résumer comme suit :

— l'éradication de la Variole ;

— l'élimination de la Maladie du sommeil (Trypanosomiase Humaine Africaine) en tant que problème de santé publique ;

— l'élimination du Ver de Guinée (Dracunculose) ;

— l'élimination des Troubles dus à la carence en iode (TDCI) ;

— le recul significatif des ravages de l'Onchocercose (Cécité des Rivière) grâce à l'Approche d'Intervention sous directives communautaires.

— la maîtrise des épidémies dévastatrices de Rougeole et de Méningites ;

— l'arrêt de l'évolution vertigineuse du VIH/SIDA et un début d'inversion de la tendance.

1.2. Actions à inscrire au rang des bonnes pratiques en faveur de l'équité et la justice sociale en santé

Dans le souci de faciliter l'accessibilité aux soins de santé des populations les plus vulnérables, les Pouvoirs Publics ont décidé d'offrir des subventions en faveur de la lutte contre certaines maladies et d'accorder la gratuité de soins pour d'autres.

Sans être exhaustif, il s'agit de :

* Pour les subventions offertes :

— Subvention de la Prise en charge du diabète ;

— Subvention de la Prise en charge de l'Epilepsie ;

— Subvention de la Prise en charge des Cancers ;

— Subvention des Hémodialyses ;

— Subvention du coût des moustiquaires vendues aux populations ;

— Réduction significative des coûts des médicaments Essentiels.

    * Pour les mesures de gratuité

— Gratuité du Traitement préventif de l'Onchocercose ;

— Gratuité des ARV adultes et pédiatriques et cotrimoxazole ;

— Gratuité de la Prise en charge de la Tuberculose ;

— Gratuité de la prise en charge du Paludisme chez les enfants de moins de cinq ans ;

— Gratuité du Traitement Préventif Intermittent (TPI) chez les femmes enceintes ;

— Gratuité de la Prise en charge de la Lèpre ;

— Gratuité de la Prise en charge des Helminthiases Intestinales ;

— Gratuité de la Prise en charge de la Schistosomiase ;

— Gratuité de la Prise en charge de l'Ulcère de Buruli et de ses complications ;

— Gratuité de la Prise en charge du Pian ;

— Gratuité de la Prise en charge du Traitement et de la chirurgie du Trachome ;

— Gratuité du traitement de la Filariose Lymphatique et chirurgie Hydrocèle ;

— Gratuité des services de Planification Familiale ;

— Gratuité des services de vaccination pour les enfants et les femmes en âge de procréer ;

— Gratuité de la Prise en charge de l'Epilepsie ;

— Distribution gratuite des moustiquaires imprégnées d'insecticide.

1.3. Acquis et défis par services et fonctions de la Santé Publique

    Les principales réalisations et les défis y associés sont présentés par services et fonctions essentielles de la Santé Publique.

1.3.1. Services clés de la Santé Publique

Acquis et défis en matière de Promotion de la santé

a) Acquis

Avec la Stratégie Sectorielle de Santé 2016-2027, la Promotion de la santé est devenue une Composante à part entière du secteur de la santé au Cameroun. En outre, le principal acquis en matière de Promotion de la santé est la création depuis 2002 d'une Direction de la Promotion de la santé au sein du Ministère de la Santé Publique du Cameroun chargé d'élaborer la politique nationale y afférente. Cette Direction dispose de quatre Sous-Directions (Prévention et Action communautaire, Nutrition, Hygiène et Assainissement et Santé mentale).

Dans le cadre de la mise en œuvre de la Réorientation des Soins de Santé Primaires, les populations participent au financement de la santé et sont tant bien que mal à la cogestion des services de santé. Des Organisations de la société civile participent à la mobilisation sociale et l'éducation des populations mais sans directives normatives. Par ailleurs, des agents relais communautaires assurent l'information et la sensibilisation des familles dans les communautés.

b) Défi prioritaire à relever : Faible participation et appropriation communautaire des actions de santé

Malgré l'existence d'une Direction de la Promotion de la santé depuis 2002, le Cameroun ne dispose pas toujours d'une politique et d'un plan stratégique de promotion de la santé (tel que recommandé par l'OMS) devant servir de boussole dans ce domaine. L'absence d'un cadre de référence national et d'actions fortes en matière de promotion de la santé ne prépare pas les populations au partage de responsabilités en matière de santé, à la participation communautaire. Les structures de dialogue et de participation communautaire mise en place dans le cadre de la réorientation des SSP ne sont pas fonctionnelles. Les personnels de santé ne sont pas préparés à la cogestion de la santé.

Le Cadre de mise en œuvre de cette Déclaration a identifié pour l'Afrique neuf domaines prioritaires parmi lesquels l'appropriation et la participation communautaire. Cette Déclaration appelle les États membres à mettre en place un cadre favorable à la participation des communautés et à recourir aux stratégies de promotion de la santé pour donner à ces communautés les moyens d'adopter des modes de vie plus sains (OMS, 2010 : 11).

La Déclaration d'Adélaïde sur la santé dans toutes les politiques grâce à l'action intersectorielle sur les déterminants sociaux de la santé, adoptée par les États en 2010, n'est pas encore traduite dans les faits. La lutte contre les Inégalités sociales de santé ne figure pas parmi les priorités d'action.

Acquis et défis en matière de Prévention de la maladie

a) Acquis

— Avec la Stratégie Sectorielle de Santé 2016-2027, la Prévention de la maladie est devenue une Composante à part entière du secteur de la santé au Cameroun ;

— Il existe un Programme Élargi de Vaccination (PEV) fonctionnel qui assure la prévention des maladies évitables par la vaccination depuis 1976.

— Les Programmes de santé prioritaires (SIDA, Tuberculose, Paludisme, etc.) disposent d'une composante Prévention.

— Des campagnes de prévention de diverses maladies sont organisées ;

— En 2014, 34,7% des ménages possédaient une moustiquaire imprégnée d'insecticides pour deux personnes.

— 26% des femmes enceintes ont bénéficié d'au moins trois doses du Traitement Préventif Intermittent (TPI).

— Il existe un Programme Multisectoriel de lutte contre la mortalité maternelle, néonatale et infantile.

b) Défi prioritaire à relever : L'incidence des maladies transmissibles et non transmissibles reste encore élevées

D'après le rapport des comptes nationaux de la santé, les dépenses totales relatives à la prévention de la maladie s'élèvent 13,6 milliards de Francs CFA, soit 2,9% seulement des dépenses totales de santé. Compte tenu de l'évolution croissante de la morbidité et de la mortalité liées aux maladies non transmissibles et face au faible intérêt des partenaires extérieurs pour leur financement, il importe que ces maladies fassent l'objet d'une mobilisation de ressources nationales pour une prise en charge globale incluant des actions promotionnelles, préventives, curatives et réhabilitatives.

L'absence d'une législation sur la médecine traditionnelle (qui intervient aussi bien dans la prévention que dans la prise en charge des cas) ne permet pas une expression optimale de cette pratique sociale qui attire encore la majorité de la population.

Protection de la santé/Prise en charge des cas

a) Acquis

Plusieurs programmes de lutte contre les maladies ont été créés ; certains d'entre eux bénéficient de l'appui financier des Partenaires au développement. Il s'agit plus précisément des programmes de lutte contre le SIDA, la Tuberculose et le Paludisme soutenus par le Fonds Mondial de lutte contre ces Maladies, et du Programme Élargi de Vaccination qui est soutenu par l'alliance Mondiale pour les Vaccins et la Vaccination (GAVI).

L'État a mis en place un système de soins structuré avec des formations sanitaires à tous les niveaux du système national de santé :

— Les Hôpitaux de 1ère catégorie : ce sont des établissements Publics Administratifs (EPA) dotés de la personnalité juridique et de l'autonomie financière (Hôpital Général de Yaoundé, Hôpital Général de Douala, Hôpitaux Gynéco-Obstétriques et Pédiatriques de Yaoundé et Douala, Centre Hospitalier et Universitaire).

— Les Hôpitaux de 2ème catégorie : dispensent des soins médicaux et médico-sanitaires de très haut niveau. Ce sont les Hôpitaux Centraux (Hôpital Central de Yaoundé, Hôpital Jamot de Yaoundé, Hôpital Laquintinie de Douala, CURY, Hôpital Régional de Sangmelima).

— Les Hôpitaux de 3ème catégorie : ce sont les Hôpitaux Régionaux (HR) ;

— Les formations sanitaires de 4ème catégorie ou Hôpitaux de District (HD).

— Les formations sanitaires de 5ème catégorie. Elles dispensent des soins essentiels (prestation d'un paquet minimum d'activités) ;

— Les Hôpitaux de 6ème catégorie : les Centres de Santé Intégrés (CSI) ;

— Les Hôpitaux de 7ème catégorie, les centres de santé ambulatoire (CSA).

Région	Population 2014	CSI & CMA	HD & Assimilés	HR	HC & HG	Total général
Adamaoua	1.125.438	148	8	1	0	157
Centre	3.906.883	797	29	1	11	838
Est	888.682	213	13	1	0	227
Extrême	3.856.740	296	30	3	0	329

Région	Population 2014	CSI & CMA	HD & Assimilés	HR	HC & HG	Total général
Nord						
Littoral	3.175.664	575	39	2	3	619
Nord	2.271.914	257	14	-1	0	272
Nord-Ouest	1.999.831	336	30	1	0	367
Ouest	1.978.322	595	32	1	0	628
Sud	766.981	298	9	2	1	310
Sud-Ouest	1.533.964	271	14	2	0	287
Total général	**21.504.419**	**3.786**	**218**	**15**	**15**	**4.034**

Figure 26 : Répartition des formations sanitaires par région au Cameroun en 2014. Source : Document de présentation du budget du Ministère de la Santé Publique à l'Assemblée Nationale, Décembre 2014.

La création du **Centre Hospitalier de Recherche et d'Application en Chirurgie Endoscopique et Reproduction Humaine (CHRACERH)** au Cameroun est une réalisation majeure en santé reproductive qui redonne l'espoir aux personnes et couples de procréer. C'est un véritable pôle d'excellence en matière de santé qui fait la fierté du Cameroun et de l'Afrique. Par ailleurs, le Plan d'Urgence Triennal du Chef de l'État (PLANUT) 2015-2017, prévoit la construction et la réhabilitation des hôpitaux de référence dans toutes les régions du pays, ainsi que le développement des infrastructures sociales de base.

Selon la Stratégie Sectorielle 2016-2027, la lutte contre la maladie a enregistré les résultats suivants :

Maladies	Performances
Maladies Transmissibles	24% du poids total de la maladie au Cameroun (2013)
Infection au VIH/SIDA	La prévalence moyenne du VIH est de 4,3% dans la population de 15 à 49 ans et de 8,1% dans la tranche d'âge de 35 à 39 ans
Tuberculose	Nombre de cas variait entre 47000 et 49000 soit un taux compris entre 205 à 265 cas pour 1000 000

	habitants (OMS 2014).
Paludisme	première cause de consultation (28,6%) et d'hospitalisation (46%).
Hépatites Virales	La séroprévalence moyenne de l'Hépatite Virale B est de 12% avec un pic de 17% dans la région de l'Extrême-Nord.
Maladies Tropicales Négligées (MTN) : - Les vers intestinaux	Touchent plus de 10 millions de camerounais. Les enfants d'âge scolaire sont les plus touchés.
Maladies non Transmissibles (MNT) Hypertension artérielle (HTA) Diabète Maladies Rénales Chroniques	Elles représentent 14% du poids de la maladie et 23,3% de la mortalité générale dans l'ensemble du pays. 29% en 2015 6,6% de prévalence en 2015 14% à Douala et 14,1% à Dschang.
Cancers	14000 cas de cancer ont été dépistés et près de 25000 vivaient avec le cancer (2012).
Epilepsie[12]	5,8% en 2008 en milieu hospitalier
Prévalence du trait drépanocytaire	20 et 30% (OMS)

Figure 27 : Performances de la prise en charge des maladies. Source : Ministère de la Santé Publique.

Le tableau ci-dessous présente la contribution de douze maladies aux décès au Cameroun en 2013 :

N°	Maladies ou groupes de maladies	Contribution au poids de la maladie	Contribution aux décès (%)
1	VIH/SIDA	11,48%	14,24%
2	Maladies néonatales	11,27%	8,4%
3	Paludisme	10,77%	8,78%
4	Infections Respiratoires Basses	10,12%	10,52%

---

[12] Localités les plus touchées : le Mbam (6%), la Lékié (5,9%), le Nkam, les districts de santé de Mbengwi, de Batibo, Kumbo et Ndu dans le Nord-Ouest et la ville de Garoua. La tranche d'âge de 10-29 ans est la plus affectée (89,9%).

5	Maladies diarrhéiques	5,57%	5,1%
6	Carences nutritionnelles	5,03%	3,74%
7	Maladies cardiovasculaires	4,67%	11,56%
8	Accidents de la voie publique	3,95%	4,38%
9	Maladies mentales et abus de substances	3,53%	0,86%
10	Accidents non intentionnels	2,88%	2,87
11	Cancers	2,02%	4,45%
12	Complications liées à la grossesse, à l'accouchement et à la période infanto-juvénile.	1,95%	2,17%

Figure 28 : Contribution de douze maladies aux décès au Cameroun en 2013. Extrait de : ST-CP/SSS (Minsanté) à partir des données du Global Burden of Diseases (60).

b) Défi prioritaire à relever

Face à une mortalité globale et une létalité dans les formations sanitaires et dans la communauté encore élevées (SSS 2016-2027), il importe que la réforme hospitalière initiée depuis 2003 soit finalisée et donne lieu à :

- une Politique nationale de prestation de soins de santé définissant des normes, des standards et des procédures de soins curatifs en milieux hospitalier et communautaire ;

- des orientations philosophiques de soins offerts à la population avec des directives sur le plan de l'éthique en santé édictées, appliquées et suivies d'un contrôle de leur application.

Propositions pour une réforme hospitalière de qualité

Voici dix propositions pour une **réforme hospitalière de qualité** selon l'Association Camerounaise de Santé Publique (2016). Il s'agit de créer à travers une synergie d'actions, un environnement novateur devant permettre aux hôpitaux de **sauver le maximum de vies humaines**, de **vivre,** de **survivre** et de se **régénérer** par eux-mêmes. Au nombre de ces actions novatrices souhaitées, l'ACASAP suggères les suivantes :

a) Mener une évaluation diagnostique de la qualité des soins dans les formations sanitaires au Cameroun (Faire le diagnostic de l'existant)

Une réforme hospitalière qui veut s'inscrire dans une perspective de pertinence, d'adéquation, d'efficacité et d'efficience, devrait être précédée par des évaluations ou audits complets (organisationnel, technique et financier) permettant de disposer de données probantes actualisées, nécessaires à une prise de décision éclairée. **La Qualité** doit en principe être au centre de toute réforme hospitalière. ***Pouvons-nous à ce jour décrire avec des indicateurs précis, le niveau de qualité de soins dans nos formations sanitaires ?*** La qualité étant une quête permanente, l'on devrait en connaître le niveau afin de projeter des améliorations souhaitées.

À ce titre, nous pensons que la prescription de Monsieur le Premier Ministre, Chef du Gouvernement du 23 Juin 2013, ordonnant d'élargir les audits complets réalisées dans les hôpitaux généraux (Hôpital Général de Yaoundé et Hôpital Général de Douala) en 2009/2010 aux formations sanitaires publiques de 2ème, 3ème et 4ème catégories demeurent une nécessité qui se justifie aussi bien sur le plan scientifique que managérial. Ces audits complets n'ayant pas été réalisés, faute de financement, un plaidoyer doit être fait pour mobiliser les ressources à cet effet afin de les réaliser.

Il est important au moment où le Cameroun voudrait réformer son système hospitalier, qu'il dispose du **diagnostic de l'existant** suite à une évaluation avec des indicateurs qui permettent d'apprécier le niveau de **qualité** dans nos hôpitaux (la qualité étant la quête de toute formation sanitaire). En l'absence de données probantes, les objectifs de la réforme envisagée ne seront ni réalistes, ni mesurables parce que ne se référant pas à des données de base fiables. Les audits complets permettront aussi de disposer de données fiables sur l'état réel de la gouvernance hospitalière afin d'y apporter des solutions plus appropriées.

L'élaboration de différentes normes applicables dans les hôpitaux pourrait se référer aux résultats des audits techniques (sur la qualité des soins), organisationnels et financiers. L'évaluation doit être au départ (évaluation diagnostique), pendant (évaluation à mi-parcours) et après (évaluation finale).

Nous suggérons les trois grands axes de l'évaluation de la qualité des soins (Ribaut, 1991) ci-après : évaluation des structures et des ressources ; évaluation des processus de soins et de la démarche de soins médicaux, infirmiers, médico-sanitaires et sociaux ; évaluation des résultats.

En fait, l'évaluation diagnostique de la qualité est l'analyse de la situation de l'hôpital dans toutes ses composantes : elle permettra de répondre à la question **où en sommes-nous dans nos hôpitaux avant toute réforme ?**

b) Redéfinir le cadre organisationnel des hôpitaux

Eu égard aux résultats de l'évaluation diagnostique, une restructuration du cadre organisationnel des hôpitaux pourrait s'imposer. La révision de l'organigramme des hôpitaux doit découler d'une bonne analyse des problèmes posés par l'organisation actuelle. Dans les pays industrialisés par exemple, une des formules les plus courantes consiste à nommer comme Directeur d'hôpital, un Administrateur/Manager qualifié qui est secondé par un Directeur médical (Médecin clinicien) et Directeur des services infirmiers (Cadre supérieur Infirmier).

Ces trois personnes qui forment le *noyau de la direction* travaillent avec une équipe plus importante dont les membres sont qualifiés dans les domaines suivants : finances, ressources humaines, relations professionnelles et communication, techniques biomédicales. De plus en plus, on trouve un(e) « **Monsieur /Madame Qualité** ».

On y ajoute des Comités ou des **Conseils d'Administration** ou de **Gestion** selon les niveaux pour satisfaire aux exigences de **la Gouvernance participative, de contrôle et de redevabilité.** À cet effet, le rôle et les pouvoirs des Présidents de Comités de Gestion des hôpitaux de 2ème, 3ème et 4ème catégories doivent être précisés et formalisés par des actes réglementaires conséquents.

L'organisation technique des hôpitaux doit établir de manière claire et explicite, le nombre et la nature des services à fournir par niveau en tenant compte des besoins du système national de santé et du souci de spécialisation et de complémentarité. Ceci fait appel à la notion de **contrats d'objectifs qui permettront d'assurer le suivi et l'évaluation des performances du management de l'Hôpital**. Cette organisation doit définir la constitution des **équipes de soins** par niveau en se référant aux missions des différents corps et aux profils professionnels des catégories de personnels impliqués.

c) Améliorer la gestion des ressources humaines des hôpitaux

Il est reconnu que de toutes les ressources nécessaires au développement d'un pays, à la croissance d'une entreprise, seuls les ressources humaines sont indispensables. Il est question d'élaborer une stratégie adéquate de développement des ressources humaines en milieu hospitalier pour améliorer l'efficacité des prestations de ces structures.

La nomination des responsables dans les formations sanitaires doit se faire en application rigoureuse des critères définis et conformément aux profils de postes et des postulants. Cela suppose que les postes de travail et de responsabilités sont bien définis au préalable. L'organisation du travail devra veiller à allouer des responsabilités aux personnels en fonction de leurs qualifications professionnelles, spécialisations et expériences.

L'institution des **listes d'aptitudes aux postes de travail** et de **responsabilités** devrait faciliter le placement et la promotion objective du personnel. Le statut particulier des corps des professionnels de la santé publique en vigueur définit les profils de carrières de ces personnels. Il ne demande qu'à être fidèlement interprété et rigoureusement appliqué.

Il convient de relever ici que la plupart des revendications des fonctionnaires des corps des infirmiers et des techniques médicosanitaires observées de manière récurrente, sont l'expression patente d'une gestion irrationnelle, inéquitable et complaisante des ressources humaines.

d) Définir une politique et une philosophie des soins hospitaliers

Il est nécessaire de formuler une vision politique (boussole) avec une orientation philosophique nationale du système hospitalier. En effet, à partir des résultats des audits complets des Formations sanitaires du Cameroun, l'État, les acteurs nationaux et les partenaires au développement pourraient convenir d'une vision politique et d'une orientation philosophique de notre système hospitalier inspirées des réalités nationales et de l'évolution des modèles d'organisation et de délivrance des soins dans le monde.

La Vision politique doit pouvoir clarifier la finalité du système hospitalier au sein du système de santé et surtout, préciser **la primauté de sa fonction sociale** sur sa fonction économique (Maison sociale et d'aide ou Maison qui doit produire de l'argent pour l'État ?).

On pourrait cogiter sur les avantages ou acquis réels qu'aurait produits l'acte législatif portant « Dérogation spéciale aux formations sanitaires publiques en matière financière » au bénéfice des populations pour comprendre la faible accessibilité financière de ces dernières à nos hôpitaux. Une réflexion sur le plan politique et stratégique est nécessaire avant d'aborder les chantiers opérationnels.

La Vision philosophique doit pouvoir préciser les valeurs humaines cardinales qui doivent sous-tendre la pratique professionnelle dans le système hospitalier et qui devraient s'imposer à toutes les catégories de formations sanitaires au Cameroun. Cette norme décidée au niveau le plus élevé doit être la référence pour guider l'observance des pratiques décriées telles que la déshumanisation des soins, le mauvais accueil, la corruption en milieu hospitalier, le détournement des malades, etc.

Cette Vision politique et philosophique pourrait faire l'objet d'une **Déclaration Nationale.**

Plus concrètement, dans le cadre d'une politique hospitalière, Il est important que :

— **un consensus soit trouvé sur** la fonction sociale **de l'hôpital dans** un contexte d'économie d'entreprise et de lutte contre la pauvreté ;

— **des orientations stratégiques** sur l'organisation, le fonctionnement et la normalisation des structures, des actes professionnels et des ressources soient définies et appliquées (Fonctions de règlementation, normalisation). Que des normes, standards, procédures et protocoles de soins soient élaborés, adoptés et appliqués dans toutes les formations sanitaires publiques et privées. Sans conditions, les Ordres Professionnels doivent être associés dans le processus d'établissement des normes et standards des soins en milieu hospitalier ainsi qu'au contrôle de leur application.

— **Des principes philosophiques** qui sous-tendent la conception et la pratique des soins soient adoptés. L'on devra clarifier les dimensions philosophiques des concepts suivants : l'homme, la santé, la maladie, le malade, la mort, l'empathie, l'aide, l'éthique, l'humanisation des soins, l'accompagnement à la mort et énoncer des principes y afférents. L'échelon central devrait veiller au respect de ces principes philosophiques dans les formations sanitaires en collaboration avec les Ordres Professionnels (Fonction de régulation).

Chaque hôpital doit s'imposer des principes philosophiques de soins ainsi que des règles éthiques et morales découlant des orientations politiques et stratégiques et philosophiques définies par le niveau central à appliquer rigoureusement. Chaque formation sanitaire doit disposer d'un **Comité d'éthique** digne de ce nom, chargé de veiller aux aspects éthiques et moraux au quotidien.

e) Élaborer des Projets d'Établissements Hospitaliers

L'hôpital est un lieu de vie, c'est une communauté qui met ensemble :

• des acteurs professionnels différents dans leurs formations, dans leurs arts et techniques et leur perception de l'homme en santé et face à la maladie. Mais tous doivent être préoccupés par le bien-être (maintien de la santé), le traitement pour la guérison ou le soulagement du malade ;

• des acteurs administratifs, souvent préoccupés beaucoup plus par la rentabilité des structures, la vie et la survie des institutions hospitalières dont ils ont la charge.

• Des patients ou clients nécessiteux mais exigeants quant à la **qualité.**

Bien souvent, ces divergences d'objectifs et d'intérêts sont à l'origine de véritables blocages du fonctionnement de l'hôpital et deviennent une cause principale de **non-qualité**. L'hôpital devient alors un lieu par excellence de **conflits croisés**.

L'hôpital étant une communauté constituée d'équipes à différents niveaux chargées de le gérer, il devient nécessaire de :

— faire partager le destin de l'hôpital (vue comme une entreprise) par l'ensemble des acteurs ;

— développer un sentiment très fort d'appartenance à l'ensemble de la communauté de l'hôpital en mettant l'accent sur la mission particulière de chaque acteur qui doit se sentir solidaire des autres ;

— mobiliser toutes les ressources humaines de l'hôpital et intégrer les différences pour une cohésion prospective ;

— bâtir dans la cohérence et l'unité d'action pour vivre un véritable **partenariat** et non **une confrontation de pouvoirs.**

Le projet d'établissement est un acte par lequel, faisant siennes les directives et prescriptions nationales et prenant en compte, ses missions et les spécificités de son environnement, la communauté de l'hôpital se met ensemble pour :

— se donner un dessein qui lui est propre et le caractérise ;

— se fixer des orientations stratégiques, des objectifs et des plans d'actions pour accomplir ce dessein ;

— prendre un engagement résolu, un pacte, définir des démarches administratives, techniques, scientifiques et technologiques participatives et les appliquer afin de réaliser des objectifs communs définis ensemble ;

Concrètement, le projet d'établissement est un document consensuel, élaboré par tous qui s'adresse d'une part aux acteurs professionnels et administratifs, d'autre part aux patients/clients et aux partenaires externes de l'hôpital.

Il est important de savoir que ce que l'établissement hospitalier gagne en force émane de son personnel, retourne à son personnel et devrait profiter aux patients/clients (Ribaut et al., 1985).

f) Développer des programmes d'assurance de la qualité

L'assurance de la qualité recouvre l'ensemble des dispositions prises pour donner confiance en ce que les exigences pour la qualité seront satisfaites (Sambuc, 2005). C'est aussi un mécanisme par lequel un établissement hospitalier examine et évalue à partir de référentiels de qualité standards (critères, normes, indicateurs), l'efficacité, l'efficience, la sécurité et l'utilité des services offerts ainsi que des résultats thérapeutiques, compte tenu des ressources humaines, financières, matérielles dont il dispose et des contraintes qui lui sont imposées.

Une réforme hospitalière digne de ce nom doit avoir pour épine dorsale, une conception stratégique de la démarche qualité avec des programmes d'assurance de la qualité dans toutes les formations sanitaires suivis et évalués périodiquement.

g) Développer un système de formation continue et de perfectionnement en milieu hospitalier

Dans le cadre du développement des ressources internes du système hospitalier, il s'avère nécessaire de créer ou de réorienter et renforcer les centres de formation continue et de perfectionnement. Ces centres doivent en réponse aux besoins des hôpitaux et de leurs acteurs, être de véritables structures d'actualisation des connaissances, de renforcement des capacités techniques et managériales du personnel médical et médico-sanitaire (art médical, art infirmier, techniques médico-sanitaires et biomédicales, gouvernance administrative) et d'imprégnation aux valeurs éthiques et morales.

Ces centres doivent développer en eux :

— la culture d'hôpital et l'attachement au projet d'établissement ;

— la culture de la responsabilité vis à vis du patient/client (valorisation des rôles autonome des différents corps et leur responsabilisation vis-à-vis des patients/clients) ;

— la culture du management ;

— la culture de la qualité.

Dans un système national de santé où la formation continue du personnel a toujours constitué un des maillons faibles, une réforme hospitalière devrait véritablement l'institutionnaliser et même la rendre obligatoire pour les professionnels. Les Centres ou unités de formation continue doivent être homologués et les professionnels qui y sont formés doivent recevoir des accréditations renouvelables (homologation et accréditation).

h) Créer des unités d'information/communication et de valorisation des clients et du public.

Le bénéficiaire des soins de qualité dans un hôpital est le **patient/client** réel ou potentiel. Il en est aussi un des **juges**. Le client est un partenaire de l'hôpital concerné par le projet d'établissement. À ce titre, il a droit à l'information, il doit s'exprimer, il doit communiquer avec ses partenaires. C'est un besoin fondamental pour lui.

L'hôpital doit créer un cadre d'information, d'expression et de communication à l'intention des patients /clients mais aussi du public. Le but est une meilleure connaissance de son offre de services et les facilités qu'il offre (*marketing* social de la santé ; utilité sociale de la formation sanitaire). L'organigramme de l'hôpital doit prévoir une structure à cet effet. L'hôpital-entreprise du 21ème siècle doit se vendre. Il doit s'ouvrir à son environnement pour susciter la confiance, attirer un grand nombre de clients pour leur assurer des soins de qualité appréciés par ces derniers.

i) Mettre en place un processus gestionnaire et développer les capacités managériales des responsables.

Les hôpitaux étant considérés comme des « Entreprises », il est important que les grands principes du *management* moderne y soient institués et appliqués par des responsables formés à cet effet.

Les conceptions **féodales**[13], **tayloriennes**[14] doivent dans une dynamique de changement progressif et méthodique avec une approche andragogique, céder la place au **management participatif** qui développe l'écoute et l'expression, prescrit la **délégation**, la **consultation**, la **concertation** et privilégie l'implication de tous les acteurs.

Nous aurons enfin, une génération de **Managers des hôpitaux**, plus soucieux de l'atteinte des objectifs globaux de leurs institutions tels que codifiés et adoptés de manière consensuelle dans le projet d'établissement, que des **Directeurs d'hôpitaux** qui se focalisent uniquement sur la rentabilité financière au détriment de l'efficacité institutionnelle, technique et sociale.

j) Promouvoir l'approche des services de santé intégrés et centrés sur la personne[15] dans des hôpitaux promoteurs de la santé.

Par **services de santé intégrés** on entend, « des services gérés et fournis de façon à assurer à chacun, la continuité des services de promotion de la santé, de prévention des maladies, de diagnostic, de traitement, de prise en charge, de réadaptation et de soins palliatifs » (OMS, 2015 : 2). **Les soins centrés sur la personne** sont « une approche de soins qui adopte consciemment la perspective individuelle et celles des aidants, des familles et des communautés en tant que participants à des systèmes de santé fiables » (OMS, 2015 : 2).

Qu'est-ce qu'un hôpital promoteur de la santé ?

C'est un hôpital qui ne se contente pas de fournir des services médicaux et infirmiers complets et de grande qualité. Il développe aussi une image de marque qui englobe les objectifs de la promotion de la santé ainsi qu'une structure et une culture organisationnelle de promotion de la santé au sein de l'hôpital, y compris des rôles actifs et participatifs pour les patients et tous les membres du personnel[16].

---

[13] Conception du patron qui se considère comme un Roi ; un chef charismatique, paternaliste.

[14] Patron au pouvoir hiérarchique certain, qui centralise les décisions, inflige des sanctions disciplinaires, planifie sans consensus, donne des informations descendantes et sélectives.

[15] OMS (2015) Cadre pour des services de santé intégrés centrés sur la personne Rapport du Secrétariat. EB138/37. Conseil Exécutif ; Cent trente-huitième session 18 décembre 2015 Point 10.1 de l'ordre du jour.

[16] Pour en savoir plus : Déclaration de Budapest sur les hôpitaux promoteurs de la santé (1991). OMS, Budapest ; Réseau international des hôpitaux et des services de santé.

Il se développe dans un environnement physique de promotion de la santé et coopère activement avec sa communauté (Garcia-Barbero 1998).

Les principes fondamentaux d'un hôpital promoteur de la santé sont les suivants :

— promouvoir la dignité humaine, l'équité et la solidarité ainsi que l'éthique professionnelle en reconnaissant les différents besoins, valeurs et cultures des divers groupes de population ;

— se centrer sur l'amélioration de la qualité, le bien-être des patients, de leur famille et du personnel, la protection de l'environnement ;

— se centrer sur la santé, en adoptant une approche holistique plutôt qu'en focalisant uniquement sur les services curatifs ;

— se centrer sur les intervenants qui dispensent les services de la meilleure façon possible aux patients et à leur famille, pour faciliter le processus de guérison et contribuer à l'autonomie de ces derniers ;

— utiliser les ressources de façon efficace et efficiente, et allouer les ressources en fonction de la contribution à l'amélioration de la santé ;

— tisser des liens les plus étroits possibles avec les autres niveaux du système de santé et la communauté.

Les finalités d'une politique de promotion de la santé à l'hôpital sont les suivantes :

• des établissements qui s'occupent davantage de la santé que de se focaliser essentiellement sur la maladie et les soins curatifs ;

• des établissements qui de par leur vision holistique de la gestion de la santé assument une grande responsabilité dans le système de santé ;

• des établissements qui répondent mieux aux besoins des clients et des consommateurs ;

• des établissements qui contribuent de manière significative à l'objectif global d'amélioration de la santé des populations et non seulement de leurs clients.

Les normes édictées par l'OMS en matière de promotion de la santé à l'hôpital sont les suivantes (Groene, 2006) :

— **Norme 1 :** l'hôpital doit se doter d'une **politique écrite de promotion de la santé** (une contribution à l'amélioration de la qualité de l'organisation qui vise à améliorer les résultats en matière de santé).

— **Norme 2 : Évaluation des besoins** en activités de promotion de la santé par les professionnels et les patients ;

— **Norme 3 : Information et intervention auprès des patients :** Les patients reçoivent l'information sur les facteurs importants relatifs à leur maladie ou à leur état de santé ;

— **Norme 4 : Promotion de milieux de travail sains :** La direction met en place les conditions nécessaires à la création d'un milieu de travail sain.

— **Norme 5 : Continuité et coopération :** L'hôpital adopte une démarche planifiée et continue de collaboration avec les autres paliers de services de santé ainsi qu'avec les autres organisations et secteurs concernés.

Important : La démarche d'élaboration de la réforme hospitalière doit être inclusive et participative. Les résultats consensuels de ce processus doivent être formalisés dans une **Déclaration nationale de Politique de prestation de soins hospitaliers** suivie de textes règlementaires sous forme de Décrets, d'Arrêtés et de Décisions qui viendront remplacer le Décret n°68/DF/419 du 15 octobre 1968 portant organisation structurelle et fonctionnement organique des formations sanitaires au Cameroun. En conclusion, Le développement intégré et coordonné des trois services clés de la Santé Publique permettra d'espérer améliorer les indicateurs socio-sanitaires du Cameroun.

1.3.2. Fonctions essentielles de la Santé Publique

Leadership et gouvernance

a) Acquis

Sur le plan institutionnel :

Il existe une Administration en charge de la Santé Publique ; en effet, conformément au Décret n°2013/093 du 3 avril 2013 portant organisation du Ministère de la Santé Publique, celui-ci est responsable de l'élaboration et la mise en œuvre de la Politique du Gouvernement en matière de santé. Il dispose d'un Cabinet avec trois Inspections Générales et trois Conseillers Techniques, une

Administration Centrale coordonnée par un Secrétariat Général, des Services déconcentrés (Délégations régionales et districts de santé) et des Organismes et comités techniques.

Les acteurs étatiques du secteur de la santé sont les administrations publiques au niveau central, leurs services déconcentrés et les Collectivités Territoriales Décentralisées (CTD).

Le secteur de la Santé au Cameroun compte deux types de partenaires qui sont :

— Les Ministères et administrations prestataires de soins de santé (MINDEF, MINEDUB, MINESEC, DGSN, MINESUP, MINJUSTICE, MINAS et MINTESS).

— Les administrations partenaires œuvrant dans le domaine de la Promotion de la santé particulièrement sur les déterminants de la santé (MINEDUB, MINESEC, MINESUP, MINAS et MINTESS, MINPROFF, MINEPIA, MINEPED, MINTP, MINJEC, MINCOM, MINADER, MINEE, MINDUH, MINEFOP, MINAC) ;

Sur le plan du développement du système de santé et de la rationalisation des prestations de soins et services

À la base du système de santé, une Paquet Minimum d'activités (PMA) couvrant les aspects promotionnels, préventifs, curatifs et gestionnaires qui doivent être effectuées de manière intégrée, continue et durable au niveau du premier échelon de la pyramide sanitaire. Il porte sur les quatre domaines ci-après :

— Domaine 1 : Santé de la mère, de l'enfant et de l'adolescent ;

— Domaine 2 : Lutte contre la maladie ;

— Domaine 3 : Promotion de la santé ;

— Domaine 4 : Viabilisation des districts de santé.

Existence d'une Centrale Nationale d'approvisionnement en Médicaments Essentiels (CENAME).

Sur le plan de la législation et la règlementation

— Existence d'une Loi-cadre dans le domaine de la santé (1996).

— Existence d'une Politique du Médicaments.

— Existence d'une Politique de Santé Communautaire.

Sur le plan du Pilotage stratégique

— Existence d'un Observatoire National de la Santé Publique (ONSP) créé en 2010.

— Existence d'un Secrétariat Technique de coordination et de Suivi du Comité de Pilotage de la Stratégie Sectorielle de Santé.

— Existence d'une Vision de développement à moyen terme formulée dans la Stratégie Sectorielle de Santé 2016-2027.

— Existence d'une stratégie partenariale du secteur de la santé.

Sur le plan du Financement de la santé

Financement de l'État

Le montant total du budget national alloué au MINSANTÉ a augmenté en volume depuis 2008. Cependant le pourcentage par rapport au budget national a

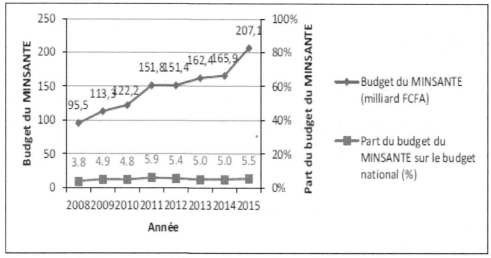

baissé entre 2011 et 2015 (voir figure ci-dessous) :

Figure 29 : Évolution du budget national alloué au MINSANTÉ de 2008 à 2015. Source : Lois des Finances 2008-2015.

Au cours des deux dernières années (2018 et 2020), le budget du Ministère de la Santé Publique est passé de 175,2 milliards de FCFA à 207,9 milliards. On peut noter que sur un budget national de 4.850,5 milliards de F CFA en 2019, la part du budget du Ministère de la Santé Publique représentait 4,286%. Sur la période allant de 2008 à 2019, la part du budget du Ministère de la Santé Publique sur le budget national n'a pas dépassé 5,9%.

Financement venant des ménages

La contribution des ménages représentait près de 66% des dépenses totales de santé en 2014, soit la 3ème plus importante contribution en Afrique Sub-saharienne derrière le Soudan et le Nigeria.

Financements extérieurs (FINEX)

En 2015, les FINEX (prêts et dons confondus) ont permis de financer à hauteur de 65 milliards les interventions dans les domaines ci-dessous :

Domaines	Montants en Milliards	Pourcentage
Santé de la mère, de l'enfant et de l'adolescent	22	34%
Lutte contre la maladie et Promotion de la santé	25	38%
Viabilisation des districts de santé	18	**18%**
Total	**65**	**100%**

Figure 30 : Répartition du budget du MINSANTE par programmes.

Source : Ministère de la Santé Publique/Division de la Coopération, 2015.

b) *Défis prioritaires à relever en matière de leadership et de Gouvernance en santé*

Une perception étriquée du concept de Santé Publique qui semble réduire ce Département Ministériel à la lutte contre les maladies au détriment d'une vision plutôt holistique

Dans la réalisation de sa mission d'élaboration et de mise en œuvre de la Politique du Gouvernement en matière de santé, le Ministre de la Santé Publique n'arrive pas toujours à couvrir de manière judicieuse et équilibrée, les trois fonctions essentielle de la Santé Publique. Ce sont : la Promotion de la santé, la Prévention de la maladie et la restauration de la santé ou prise en charge des cas de maladies. La prédominance des interventions et des investissements en matière de soins de restauration est si prégnante au détriment de la Promotion et de la Prévention que l'imagerie populaire tend à caricaturer ce Ministère comme celui des personnes malades (***Ministry of sick people en pidgin***). Un changement de paradigme au niveau le plus élevé de l'État est nécessaire afin que par exemple, l'investissement massif dans les soins tertiaires soit précédé par celui en faveur des soins primaires et secondaires pour plus d'efficacité opérationnelle. À cet effet, il est à souhaiter que s'opère un **véritable repositionnement de la Santé Publique** dans ce Département Ministériel avec l'institutionnalisation d'une Direction Générale de la Santé Publique pour veiller au respect du caractère holistique, multidisciplinaire et multisectoriel de ce secteur.

Le système de santé reste faible et nécessite d'être renforcé pour devenir performant.

Les insuffisances ci-après énoncées contribuent à l'affaiblissement du système de santé du Cameroun :

— *Leadership* peu effectif (faible alignement des partenaires techniques et Financiers sur les objectifs et les priorités nationales en matière de santé) ;

— Absence d'un Code de la Santé Publique ;

— Faible collaboration et coordination intersectorielle ;

— Faibles capacités managériales (planification stratégique, technique et opérationnelle, suivi/évaluation) ;

— Absence d'un mécanisme formel de redevabilité ;

— Financement insuffisant du secteur de la santé (inférieur à 5% du budget de l'État, très en deçà des 15% décidés à Abuja en 2001) ; cette situation favorise une dépendance aux financements extérieurs.

— Paiement direct des soins par les ménages : La majorité des coûts des soins (70,6%) sont supportés par les ménages qui payent directement ces prestations au niveau des structures sanitaires ;

— Les tarifs des prestations de soins dans les formations sanitaires ne respectent pas la règlementation en vigueur ;

— Le système de paiements directs est source d'iniquité ; il expose les populations à des dépenses élevées et les appauvrissent ;

— L'organisation de l'offre de soins communautaire est faible (nécessité de développer in quatrième niveau communautaire) ;

— Faible utilisation des structures et services de santé ;

— Faible disponibilité et accessibilités aux médicaments essentiels (OMS, 2016).

Selon nous, une réforme hospitalière audacieuse et tournée vers la modernité s'impose car « **l'institution hospitalière au Cameroun est malade de ses acteurs, de son organisation, de ses structures, de ses processus techniques, et de son management**[17] ».

Opter pour une combinaison de modèles de santé (approche holistique)

S'agissant du choix du modèle de santé, la prédominance du modèle biomédical marqué par une tendance hospitalocentriste anachronique contribue à affaiblir le système national de santé. En effet, la forte centration sur le système de soins au détriment d'une action bien pensée sur les déterminants de la santé des populations dans leurs milieux de vie (familial, communautaire, scolaire et professionnel) maintient le Cameroun au stade primaire de l'évolution des soins de santé des années 50-60 marquée par l'ère de la médicalisation de la période post-guerre ; alors que le monde a connu un deuxième stade dans les années 60-80 avec la Conférence d'Alma Ata de 1978 qui est l'ère de la prévention et de l'éducation et, depuis la Conférence d'Ottawa sur la promotion de la santé (1986), un troisième stade qui est appelée la nouvelle santé publique. Ceci veut dire en clair, qu'un système de santé moderne doit harmonieusement combiner les structures, stratégies et actions à visée curative, préventive et promotionnelle pour répondre aux besoins sanitaires et sociaux des populations. Les politiques et les programmes de santé doivent couvrir ces trois fonctions techniques essentielles de la santé publique.

Au stade actuel, le système de santé au Cameroun n'est véritablement visible qu'à travers son sous-système de soins (représenté par les formations sanitaires publiques et privées) et les programmes verticaux de lutte contre la maladie. Le sous-système communautaire n'est pas valorisé. La santé communautaire, la santé dans les milieux familial, scolaire et de travail ne sont pas développées. Ceci a pour conséquence, une faible culture de la promotion de la santé et de la prévention des maladies au sein de la population. L'absence de stratégies bien pensées de promotion de la santé et de prévention des maladies en

---

[17] Notes de Plaidoyer Politique de l'Association camerounaise de Santé Publique 2016.

amont (*upstream*) dans les communautés, donne l'impression que l'hôpital est le lieu où tout le monde doit aller pour être en bonne santé.

Les formations sanitaires publiques, lieux de recours aux soins d'une grande proportion de la population sans distinction de niveau du pouvoir d'achat, proposent une offre de soins peu accessible aux moins nantis du fait d'une tendance à la rentabilité économique au détriment du rôle social fondamental qui est le leur.

La réforme hospitalière engagée depuis plus d'une décennie tarde à aboutir. Les hôpitaux centraux, régionaux et de districts pèchent par une organisation structurelle et un fonctionnement organique tombés en désuétude par rapport à l'évolution mondiale des modèles de délivrance des soins. Ils sont encore régis sur le plan règlementaire par le Décret n°68/DF/419 du 15 octobre 1968 portant organisation structurelle et fonctionnement organique des formations sanitaires au Cameroun.

L'hôpital-Entreprise tant miroité ne sera pas effectif au Cameroun sans de véritables changements aux plans conceptuel (vision philosophique, sociale), structurel, organisationnel et managérial. Les multiples dysfonctionnements observés dans notre système de prestation de soins sont pour une grande part, liés à l'absence d'une véritable réforme orientée vers la modernité.

Pourtant, du point de vue de la santé publique, un bon système national de santé doit se caractériser sur le plan de la prestation de services (*service delivery*) par deux axes prioritaires qui sont :

•   en amont, des programmes et interventions de promotion de la santé et de prévention des maladies (***Upstream** Health promotion and disease prevention*) ;

•   en aval, la prise en charge curative des malades dans les formations sanitaires (Downstream Disease management within health care services).

Ceci veut dire qu'un système de santé qui voudrait réaliser les indicateurs d'impact sur la santé des populations, doit développer de manière équilibrée aussi bien un sous-système hospitalier performant (système de soins), qu'un sous-système communautaire inclusif et approprié par toutes les composantes intersectorielles (la santé dans toutes les politiques) et sociales (participation communautaire) dans un contexte de gouvernance locale qui se veut participative, le tout animé et coordonné par un ***stewardship*** et un ***leadership*** d'une administration de la Santé Publique dynamique et tenue par l'impératif de **redevabilité**.

Rationnaliser l'accès aux fonctions managériales des hôpitaux pour plus d'efficacité et d'efficience

Il est reconnu que les structures ne valent que par les personnes qui les animent. Les hôpitaux sont des structures de prestation de soins de santé, mais ils sont aussi des milieux de vie, des milieux d'hébergement des personnes (et leurs familles) en quête d'assistance qu'il faut soigner, éduquer, rééduquer, rassurer, encourager, motiver et préparer à la réinsertion sociale ou professionnelle. La gestion hospitalière ou mieux, le management des hôpitaux est une profession à part entière pour certains avec un corpus de savoirs savants, de savoir-faire et de savoir-être qui s'acquièrent et se développent dans le cadre des programmes de formation bien connus dans le monde. Le management des hôpitaux peut aussi être une spécialisation pour des professionnels de soins (ACASAP, 2016).

Au Cameroun, il existe un corps des Administrateurs de la Santé Publique parmi les huit corps des professionnels de la santé dont la mission est de gérer les structures de santé. Ces derniers ne sont pas utilisés à bon escient. L'expertise de haut niveau dans les domaines de la médecine, des soins infirmiers, des sciences pharmaceutiques et des biotechnologies ne confère pas ipso facto des compétences en gestion hospitalière. Les professionnels de ces corps techniques doivent suivre des formations dans ce domaine pour pouvoir assurer de manière optimale des fonctions de Directeurs des hôpitaux.

La tendance à la forte médicalisation de la fonction managériale des hôpitaux sans capacitation ou orientation préalable depuis les années 80, peut être considérée comme une dérive aux conséquences préjudiciables au bon fonction-nement de l'institution hospitalière au Cameroun. Cette dérive a créé au sein du corps des Médecins, un attrait intéressé pour l'accès aux fonctions de gestion administrative au détriment du développement de l'art et la science médicale qui se pratiquent sans normes et standards adaptés au contexte camerounais, sans procédures et protocoles techniques de soins adoptés de manière consensuelle par les Ordres professionnels, validés par les Institutions et organisations agréées puis institutionnalisés par le Ministère de la Santé Publique.

Évaluer l'impact socioéconomique du système de recouvrement des coûts mis en place depuis les années 90 avant de passer aux prépaiements

À la faveur de la n°90/62 du 19 décembre 1990 accordant dérogation spéciale aux formations sanitaires publiques en matière financière et les décrets d'application n°93/228/PM et 93/229/PM du 13 mars 1993, plusieurs formations sanitaires ont procédé au recouvrement des coûts sans référence à un manuel de procédures de gestion des fonds générés et surtout sans outils de gestion. Il en est résulté plusieurs indélicatesses dans la gestion et une forte propension vers la rentabilité économique des formations sanitaires au détriment de la viabilité technique exprimée en termes de qualité et d'accessibilité aux soins (Kondji Kondji, 2005). Cette propension aveugle à la rentabilité économique sans prise en compte du pouvoir d'achat des bénéficiaires/clients constitue une sérieuse dérive par rapport aux principes et à la finalité de la réorientation des soins de santé primaires au Cameroun.

Au moment où le Cameroun s'oriente vers la Couverture Sanitaire Universelle et élabore une stratégie de financement de la santé, il *importe que l'impact social de l'acte* législatif portant dérogation spéciale des formations sanitaires en matière financière soit évalué et les résultats pris en compte dans le processus de mise en place de la CSU. Les tares observées actuellement dans le système de recouvrement des coûts risquent de persister dans le cadre de la CSU. La stratégie de financement de la santé doit prendre en compte les fonds générés par le recouvrement de coûts et conservés à 100% au niveau des formations sanitaires dans l'estimation de la sensibilité de l'État en faveur de la santé.

L'équité reste une préoccupation fondamentale pour le système de santé du Cameroun

Si l'on peut apprécier à sa juste valeur l'effort d'investissement consenti par l'État du Cameroun en vue d'étendre la couverture sanitaire par la multiplication des structures de soins, force est de reconnaître que la répartition spatiale de ces formations sanitaires sur le territoire national n'a pas été équitable (ACASAP, 2014 : 9). Le rapport principal d'enquête sur le suivi des dépenses publiques et le niveau de satisfaction des bénéficiaires dans les secteurs de l'éducation et de la santé au Cameroun (PETS) réalisée par l'Institut National de la Statistique (INS 2010), révèle que « l'équité reste une préoccupation fondamentale pour le système de santé du Cameroun ».

De cette même source, il ressort que « l'analyse de la répartition des formations sanitaires à travers le territoire laisse percevoir une forte iniquité ». Cette analyse permet de distinguer deux grands groupes de Régions par ordre décroissant :

a)   le groupe des mieux servis par une densité de la population élevée et un ratio population/formations sanitaires faible (l'Ouest, le Nord-Ouest, le Littoral, Extrême-Nord, le Centre et le Sud-Ouest ;

b)   Le groupe des défavorisés caractérisé par une densité de la population faible et un ratio population/formations sanitaire élevé (Est, Adamaoua, Nord et Sud).

La source indique aussi que les Régions du Centre et du Littoral devraient aussi migrer vers le groupe des plus défavorisés si on exclut les villes de Douala et Yaoundé ». S'agissant des Soins de Santé Primaires, les Régions de l'Ouest et du Nord-Ouest ont la plus grande concentration en centre de santé par rapport à leur population.

Des efforts doivent être faits en vue de procéder à une programmation du développement des infrastructures sanitaires qui tienne compte à la fois à **l'égalité de droit à la santé** de toutes les populations, mais aussi et surtout des besoins spécifiques de chaque Région (**principe d'équité**). Ainsi, nous aurons fait un pas vers la **justice sociale en santé**.

Renforcer le cadre législatif et réglementaire du secteur de la santé

Il s'agit de :

— élaborer un véritable code de la Santé Publique au Cameroun ;

— légiférer et règlementer la participation communautaire pour faciliter le processus d'empowerment et d'appropriation et d'autonomisation des communautés ;

— réglementer l'intersectorialité en santé pour mieux agir sur les déterminants sociaux de la santé tel que recommandé par la Déclaration d'Adelaïde sur la santé dans toutes les politiques (OMS 2010).

Améliorer le niveau de sensibilité de l'État pour les questions de santé.

— Augmenter le budget la part du budget de l'État pour le Ministère de la Santé Publique en faisant recours aux modes de financements innovants ;

— Engager un plaidoyer pour mobiliser les ressources nationales ou internes en faveur de la santé communautaire.

— Mobiliser la diaspora camerounaise en faveur du financement communautaire de la santé.

Engager une réforme sur les Programmes de santé pour passer de la verticalité à l'intégration et leur appropriation sociale et communautaire.

— Tenir compte de ce que la performance d'un programme de santé, entendu comme une réponse de l'État aux problèmes et besoins de la population en termes d'offre de services et de soins, dépend en grande partie de l'organisation du système de santé, de sa réactivité et surtout de la disposition des communautés à participer à sa planification locale et sa mise en œuvre ainsi qu'à s'en approprier. Un programme de santé qui n'est pas approprié par les populations, ne peut atteindre ses objectifs. Les personnels de santé chargés d'en assurer la gestion avec les populations doivent savoir qu'ils sont des serviteurs de l'État et non des propriétaires.

— La multiplication des programmes spécifiques à chaque maladie et verticaux dans leur structuration et leur mise en œuvre bien que soutenue par les partenaires extérieurs, est un facteur d'inefficacité et d'inefficience ; il est important de regrouper les maladies par affinités épidémiologiques dans le cadre d'une approche d'intégration à tous les niveaux.

— Les programmes de santé conçus au niveau central selon une approche *Top-Down* sans l'implication des bénéficiaires, doivent être traduits en projets de santé communautaire au niveau des districts de santé afin de tenir compte des spécificités locales aussi bien aux plans géographique, socioéconomique, socioculturels et anthropologique afin de s'assurer de leur faisabilité et leur acceptabilité par les bénéficiaires.

Information et recherche

a) Acquis

— Existence d'une Division de la Recherche en santé au Ministère de la Santé publique ;

— Renforcement de la régulation et la création des Comités régionaux et institutionnels pour la recherche en santé ;

— Existence d'un Centre de Documentation Numérique du Secteur Santé (CDNSS) ;

— Existence d'un Système National d'Information Sanitaire (SNIS) ;

— Existence du Centre International de Référence Chantal Biya (CIRCB) qui constitue un pôle de recherche sur le VIH/SIDA.

b) Défi prioritaire à relever :

Développer et valoriser la recherche

— Faible développement de la recherche en santé ;

— Faible exploitation et valorisation des résultats de la recherche en santé ;

— Système d'Information Sanitaire peu performant ;

— Financement insuffisant (selon les recommandations internationales, qu'au moins 2% du budget des Ministères de la Santé et 5% des fonds d'aide au développement soient affectés à la recherche). Au stade actuel, la recherche n'en bénéficie que de moins de 1%.

Améliorer la diffusion et le partage de l'information en matière de santé[18]

S'agissant plus spécifiquement de l'amélioration de la diffusion et du partage de l'information en matière de santé, des bases factuelles et des connaissances, le Cadre de mise en œuvre de la Déclaration de Ouagadougou sur les Soins de Santé Primaires et les Systèmes de santé prescrit entre autres aux États de soutenir la création de bibliothèques de la santé et de centres d'information sanitaire ; de mettre en place des mécanismes pour documenter les connaissances empiriques et les meilleures pratiques.

Instaurer la culture et la pratique de l'évaluation dans le système de santé

L'absence de culture de l'évaluation entretient l'autosatisfaction et la tendance à la routine et à l'inertie. En effet, à tous les niveaux du système national de santé, l'évaluation n'est pas une pratique courante. Elle est observée dans certains programmes et projets bénéficiant du financement des partenaires au développement. Les structures et services qui n'évaluent pas leurs actions ne peuvent pas objectivement apprécier leurs progrès. De même, les formations sanitaires qui ne procèdent pas à l'évaluation de la qualité des soins qu'elles dispensent aux populations ne peuvent porter que des jugements de valeur subjectifs sur leurs prestations, et les pouvoirs publics n'auront pas d'éléments d'appréciation valides de l'impact sur la santé des populations des investissements qu'ils consentent chaque année.

L'appréciation des réalisations et des progrès dans le secteur de la santé devra davantage se faire sur la base des indicateurs de résultats et de l'impact des actions sur l'état de santé de la population générale et des groupes spécifiques et non sur les processus (nombre d'actions entreprises) et les ressources mobilisées.

---

[18] OMS (2010), Cadre de mise en œuvre de la Déclaration de Ouagadougou sur les Soins de Santé Primaires et les Systèmes de santé en Afrique, OMS Afrique.

Développement des capacités des ressources humaines de la santé

a) Acquis

— **Sur le plan du développement de ressources humaines de la santé**, des efforts importants ont été faits dans le sens de doter le système de santé en personnels soignants. En effet, de l'unique Centre d'Instruction Médicale (CIM) d'Ayos hérité de l'administration coloniale qui formait des Aides de Santé, ensuite des Infirmiers Brevetés et des Infirmiers Diplômés d'État, le pays a depuis 1975, créé dans toutes les Provinces, des écoles publiques de formation en Soins Infirmiers et en techniques médico-sanitaires. De même, il a autorisé la création et l'ouverture des écoles privées dans les mêmes spécialités.

— Le Centre Universitaire des Sciences de la Santé (CUSS) créé en 1969 avec l'appui du Programme des Nations Unies pour le Développement (PNUD) pour former des Médecins et plus tard des Techniciens médicosanitaires dans l'optique de la préparation des équipes de santé pluridisciplinaires, a été érigé en Faculté de Médecine et des Sciences Biomédicales. Six autres Facultés de Médecine ont été créées à Douala, Buéa, Dschang, Bamenda, Ngaoundéré et Garoua. La formation Médicale, Pharmaceutique et Odonto-stomatologique a été réorganisée par le Ministère de l'Enseignement Supérieur en collaboration avec le Ministère de la Santé Publique et les Ordres professionnels concernés.

Sur la base des données du 3ème Recensement Général de la Population et de l'Habitat (RGPH), le Ratio personnel/population était alors de 1,07 (médecin, sage-femme, infirmier) pour 1.000 habitants. Ce ratio est inférieur à la norme OMS qui est de 2,3 pour 1000 habitants. Il y a 01 infirmier pour 3.157 habitants et 01 médecin pour 11335 habitants au niveau national dans le sous-secteur public.

Les besoins en ressources humaines de la santé ont été estimés en 2012 comme l'indique le tableau ci-dessous :

Niveau de la pyramide sanitaire	Besoins
Services centraux	14
Programmes prioritaires de santé	227
Hôpitaux de première et deuxième catégorie	1 732
Hôpitaux régionaux	1 582
Districts de santé	2 222
Formations sanitaires du niveau de districts de santé (CSI, CMA, HD)	21 976
Total	27 753

Figure 31: Besoin en ressources humaines de la santé.

Source: Minsanté, PDRH: État des lieux et diagnostic des RHS, 2012

b) Défis à relever :

L'urgence de former des équipes multidisciplinaires répondant aux besoins de santé des populations et du système de santé

Le secteur de la santé au stade actuel n'a pas les ressources humaines en quantité et en qualité qu'il lui faut pour mettre en œuvre la Stratégie Sectorielle de Santé 2016-2027. L'écrasante majorité de personnels de soins de restauration ne peut répondre aux besoins de type promotionnel et préventif des populations. Ils ne peuvent répondre aux besoins de type gestionnaire du système national de santé.

Le développement des programmes de formation visant à produire des équipes multidisciplinaires comprenant un savant dosage de cliniciens, de personnels de Santé Publique et Communautaire et de gestionnaires est à l'évidence une nécessité urgente et essentielle.

Il est question de réorienter la formation du personnel de santé vers la satisfaction des besoins sanitaires de la population à travers une réforme du système santé et du sous-système de formation en vue de produire une main-d'œuvre de bonne qualité, pertinente en quantité suffisante.

L'OMS (2016 : 11) dans son rapport intitulé *Ressources Humaines pour la santé : Stratégie mondiale à l'horizon 2030* affirme que « la constitution d'un socle puissant de travailleurs de la santé efficaces, à même de **répondre aux priorités du vingt et unième siècle**, passe par une **adéquation effective** entre l'offre de personnel de santé compétent et les **besoins actuels et futurs de la population** ».

La préoccupation majeure des systèmes de santé au XIXème siècle était de développer le **modèle biomédical** marqué par un arsenal organisationnel et infrastructurel des hôpitaux. Le XXème siècle, face à l'évolution des besoins de type promotionnel, préventif, curatif et de la gouvernance participative a vu émerger les approches de santé communautaire et de Promotion de la santé. Une combinaison du biomédical avec les **modèles socio-environnemental et comportementaliste** devient nécessaire au Cameroun.

L'objectif 1 de la stratégie mondiale des ressources humaines pour la santé à l'Horizon 2030 appelle « des politiques des ressources humaines pour la santé qui intègrent les bases factuelles et vont dans le sens **d'une vie saine et du bien-être, d'une couverture sanitaire universelle effective, de la résilience** et de **systèmes de santé renforcés** à tous les niveaux ». Les profils des ressources humaines doivent en conséquence intégrer de nouveaux types et catégories de personnels ayant vocation à permettre aux populations de gagner en **résilience** et en **autonomie** et limiter leur totale dépendance du système de soins. Il est question d'investir dans l'alphabétisation et l'*empowerment* en santé des populations, de donner au patient et à sa famille la possibilité de **prendre le contrôle** par les savoirs afin de devenir des acteurs clés qui participent activement à l'action sanitaire. Il est de plus en plus question de passer d'une focalisation sur la formation de personnels soignant pour les formations sanitaires au *skill-mix* dans le profil des ressources humaines qui tienne compte des trois modèles de santé et de faire une distinction entre personnel soignant et personnel non soignant (promoteurs, communicateurs, managers, etc.).

En résumé, les actions suivantes demeurent des défis :

— adaptation du profil des ressources humaines de la santé à l'évolution mondiale de la santé publique ;

— Institutionnalisation de la formation continue obligatoire ;

— Institutionnalisation d'une formation/orientation en gestion des districts de santé pour tous personnels appelés à occuper des postes de gestion du système de santé ;

— Réorientation de la formation du personnel de santé vers la satisfaction des besoins des populations et des besoins du système de santé ;

— Formation en grand nombre du personnel promoteur de la santé, Communicateur pour la santé, gestionnaire des services de santé ;

— Création d'une Ecole Supérieure de Santé Publique digne de ce nom ;

— Rationalisation de la gestion des ressources humaines (promotion basée sur une évaluation des performances et des listes d'aptitudes professionnelles, développement personnel et accréditation) ;

— Elaboration d'une politique de rétention du personnel qualifié (Valorisation, fidélisation, motivation) pour stopper la fuite des cerveaux.

Plaidoyer et Communication

a) Acquis

Il est important de noter que le Ministère de la Santé Publique a souvent entrepris des actions de plaidoyer auprès de la hiérarchie et des Partenaires au développement en vue d'améliorer l'accessibilité aux soins de santé par les populations en général et les couches les plus vulnérables en particulier. Ce sont ces actions de plaidoyer qui ont abouti à l'octroi des subventions ainsi qu'aux mesures de gratuité citées plus haut. Ce plaidoyer doit se renforcer en vue d'obtenir un financement plus important de la santé au Cameroun.

b) Défis à relever :

Faiblesse en matière de communication pour la santé

Malgré l'existence d'un Service de l'éducation pour la santé au sein de la Direction de la Promotion de la santé au Ministère de la Santé Publique, la Communication pour le développement n'est pas institutionnalisée et règlementée au Cameroun. Les programmes prioritaires de santé disposent en leur sein de Section de Communication et de Mobilisation Sociale qui ne s'arriment pas à un document de référence de type Politique nationale ou Stratégie nationale de communication pour la santé. Les Organisations de la société civile et les relais communautaires diffusent des messages verticaux, souvent non adaptés à leurs cibles parce que ne se référant pas à des directives nationales.

Une grande proportion de la population (tous niveaux d'instruction confondus) n'a pas connaissance des subventions et mesures de gratuité décidées par les Pouvoirs publics. L'ignorance continue d'être un facteur de risque important pour le développement des maladies transmissibles et surtout des maladies non transmissibles.

Capacités insuffisantes des populations à adopter des comportements sains favorables à la santé

Malgré l'existence d'une Direction de la Promotion de la santé depuis 2002, le Cameroun ne dispose pas toujours d'une politique ou d'une stratégie nationale de communication pour la santé devant servir de boussole dans ce domaine. L'absence d'un cadre de référence national et d'actions fortes en matière de communication pour la santé donne au Ministère de la Santé Publique, l'image sociale d'une administration de lutte contre la maladie à travers des formations sanitaires et des programmes. Cette faiblesse a développé au sein de la population, une perception de la santé plus orientée vers la morbidité et le recours systématique aux structures de soins que vers la promotion de la santé et la prévention des maladies (MSP, 2016).

Les populations n'ont pas de connaissances sur la santé du cœur, du rein, du foie par exemple, mais elles redoutent les maladies cardiovasculaires, les maladies rénales et leurs complications. Le système construit des centres de soins tertiaires (hémodialyse par exemple), mais n'investit pas dans l'acquisition des capacités individuelles et communautaires pour favoriser l'adoption de comportements et des mesures socio-environnementales favorables au maintien d'une bonne santé ou de nature à prévenir ces maladies.

Pourtant, la Déclaration de Ouagadougou sur les Soins de Santé Primaires et les systèmes de santé en Afrique adoptée en 2008 avait recommandé aux États membres de l'OMS de promouvoir la conscience sanitaire des populations, et notamment des adolescents et des jeunes, et de renforcer les capacités des communautés à changer de comportements et à adopter des modes de vie plus sains.

La nécessité d'adopter des mesures limitant la publicité sur des produits de santé non homologués et la consommation des aliments et boissons à forte teneur en sel, sucre et graisses

En l'absence de programmes d'information, d'éducation et de communication pour la santé devant donner aux populations des connaissances sur la bonne alimentation ainsi que des aptitudes diverses en matière de santé (*lifeskills*), les medias audiovisuels et écrits servent de canaux privilégiés pour la publicité des produits ayant des incidences sur la santé, la consommation incontrôlée des aliments et des boissons riches en sel, sucre et graisses qui sont des facteurs de risque pour les maladies chroniques non transmissibles. Une réglementation fixant des normes et l'exigence de l'étiquetage et des mises en garde sur les emballages de ces produits et aliments suivi d'un contrôle rigoureux sont nécessaires pour protéger la santé des populations.

1.4. Opportunités à saisir et menaces à surmonter

Opportunités à saisir

Le financement des Partenaires Techniques et Financiers internationaux

L'existence d'un nombre important de Partenaires Techniques et Financiers de l'État (bi et multilatéraux) est un indicateur du rayonnement international du pays et de l'attractivité réelle ou potentielle qu'il offre en rapport avec son potentiel de ressources diverses. Il est important d'entretenir ces différentes coopérations et d'en rechercher d'autres pour une bonne diversification.

Une société civile variée et disposée à collaborer

Le Cameroun dispose d'une société civile riche et variée dont le développement a été favorisé par l'avènement de la Loi 90 portant liberté d'Association. Dans le domaine de la santé, la faiblesse institutionnelle de la participation communautaire ne favorise pas la mise en évidence du potentiel des organisations de la société civile dans la mobilisation sociale. Il est important que des dispositions soient prises afin que la société civile joue pleinement son rôle de partenaire stratégique de l'État tel que défini dans la Vision 2035, pays émergent.

La redevabilité sociale et le contrôle citoyen sont des moyens complémentaires d'amélioration de la participation citoyenne et de la gouvernance qui contribuent à transformer pour le mieux la nature de la relation entre les citoyens et leur gouvernement, et qui concourent, entre autres, à l'amélioration du développement. Concrètement, il s'agit d'un échange d'information délibératif, à double-sens, entre les citoyens et l'État afin d'obtenir les services que ce dernier doit rendre à la population et de les améliorer (UNICEF, 2016).

Un secteur privé qui collabore dans la lutte contre certaines maladies (VIH/SIDA, Paludisme)

266

L'on observe que de grandes sociétés privées s'impliquent dans la lutte contre certaines maladies dans le cadre de leur responsabilité sociale. Le secteur privé peut participer à l'élaboration et la mise en œuvre d'une stratégie sectorielle de santé qui le considère comme un des maillons importants d'une action sanitaire orientée vers la satisfaction des besoins à la fois promotionnel, préventifs et curatifs des individus et des communautés. Les entreprises parapubliques et privées peuvent par exemple appuyer la viabilisation de quelques districts de santé dans le cadre d'une stratégie partenariale qui les considère comme des partenaires techniques et financier nationaux.

Une diaspora dynamique et soucieuse de contribuer au développement socioéconomique

Le Cameroun dispose d'une diaspora dans le monde entier qui manifeste le souci de contribuer au développement de son pays. Quand on tient compte du flux important des transferts effectué par les membres de la diaspora camerounaise à leurs familles, il n'y a pas de doute que leur implication formelle dans la mise en œuvre d'une politique de santé communautaire rencontrerait leur assentiment et soutien.

Des actions caritatives du Cercle des Amis du Cameroun (CERAC)

Les actions caritatives du Cercle des Amis du Cameroun en faveur des populations défavorisées portent majoritairement sur la santé et sont généralement bien appréciées par les populations. Il convient de négocier avec le CERAC en vue d'en faire un Partenaire Technique et Financier national à même d'aligner ses interventions sur les priorités de santé publique du système au lieu de répondre à des demandes ponctuelles.

Un pouvoir traditionnel à renforcer et à responsabiliser en matière de santé et de développement

Tenant compte de ce que le commandement traditionnel a une grande influence sur les populations, il importe qu'au sein du gouvernement, les administrations de la Santé Publique et de l'Administration Territoriale (tutelle de la chefferie traditionnelle) et de la Décentralisation et du Développement Local collaborent en vue d'assigner formellement à ces autorités traditionnelles des missions de responsabilité sociales de la santé de leurs populations en collaboration avec les services locaux de santé, les Communes et leur hiérarchie administrative. Il ne peut avoir de véritable mobilisation et participation communautaire quand les chefs traditionnels n'en sont pas des promoteurs, des catalyseurs. Tout chef traditionnel doit veiller à la bonne santé de ses populations et les encourager à faire recours aux services offerts à travers les programmes de santé par l'État.

1.5. Menaces à surmonter

Un financement des partenaires extérieurs conditionné et non pérenne

Si l'on peut apprécier à sa juste valeur l'appui financier extérieur, il n'en demeure pas moins vrai que le caractère conditionné de ces financements et la non-garantie de leur continuité vers l'atteinte des objectifs des programmes bénéficiaires constituent une menace pour le secteur. À cela, il faut ajouter le fait que certains de ces financements ne s'alignent pas tout à fait aux priorités nationales contenues dans les documents de politiques.

Des campagnes de soins gratuits aussi salvatrices qu'elles sont pour les populations défavorisées, sont tout de même susceptibles d'affaiblir davantage le système de santé

L'on peut apprécier à sa juste valeur l'apport au plan technique et social des campagnes transversales de prestation de soins de santé spécialisés au bénéfice des couches les plus défavorisées à l'instar de *Mercy Ships*. Cependant, il est à craindre que le système s'y accommode au point de ne pas considérer le développement de véritables Pôles d'excellence, des Hôpitaux véritablement spécialisés avec un regroupement en chaires de spécialistes avec une bonne politique de rétention et de fidélisation. Ceci est le seul gage du développement d'une offre de soins et de services de santé digne d'un pays du niveau de développement du Cameroun.

2. Les quatre symphonies inachevées du secteur de la santé au Cameroun

Une **symphonie** est une composition musicale instrumentale savante, de proportions généralement vastes, comprenant plusieurs mouvements joints ou disjoints, et faisant appel aux ressources de l'orchestre symphonique[19]. De

---

[19] https://fr.wikipedia.org/wiki/Symphonie

l'analyse de l'évolution du système de santé au Cameroun depuis les années d'indépendance, il ressort que la volonté des Gouvernants a toujours été d'assumer les obligations régaliennes de l'État en matière de santé. Ceci s'effectue à travers des choix politiques au demeurant judicieux que nous qualifions de « **Symphonies** » mais, qui n'ont cependant pas souvent été conduits jusqu'à maturation, concrétisation et opérationnalisation afin d'être monitorées et évaluées pour en apprécier la pertinence, l'adéquation, l'efficacité, l'efficience et surtout l'impact socioéconomique.

Les insuffisances observées au cours d'une étape n'ont pas souvent été corrigées au cours des étapes suivantes et certaines initiatives prises sur le plan institutionnel n'ont pas été précédées par des actes législatifs ou réglementaires devant en fixer le cadre juridique, institutionnel et normatif sur le plan technique. Toutes choses qui ont contribué à fragiliser le secteur compromettant de ce fait, la valeur prédictive de nouvelles initiatives à l'instar de l'instauration de la Couverture Sanitaire Universelle (CSU) annoncée par le Chef de l'État et très attendue des populations camerounaises.

2.1. De la Symphonie inachevée des deux premières décennies post indépendance : Ère de la santé communautaire et l'espoir de la santé pour tous

Les premières options politiques en matière de santé au Cameroun avaient une orientation communautaire avec une visée affirmée sur la recherche de l'équité. Les expériences des zones de Démonstration des actions de santé Publique (DASP), celles des Accoucheuses traditionnelles de Doumé à l'Est et de Tokombéré dans l'Extrême-Nord ainsi que la création du CUSS en 1969 constituent des illustrations de cette option qui a précédé la Conférence Internationale de Alma Ata sur les Soins de Santé Primaires en 1978. Le Cameroun qui avait déjà initié des actions de santé communautaire adopte la stratégie des SSP en 1982 sous la forme d'un projet implanté dans vingt zones reparties dans dix-neuf Départements.

Les Observateurs de la Santé Publique s'attendaient à ce que la belle symphonie de santé communautaire orchestrée par le pays s'achèverait en beauté par l'appropriation et une bonne opérationnalisation des SSP. Que non, cette nouvelle stratégie ne connaîtra pas le succès escompté ; entre autres problèmes rencontrés, il y a la préparation insuffisante des populations à jouer le nouveau rôle d'acteurs et partenaires du système d'une part ; et d'autre part, une perception au rabais du concept et une faible adhésion des professionnels de la santé. L'option politique initiale basée sur la santé communautaire prend du plomb dans l'aile au cours de la troisième décennie. L'approche biomédicale commence à gagner du terrain avec ses limites. La formation des personnels de santé commence à avoir une tendance plus biomédicale que socio-environnementale et encore moins comportementale. Le passage du CUSS à la Faculté de Médecine et des Sciences biomédicales vient consacrer une nouvelle option politique non écrite formellement et du même coup sonner le glas de la santé communautaire. La multiplication plus tard des Facultés de Médecine sans création d'une véritable École de Santé Publique et communautaire donne lieu à un certain hospitalo-centrisme du système de santé. La belle symphonie de la **santé communautaire** ne sera donc pas positivement achevée. Le modèle biomédical deviendra prépondérant au point d'occulter les modèles socio-environnemental et Comportemental.

Face à l'échec des SSP, ainsi qu'à l'effondrement des systèmes de santé en Afrique du fait de la crise économique mondiale, l'OMS recommande aux États membres de la Région africaine en 1985, d'appliquer une nouvelle restructuration des systèmes de santé à trois niveaux et une réorientation de la stratégie des SSP en 1987 qu'on a appelé l'Initiative de Bamako.

2.2. De la Symphonie inachevée des années 90 à 2000 : Ère de la conception et du développement du système national de santé du Cameroun

Sous la houlette des Professeurs **Joseph Mbede**, **Joseph Owona** et **Gottlieb Lobè Monekosso** techniquement assistés par une équipe de Technocrates de la Santé Publique du moment[20], le système de santé du Cameroun a composé sa deuxième symphonie portant sur la Réorientation des SSP avec des réformes au triple plan structurel, législatif et règlementaire propres à le révolutionner. Ces réformes avaient pour vocation d'améliorer la santé communautaire à travers les SSP réorientés.

2.2.1. Développement des fondements de la Réorientation des SSP

---

[20] Sans être exhaustif, on peut citer : Dr Réné Owona Essomba, Dr Emmanuel Ngapana, Dr Lapnet Moustapha, Dr Yao Boubakary, Dr Ngufor George Fotoh Dr Léonard Mbam Mbam, Dr Basile Kollo, Dr David Yondo, Dr Baye Martina Lukong, Dr Raphael Thérèse Okalla Abodo, Mr Ngameni Elie, Mr Toto Bekombo ; Mr Dominique Kondji Kondji, Mme Joséphine Léontine Massila.

Sous le magistère du Prof Joseph Mbede,

— la Loi 90/62 du 19 décembre 1990 accordant dérogation spéciale des formations sanitaires en matière financière est votée et promulguée dans la perspective de la mise en œuvre de la réorientation des SSP tel que recommandé par l'OMS ;

— En 1993, une Déclaration de politique de mise en œuvre de la Réorientation des Soins de Santé Primaires est publiée ;

— Le recouvrement de coûts est instauré dans les formations sanitaires publiques ;

— Le système de santé est structuré en trois niveaux (central ; intermédiaire et périphérique) ; le district de santé, niveau périphérique est subdivisé en aires de santé ;

— Un paquet minimum d'activités du niveau périphérique est défini ;

— Les quatre piliers du système de santé suivants sont définis : a) renforcer l'efficacité des services ; b) renforcer l'efficience des services ; c) assurer la pérennité des services et d) assurer la justice sociale en matière de santé ;

— Les trois caractéristiques des services de santé sont définies ; a) la décentralisation ; b) la permanence des services et c) la polyvalence des ressources humaines (polyvalence à la base du système et spécialisation au sommet) ;

— La mise en place des Structures de dialogue et de participation communautaire est instituée sur l'ensemble du système de santé ;

— Les attributions de Comités de Gestion ont été ont été définies par Arrêté ministériel n°001/A/MSP/CAB du 16 novembre 1994 ;

— Des formations de courte durée sont organisées pour former les Médecins à la gestion des districts de santé et à l'épidémiologie ;

— Des partenaires internationaux apportent un appui au Cameroun dans cette nouvelle expérience des Soins de santé Primaires réorientées dans des zones spécifiques ; il s'agit de : la Coopération allemande (GTZ dans le Nord-Ouest, le Sud-Ouest et plus tard le Littoral) ; l'Union Européenne (dans le l'Est, le Centre et l'Ouest) ; la Coopération Suisse dans les districts de santé de la Mefou dans le Centre et Nylon à Douala ; la Coopération française (dans le Nord) ; la Coopération américaine à travers l'USAID avec le Projet Santé de l'Enfant dans du Sud et de l'Adamaoua (SESA) ; la Coopération Belge dans l'Extrême-Nord à travers le Projet CIM (Centre d'Instruction Médicale) ; dans l'Extrême-Nord, il y avait aussi le

Projet Save the Children, le Projet de CARE Cameroun ; l'UNICEF dans l'Adamaoua.

2.2.2. *Développement des fondements juridique et règlementaire de la Réorientation des SSP*

Sous le magistère du Prof Joseph Owona,

— le pays dispose d'un Loi-Cadre dans le domaine de la santé qui fixe le cadre général de l'action de l'État en matière de santé ; c'est cette loi qui définit la politique nationale de santé ;

— un nouvel organigramme intégrant les innovations apportées au système de santé par la Réorientation des SSP est signé et publié par le Chef de l'État. Cet organigramme a pour principale innovation : la création d'une Direction des Ressources Humaines, une Direction de la Santé Communautaire avec institution des districts de santé, d'une Division de la Coopération et celle des Etudes, de la Planification, de l'Information sanitaire et de l'Informatique (DEPI) ;

— le district de santé, unité opérationnelle du système de santé est institutionnalisé par le Décret n° 95/013 du 07 février 1995 portant Organisation des services de santé de base en districts de santé. Ce Décret définit le district de santé comme étant « une entité socio-économique assurant des prestations de soins de bonne qualité, accessibles à tous avec la pleine participation des bénéficiaires.

2.2.3. *Conceptualisation et rationalisation de l'organisation, de la viabilisation et du management du district de santé*

Sous le magistère du Prof G.L. Monekosso,

— un cadre conceptuel d'un district de santé viable est élaboré ;

— le processus de viabilisation des districts de santé est élaboré ;

— le tout premier Plan national de Développement Sanitaire (PNDS) est élaboré et adopté ;

— des Équipes nationales et régionales de développement sanitaire sont constituées et formalisées par des textes en vue de promouvoir l'intersectorialité et la participation communautaire ;

— l'Arrêté Ministériel n°0033/CAB/MSP du 21 septembre 1998 fixant les modalités de création des structures de dialogue et de participation communautaire dans les districts de santé est signé ;

— l'Arrêté n°0035/A/MSP/CAB du 8 octobre 1999 portant modalités de création et de fonctionnement des districts de santé est signé ;

— des ateliers d'imprégnation des jeunes Médecins sortis de la Faculté de Médecine et des Sciences Biomédicales sont institués par le Ministère de la Santé Publique.

Il était attendu que cette symphonie très intellectuelle des Éminents Professeurs sur la Réorientation des SSP en général et la viabilisation des districts de santé soit opérationnalisée au cours de la décennie 2000. Cette grande production intellectuelle des années 90 à 2000 ne sera que très faiblement appropriée par les acteurs du système et d'où sa faible opérationnalisation qui persiste.

2.3. De la Symphonie inachevée des années 2000 à 2008 : ère de la planification stratégique et de la relance des programmes de santé prioritaires

Sous le magistère de Monsieur **Urbain Olanguena Awono** marqué par l'avènement des Objectifs du Millénaire pour le Développement (OMD), une troisième symphonie va se développer :

— la première Stratégie Sectorielle de Santé 2001-2010 a été élaborée avec pour priorité centrale l' « *Approche basée sur les programmes prioritaires* », approche décriée par l'OMS du fait de la verticalisation des programmes qui affaiblissent le système de santé ;

— les grands programmes prioritaires de santé ont été restructurés (SIDA, Tuberculose, Paludisme, PEV) ;

— le Cameroun a accédé pour la première fois aux financements du Fonds Mondial de lutte contre le SIDA, la Tuberculose et le Paludisme ;

— l'initiation des réflexions sur la réforme hospitalière ;

— l'évaluation à mi-parcours de la mise en œuvre de la Stratégie Sectorielle de Santé 2001-2010 a identifié des insuffisances qui nécessitent une révision ; par exemple l'approche basée sur les programmes a démontré ses limites du fait du caractère vertical de ces programmes ; il est aussi question d'arrimer cette nouvelle stratégie à l'échéance des OMD (2015) ;

— la nouvelle Stratégie Sectorielle de Santé suite à l'évaluation a pour période 2001-2015. Elle sera cette fois basée sur « *l'Approche district de santé* » ;

— des réflexions en vue d'une réforme hospitalière sont engagées en 2003 ; les Experts commis à cette tâche identifient douze chantiers pour cette réforme. Elle n'aboutira pas jusqu'alors.

La symphonie des années 1990-2000 aussi aura du plomb dans l'aile. Le processus de viabilisation des districts de santé ne sera plus la priorité. L'influence des partenaires Financiers internationaux aura dicté de nouvelles priorités. La réforme hospitalière démarrée en 2003 n'aboutira pas. Le système de santé va basculer dans l'hospitalocentrisme.

2.4. De la Symphonie inachevée des années 2008 – 2018 : ère du développement des infrastructures sanitaires et de l'intensification de la lutte contre les Endémies et les pandémies.

Sous le ministère de Monsieur **André Mama Fouda**, une quatrième symphonie se développe :

— les préoccupations liées à l'augmentation de la mortalité maternelle a eu comme réponse, la création d'un Programme multisectoriel, intégré de lutte contre la Mortalité maternelle, néonatale et infantile ;

— le renforcement de la lutte contre endémies et les pandémies avec la création d'un Secrétariat d'État dévolus spécifiquement à cet effet ;

— la création et le renforcement des programmes de lutte contre les Maladies Tropicales négligées ;

— la mise en place des Centre Régionaux de Prévention et de lutte contre les Epidémies ;

— le développement des infrastructures hospitalières de haut niveau aussi bien au niveau central que dans les régions (Hôpitaux de 1ère et 2ème catégories et Centres d'hémodialyse);

— l'élaboration d'une politique de la santé communautaire ;

— l'élaboration de la Stratégie Sectorielle de Santé 2016-2027 qui a le mérite d'avoir été bien formulée avec une Vision stratégique et des composantes essentielles de la Santé Publique (pour la première fois, la Promotion de la Santé et la Prévention des maladies sont considérées comme des composantes bien distinctes du secteur de la santé au Cameroun).

Il était attendu que de 2010 à 2015, la viabilisation des districts de santé, approche de référence adoptée par la Stratégie Sectorielle de Santé arrimée à l'échéance des OMD connaisse sa concrétisation. Non encore une fois, une quatrième symphonie s'est développée en lieu et place de la viabilisation des districts de santé, base du système de santé. Les responsables nommés pour gérer les districts de santé n'ont pas reçu de formation spécifique à cette tâche. La participation communautaire n'est pas opérationnalisée malgré l'existence des textes réglementaires ; pendant qu'aucun district de santé n'est viable (c'est-à-dire parvenu dans son développement au stade d'autonomisation), la priorité a été plutôt accordée au développement des infrastructures de soins curatifs alors que la réforme hospitalière initiée depuis 2003 n'a toujours pas abouti, et surtout en l'absence d'une politique nationale de prestation de soins et d'une orientation philosophique des soins.

À l'évaluation de la Stratégie Sectorielle 2001-2015, on note que seulement 7% des 189 districts de santé au Cameroun sont parvenus au stade intermédiaire de consolidation pour un objectif fixé à 80% pour la période 2001-2015. En 2016, quand la nouvelle Stratégie Sectorielle de Santé 2016-2027 est adoptée, le système national de santé est qualifié de faible. La grande majorité des districts de santé restent en phase de démarrage, la participation communautaire est faible. Les programmes de santé ne peuvent être performants dans un tel système de santé. Le renforcement du système de santé et le renforcement du système communautaire demeurent une condition *sine qua none*. L'OMS recommande de renforcer le système de santé et de revitaliser les Soins de Santé Primaires.

La quatrième symphonie du secteur de la santé au Cameroun est marquée par une forte propension de l'hospitalocentrisme et un recul de la Santé Publique dans sa vision holistique du fait de l'émergence depuis les années 2000, des Spécialistes de la Santé individuelle (les Cliniciens, praticiens hospitaliers) dans le management du système et des structures de santé au détriment des Spécialistes de la Santé Publique et des Administrateurs de la Santé Publique qui sont formés à cet effet.

Il est urgent de repositionner la Santé Publique dans le système de santé, d'actualiser, d'achever et d'appliquer la symphonie des années 90 – 2000 si les objectifs de la Stratégie Sectorielle 2016-2027 doivent être atteints et que la Couverture Sanitaire envisagée trouve un champ d'opérationnalisation favorable.

Suite à un défaut de capitalisation des acquis issus des différentes symphonies, la Stratégie Sectorielle de santé 2016-2027 a posé le diagnostic ci-après de la situation sanitaire au Cameroun :

> *« Faibles capacités du système de santé à répondre aux besoins Socio-sanitaires des populations et à contribuer au développement d'un capital humain sain et productif »* **(MSP, 2016).**

3. La couverture sanitaire universelle : l'espoir d'une symphonie prometteuse ?

Le but de la couverture universelle en matière de santé est de faire en sorte que tous les individus aient accès à gamme complète des services de santé essentiels de qualité (promotionnels, préventifs, curatifs, réadaptatifs et même palliatifs) sans encourir de difficultés financières. Son instauration et sa mise en œuvre effective nécessite un renforcement des systèmes de santé.

La couverture sanitaire Universelle n'est pas seulement le financement de la santé. Elle ne doit pas seulement viser l'amélioration de l'accès financiers aux soins. Elle doit fondamentalement reposer sur un système de santé solide, efficace et bien géré, des personnels de santé en nombre suffisant, bien formés et motivés, l'accès aux médicaments et technologies médicales.

L'accumulation de symphonies inachevées dans le secteur de la santé, plus précisément celle des années 1990-2000 n'a pas abouti à la viabilisation effective des districts de santé. Celle des années 2000-2010 n'a pas réalisé la réforme hospitalière pour donner une boussole à ce sous-secteur. Ceci constitue un risque pour l'instauration de la CSU si des correctifs nécessaires ne sont pas considérés comme des préalables.

La Couverture Sanitaire Universelle tant attendue ne saurait être une panacée, une solution miracle pour le secteur de la santé du Cameroun. Les insuffisances connues aux plans structurel et fonctionnel de notre système de santé doivent être corrigées avec la participation de tous les acteurs.

Le choix des offres de services et de soins (paquets) à offrir dans le cadre de la CSU ne doit pas être une affaire exclusive des professionnels de la santé (dont le champ de prédilection se trouve dans la prise en charge curative des maladies). Les besoins de santé des différentes couches de la population doivent aussi être explorés de la base au sommet du système de santé. À moins d'envisager au stade initial l'instauration de la Couverture Maladie Universelle (CMU) qui ne prend pas en charge les soins et services liés à la promotion de la santé et des actes de protection de la santé, il sera illusoire d'envisager de couvrir la gamme complète que requiert la CSU en l'état actuel de faible réactivité de notre système national de santé.

Si l'on peut comparer le secteur de la santé comme un ordinateur (outil avec plusieurs composantes) qui doit produire des populations en bonne santé, capables de relever les défis économiques, sociaux et politiques qui les interpellent, il devient important de comprendre que sa performance va dépendre de la qualité aussi bien du *hardware* qui est le système de santé qu'il faut d'abord développer, et du *software* que sont les Approches et les programmes qui ne peuvent s'opérationnaliser dans un système défaillant.

Pour cela, le développement des districts de santé, la revitalisation des Soins de Santé Primaires et la réforme hospitalière assortie d'une Politique et d'une Philosophie de soins (éléments des symphonies 2 et 3) sont des préalables incontournables à opérationnaliser pour l'instauration d'une véritable CSU si l'on ne voudrait pas connaître une cinquième symphonie inachevée. La Couverture Sanitaire Universelle ne doit pas être un **LEURRE** pour les populations parce que son instauration ne s'improvise pas, elle se prépare et s'édifie en veillant à lui garantir des conditions préalables de succès.

Conclusion et perspectives

Dans une optique d'information et de formation des acteurs et partenaires du secteur de la santé, ce manuel a décrit dans ses grandes lignes, les faits ayant marqué l'évolution historique de la politique et du système de santé au Cameroun des années d'indépendance à l'an 2019, soit près de 60 ans d'expérience. Nous espérons que l'aperçu théorique présenté en première partie en guise d'initiation à la santé publique et communautaire aura aidé à cerner cette évolution.

Loin de nous, toute prétention de vouloir procéder à une évaluation systématique du système de santé et de politiques de santé du Cameroun, notre intention était d'aider à vulgariser les savoirs sur le plan sanitaire et de partager avec les acteurs et partenaires actuels et potentiels, la connaissance du secteur de la santé dans son passé et son présent, en vue d'envisager des actions collectives plus efficaces, plus efficientes et plus rationnelles dans le cadre d'une gestion sanitaire participative en ce XXIème siècle.

Toutefois, l'on peut remarquer que du parcours historique ébauché dans cet ouvrage émergent quatre constats majeurs qui ne sauraient laisser l'observateur averti indifférent :

1- Après les expériences successives des zones de Démonstration des Actions de Santé Publique (DASP) des années 70, des soins de santé primaires (1978), de la réorientation des soins de santé primaires (1989 en Afrique et en 1993 au Cameroun), le pays dispose depuis 1996 d'une politique de santé formellement définie par la loi n°96/03 du 04 janvier 1996 portant loi-cadre dans le domaine de la santé. Cette politique qui est la résultante des efforts de conceptualisation et d'expérimentation sur le terrain, reste cependant toujours très peu connue par les acteurs et les partenaires sociaux de la santé du fait d'un déficit communicationnel important entre le sommet et la base de la pyramide sanitaire.

2- La politique sanitaire telle que définie par la Loi-Cadre dans bon nombre de ses dispositions est devenue caduque dans la mesure où les innovations stratégiques apportées par les Objectifs du Millénaire pour le Développement, l'instauration de la Couverture Universelle (CSU) et les Objectifs de Développement Durable recommandés par les Nations Unies et ses Institutions spécialisées nécessitent une révision/actualisation.

3- Depuis la réorientation des Soins de Santé Primaires en 1993 jusqu'à ce jour, le Cameroun ne dispose pas toujours d'un district de santé viable parce que rendu en phase d'autonomisation suite à une expérience rationnellement menée et documentée pouvant servir de modèle réplicable. Seulement 7% de l'ensemble des districts de santé du Cameroun ont pu atteindre la deuxième des trois phases du processus de viabilisation des districts de santé qu'est la phase de consolidation. L'absence de modèles de districts viabilisés rend illusoire « l'approche district » adoptée par le Gouvernement pour le développement sanitaire national.

4- Bien que le développement des soins promotionnels, préventifs, curatifs et de réhabilitation soit une des missions statutaires clairement assignée au Ministère de la Santé Publique, force est de reconnaître à la lumière de son organisation structurelle et son fonctionnement que ce département reste fortement marqué par l'approche biomédicale de la santé au détriment d'une vision holistique basée sur la maîtrise des quatre déterminants principaux de la santé qui font appel à une multidisciplinarité, une multisectorialité et un partenariat formels et concrets. Cette dérive sur le plan stratégique et opérationnel explique à suffisance les faiblesses du secteur de la santé dans les domaines de la promotion de la santé et de la prévention, ainsi qu'une absence d'appropriation des programmes de santé par les communautés.

Les facteurs ci-dessous pourraient expliquer ces constats :

— Les documents de Stratégie Sectorielle de Santé 2001-2015 puis 2016-2027 en cours, ne sont pas connus aussi bien par la majeure partie des professionnels du secteur que par le grand public pour être compris et permettre leur appropriation et en faciliter la mise en œuvre. Une politique de santé fait partie des politiques publiques qui nécessitent une large diffusion dans le système en vue de l'implication de tous pour sa traduction en programmes, en projets et en plans opérationnels.

— Les ressources humaines de la santé constituées dans une large mesure par du personnel ayant vocation à dispenser des soins de restauration n'ont ni les compétences techniques, ni la culture du partage de responsabilité et de transfert nécessaires et suffisantes pour assumer le rôle de promoteurs de la santé, catalyseurs du processus d'habilitation des individus et des communautés sur le plan sanitaire.

— Le manque d'information et de formation, ainsi que l'absence de perspectives de promotion socioprofessionnelle ont entraîné désintérêt et démotivation chez bon nombre de personnels vis-à-vis des innovations initiées par l'échelon central. Cette situation a eu pour conséquences la multiplication des pratiques professionnelles parallèles, la fuite des cerveaux et la déshumanisation des soins. Les personnels de santé ne sont pas techniquement préparés et psychologiquement réorientés pour s'adapter à la nouvelle politique de santé. De plus, la gestion peu rationnelle et inéquitable de leurs carrières donne lieu à d'interminables revendications qui les éloignent de leurs missions.

— Les partenaires communautaires, ceux des secteurs apparentés à la santé, du secteur privé et de la société civile ne sont pas suffisamment conditionnés et intégrés dans la dynamique sanitaire pour pouvoir jouer efficacement leurs rôles respectifs dans le système national de santé. Ceci donne l'impression que le secteur est uniquement géré par l'administration de la santé sans partage.

— L'organisation et le fonctionnement des formations sanitaires ne se prêtent pas à la prestation des soins de qualité à un moindre coût pour la population comme l'énonce la politique sanitaire. Le système de soins fonctionne encore selon un modèle conceptuel désuet (modèle professionnel des années soixante) qui ne s'adapte plus à l'évolution actuelle de l'organisation et de la délivrance de soins. Ce système de soins sans véritable réforme ne saurait réussir à revitaliser les soins de santé primaires, encore moins instaurer la couverture sanitaire universelle tant attendue par les camerounais.

En fait, il s'agit de bâtir un système national de santé viable où chaque acteur, chaque partenaire, chaque intervenant sait ce qu'il doit faire, dispose de capacités suffisantes pour le faire, reçoit l'encadrement nécessaire et apporte sa contribution dans le cadre d'un travail d'équipe multidisciplinaire et multisectoriel valorisant.

En ce début de XXIème siècle, marqué au plan international par la mondialisation et au plan interne par la lutte contre la pauvreté dont le secteur santé constitue une des composantes essentielles, il importe que les objectifs de la politique nationale de santé soient rendus opérationnels pour le bien-être de tous. La santé est l'affaire de tous et de chacun. La recherche de solutions réalistes et efficaces pour un mieux-être doit être une affaire collective. Dans cette recherche de solutions, la pensée unique doit être abolie, les voix des « sans-voix » doivent être encouragées et sollicitées à tous les niveaux.

Les réformes en matière de développement sanitaire, quant à elles, doivent à la fois s'inspirer des modèles universels (mondialisation oblige) et surtout, prendre en compte les spécificités locales afin de s'assurer de leur acceptation et de leur appropriation sociales.

Les facteurs d'échec des expériences de terrain et des réformes antérieures doivent être analysés en profondeur selon une approche qualitative et participative afin de garantir la pertinence des options stratégiques nouvelles. Toutefois, cette analyse ne saurait occulter les efforts remarquables enregistrés au cours de plus d'un demi-siècle dans le cadre du développement institutionnel, de l'amélioration de l'offre de services et de soins par le biais de programmes et projets de santé qui sont des acquis importants à consolider et à capitaliser. De même, les appuis techniques et financiers divers apportés par les partenaires extérieurs témoignent-ils d'une efficacité certaine du Gouvernement dans le domaine de la coopération internationale en matière de santé.

Des efforts importants restent à faire dans le domaine de l'édification d'un système national de santé fonctionnel à tous les niveaux de la pyramide. Ce système devra être capable de servir de cadre propice au développement harmonieux et intégré des stratégies nationales, des programmes, des projets nationaux et des plans opérationnels locaux de santé. C'est un système de santé qui favorise la **convergence** des actions des différents secteurs connexes, celles des partenaires sociaux, de la société civile, des Collectivités Territoriales Décentralisées, des prestataires socio sanitaires traditionnels. De même, c'est un système de santé qui valorise la participation communautaire, l'autopromotion, l'appropriation et l'habilitation des communautés sur le plan sanitaire.

Eu égard aux constats ci-dessus relevés, nous nous bornerons à énoncer ci-après six conditions majeures desquelles découlent des perspectives pouvant être décomposées en actions susceptibles de renforcer effectivement notre système de santé et dix propositions pour redorer le blason du Cameroun en matière de développement sanitaire.

Condition n°1 : de la nécessaire viabilisation des districts de santé

Les processus de développement sanitaire et de viabilisation des districts, déjà clairement définis, doivent être rendus observables, réalisables, mesurables, à travers des modèles de références, des expériences opérationnelles pour ne pas paraître comme des utopies pour certains acteurs et de simples leurres pour bon nombre de bénéficiaires.

Perspectives

Dans un élan de souveraineté et de sauvegarde de la crédibilité du Gouvernement de la République, il importe que soit menée une expérience pilote de viabilisation de quelques districts de santé par région avec des ressources nationales appuyées par les contributions des opérateurs économiques, des élites et des partenaires sociaux nationaux pour servir de modèle conceptuel et opérationnel d'une politique nationale de santé à étendre progressivement dans l'ensemble du système. La crédibilité du secteur de la santé et partant celle du Gouvernement en dépend. Les moyens de la coopération internationale, ne pourront pas contribuer de manière significative à la viabilisation des districts dont les résultats ne sont pas atteints à très court terme.

Condition n°2 : de la normalisation, standardisation et rationalisation des soins et services

Les plans et programmes de santé ainsi que les ressources humaines, physiques et financières à eux seuls ne valent rien s'ils ne sont pas accompagnés de normes, de standards de procédures technico-administratives, de directives et instructions de mise en œuvre et/ou d'utilisation.

Perspectives

Dans un souci d'efficacité et de rationalité, il importe que soient élaborés des normes, des standards, des protocoles de soins et des procédures de gestion administratives et financières des différentes ressources, des directives opérationnelles pour la gestion des programmes de santé, pour éviter l'anarchie et des dérives gestionnaires incontrôlables.

Condition n°3 : de la gestion rationnelle et valorisante des ressources humaines pour la santé.

Il ne saurait avoir de développement sanitaire, sans des hommes compétents, valorisés, motivés, et en nombre adéquat pour le travail à effectuer. Le développement sanitaire doit reposer prioritairement sur une expertise nationale de qualité et intégrer judicieusement les apports de la coopération internationale et non l'inverse.

Perspectives

— L'opérationnalité d'une politique sanitaire est fonction du niveau de développement des ressources humaines de la santé. Il est important que dans le cadre d'une politique de ressources, soit élaboré et appliqué un plan de développement coordonné des ressources humaines avec quatre composantes :

— **Une composante « Gestion prévisionnelle »** des ressources humaines qui tienne compte des besoins quantitatifs et qualitatifs actuels et futurs du système avec définition des profils de postes de travail, description des taches des agents, établissement des normes et élaboration des plans de dotation en personnel.

— **Une composante « Formation de base »** adaptée à la politique sanitaire et renforcée par une stratégie nationale de formation continue et de perfectionnement institutionnalisée. La formation du personnel doit viser à la fois la pertinence sociale et la pertinence pédagogique pour assurer efficacement son rôle de sous-système d'appui au système de santé. Les personnels formés dans les institutions nationales de formation doivent être des catalyseurs d'un développement sanitaire endogène et durable basée sur la responsabilisation des individus et communautés en matière de santé. Les institutions de formation doivent produire des ressources humaines dotées de compétences nécessaires et suffisantes pour s'adapter de manière harmonieuse dans le système national de santé mais disposant d'une culture de la santé publique universelle.

— **Une composante « Gestion administrative »** rationnelle et efficiente des ressources humaines de la santé. Elle suppose une gestion rigoureuse des entrées, une gestion équitable des carrières et des promotions avec institution des listes d'aptitudes aux fonctions professionnelles des différents corps des personnels de santé, un système de supervision, contrôle et évaluation des performances du personnel, ainsi qu'une gestion humanisante des sorties (fin de carrière).

— **Une composante « Valorisation des ressources humaines »** et amélioration des conditions de travail qui va au-delà de la recherche d'une satisfaction d'ordre matériel ou pécuniaire. Dans cette optique, L'élaboration d'un **« pacte » de valorisation des ressources humaines** de la santé est nécessaire. Il s'agit de rendre l'environnement socioprofessionnel de la santé plus humain, plus convivial, plus équitable pour le bonheur des acteurs, des services et des bénéficiaires des soins et services.

Le système de formation de base et continue doit promouvoir l'épanouissement intellectuel au niveau le plus élevé de tous les corps des professions de santé. C'est une condition *sine qua none* pour un développement sanitaire véritable. Le système de formation à promouvoir devra développer en ses cibles (ressources humaines de la santé), non seulement les compétences techniques relatives à leurs domaines spécifiques, mais aussi et surtout, la **culture du management**, la **culture du partage de responsabilité** dans le cadre du partenariat, la **culture d'aide et de transfert,** et **l'art de communiquer.**

Condition n°4 : de l'*empowerment*, la participation/appropriation socio-communautaire des actions de santé.

Seuls des acteurs et partenaires bien informés, sensibilisés et formés sur la politique sanitaire, l'organisation et la gestion du système national de santé peuvent consciemment et efficacement s'engager dans le processus d'élaboration et de mise en œuvre des programmes et projets de santé.

Perspectives

Il importe que soient entreprises des actions d'information, d'éducation et de formation pour tous, en matière de santé, dans le cadre de programmes de formation et de communication/marketing social de la santé en collaboration avec les Collectivités Territoriales Décentralisées et des médias. La vulgarisation des Nouvelles Technologies de l'Information et de la Communication (NTIC) dans l'ensemble du système de santé pourrait contribuer à réduire sensiblement le déficit en communication et en formation qui affecte le développement du secteur.

Une stratégie d'intéressement et d'implication active des acteurs et des partenaires par la formation, la communication et le *marketing* social devrait être envisagée pour mobiliser et rallier le plus grand nombre aux actions de développement sanitaire.

Condition n°5 : de la modernisation du système de soins pour la qualité

Un système de santé en général et en particulier un système de soins qui ne souscrit pas à l'approche globale de gestion de la qualité ne saurait dispenser des soins de qualité. Il aura du mal à s'adapter à la mondialisation.

Perspectives

Les modèles d'organisation et de délivrance des soins (Kondji Kondji, 2001) de type « professionnel » des années soixante et bureaucratique ou administratif professionnel des années soixante-dix doivent céder la place au **modèle industriel** des années quatre-vingt-dix à deux mille qui préconise l'implication de toutes les composantes du système de santé à la gestion de la qualité. Tous les acteurs, les partenaires et les représentants des bénéficiaires du système de santé ou du système hospitalier doivent être impliqués à toutes les étapes de la prise de décision.

Le passage d'un modèle d'organisation et de délivrance de soins du type professionnel au type industriel nécessite un **changement radical de culture organisationnelle** avec une équipe de décideurs et de responsables sanitaires constituée en majorité de réformateurs convaincus pour entreprendre des réformes de fond. Les réformes des systèmes de santé en général et des systèmes hospitaliers en particulier doivent découler des résultats d'une analyse de la qualité des services et des soins (*Quality Assessment*). Les réformes doivent viser un niveau de qualité se référant à un modèle conceptuel d'organisation et de gestion des soins.

Condition n°6 : de la viabilité technique des hôpitaux pour l'humanisation des soins

Un système hospitalier qui s'intègre mal à l'ensemble du système de santé, et qui dispense des soins peu empathiques dont les coûts ne sont pas accessibles à la majorité des bénéficiaires/clients, œuvre à contre-courant du processus de développement sanitaire.

Perspective

Il importe que le système hospitalier soit réorganisé, réhabilité et réorienté pour prioritairement garantir la viabilité technique des hôpitaux et ensuite, promouvoir leur viabilité économique dans le respect des principes de la politique sanitaire définis dans la Loi-Cadre dans le domaine de la santé. Il s'agit de concilier les impératifs d'assurance de la qualité et d'accessibilité des soins avec la nécessité d'une autonomisation progressive à travers un système de recouvrement des coûts rationalisé, formalisé, transparent et suffisamment connu des décideurs, des acteurs et des bénéficiaires/clients.

Dix propositions pour redorer le blason du Cameroun en matière de développement sanitaire

1. Le développement et la **viabilisation des districts** de santé doit redevenir une priorité et un préalable à l'instauration d'une Couverture Sanitaire Universelle effective.

2. La **revitalisation des soins de santé primaires** est à considérer comme condition essentielle pour l'instauration d'une couverture Sanitaire Universelle réussie et durable. Les compétences en matière de mise en œuvre des soins de santé primaires doivent devenir une des priorités sociales des Collectivités Territoriales Décentralisées. À cet effet, la fonction publique locale doit l'intégrer parmi les domaines de renforcement de capacités ainsi que des fonctions et postes de travail.

3. La **participation communautaire** doit être concrétisée (passer de l'élaboration des documents stratégiques à leur opérationnalisation effective). Les contours et l'étendue des responsabilités des populations en matière de participation communautaire doivent faire l'objet d'un cadre législatif et règlementaire précis. La place la Médecine traditionnelle et de ses **Prestataires socio-traditionnels** doit tout aussi être légiférée et règlementée.

4. Les **programmes de santé verticaux** doivent être intégrés au niveau des districts de santé et s'opérationnaliser sous forme de projets de santé communautaire avec la pleine participation des populations sous la coordination des Collectivités Territoriales Décentralisées. À cet effet, l'État du Cameroun doit reprendre la main dans l'allocation des ressources de mise en œuvre de ces programmes et leur gestion parce que le rôle des partenaires au développement demeure dominant.

5. Le **repositionnement de la Santé Publique** dans ce Ministère qui donne l'impression d'un Ministère de la lutte contre les maladies est à prendre en compte. En somme, il est question de procéder à une combinaison d'approches de santé publique, de santé communautaire et de Promotion de la santé qui doit être opérée avec l'appui des Technocrates et la forte participation des partenaires au développement tels que l'OMS et l'Unicef. Tenant compte de l'évolution actuelle de la Santé Publique et de ses nouveaux référentiels dans le monde et en Afrique, il est incompréhensible qu'un Ministère de la Santé Publique ne dispose pas dans son organigramme, d'une **Direction Générale de la Santé Publique** et d'une **Direction Générale du Management des ressources**. Les Inspections Générales spécialisées au sens propre de la notion d'inspection parmi les fonctions de gestion, ne peuvent pas jouer un rôle de conception, de planification et de programmation

stratégiques, de coordination des composantes techniques et gestionnaires, ni de supervision.

6. Une **Réforme hospitalière audacieuse orientée vers la modernité** élaborée avec la participation sociale et communautaire doit être réalisée. Elle devra se donner une Vision Politique du sous-système de soins, une Stratégie nationale de soins en milieux hospitalier et communautaire, une Philosophie de soins applicable à toutes les formations sanitaires du pays, des Normes, des Standards et des procédures de soins bien codifiés par niveau de prestation).

7. La **réorientation des ressources humaines pour la santé vers le service communautaire** (être au service de la communauté, servir la communauté, travailler en étroite collaboration et surtout en partenariat avec la communauté, etc.). Il s'agit de former des ressources humaines qui comprennent que les programmes et leurs prestations sont des réponses de l'État aux besoins sanitaires des populations, que surtout ces programmes dits sociaux appartiennent en fait aux populations et qu'elles en sont des prestataires de l'État au service de ces populations. C'est un fondement théorique en faveur de l'humanisation des soins et services dans le secteur santé.

8. **L'institutionnalisation et la valorisation du Plaidoyer et de la Communication** pour le développement dans le secteur de la santé s'avère comme une grande nécessité aussi bien pour une meilleure éducation sociale des populations en santé, une mobilisation citoyenne des ressources pour la santé, que pour une plus grande visibilité et promotion des politiques, stratégies et actions de ce département ministériel.

9. La création d'un véritable **Haut Conseil de la Santé Publique** pour mieux coordonner l'action intersectorielle dans la gestion des déterminants sociaux de la santé qui relève de la compétence de plusieurs administrations doit être effectif. L'actuel **Conseil Supérieur de la santé de l'Hygiène et des affaires sociales** est désuet, inadapté et non opérationnel.

10. **La Déclaration d'Adélaïde sur la Santé dans toutes les politiques** doit être appliquée pour une action mieux coordonnée de la gestion des multiples déterminants sociaux de la santé dont les compétences relèvent de plusieurs administrations.

Bref et en un mot, le secteur santé au Cameroun a besoin d'être repensé, réorienté pour être mieux compris par les populations. En effet, il applique dans les faits les référentiels de la Santé Publique dans ses services clés et ses fonctions facilitatrices pour répondre avec efficacité et efficience aux besoins des populations et ceux du système national de santé. Un tel changement nécessite une prise de conscience en stoppant la fuite en avant, une remise en cause aussi bien aux niveaux politique, stratégique, technique et opérationnel.

La santé est le plus grand trésor de l'humanité et doit se situer au-dessus des clivages politiques. Il importe à notre humble avis qu'un **Dialogue de nature politique et sociocommunautaire** autour de la question cruciale de savoir « **quel système de santé voulons-nous pour aujourd'hui et demain ?** » constitue le point de départ d'une véritable démocratie sanitaire dans laquelle tous les camerounais se reconnaissent, participent aux actions de santé qui les concernent, s'approprient leur santé et prennent des initiatives individuelles et collectives. Ainsi, le Cameroun pourrait être un exemple de réalisation de « **la santé pour tous et par tous** » en Afrique.

De ce qui précède, il apparaît que les orientations politiques en matière de développement sanitaire sont clairement définies. Des efforts conjugués impliquant l'apport de tous sont à déployer. L'objectif est de les rendre opérationnelles et contribuer de manière significative au recul de la pauvreté par l'amélioration de l'état de santé des populations pour espérer atteindre les objectifs de la Stratégie Sectorielle de Santé 2016-2027.

Le développement sanitaire, « *un processus visant à produire des populations en bonne santé, capables de relever les défis économiques, sociaux et politiques qui les interpellent* » (Monekosso, cité par Kondji Kondji, 2005 : 194), est devenu un impératif, une exigence pour le progrès des pays en développement.

Plus qu'un vœu, il s'agit d'un défi collectif à relever par tous au profit de tous, le défi pour un mieux-être.

Quatrième partie :

Appels citoyens à la mobilisation sociale et politique en faveur de la santé

Appel citoyen aux élus et gouvernants pour plus d'investissements en santé et d'exigence de redevabilité

SM. Dominique Kondji Kondji,

Chers Gouvernants,

Chers Élus du Peuple et Élus locaux,

La santé est le plus grand trésor de l'humanité. Il n'y a pas d'économie sans une bonne santé des populations. Il n'y a pas de véritable défense nationale, de sécurité et de sûreté nationales sans une bonne santé. Il n'y a pas d'administration efficace, de gouvernance participative et efficiente sans administrateurs, gouvernants et une population en bonne santé. C'est pour cela que les produits de la croissance économique du pays doivent faire la part belle aux secteurs sociaux dont fait partie la santé.

Un bon investissement dans le domaine de la Santé Publique, comprise dans sa dimension holistique (promotion, prévention et prise en charge) est une des conditions clés d'une véritable émergence économique de notre pays. Espérer atteindre l'émergence économique avec une population à la santé précaire et minée par la pauvreté, est un grand leurre. Il importe à cet effet que la sensibilité de l'État pour les questions de Santé Publique soit améliorée, à défaut de l'augmenter à 15% du budget de l'État tel que recommandé par les engagements d'Abuja, il est important de la porter tout au moins à deux chiffres.

La contribution des partenaires au développement est importante au financement de la santé, mais elle ne doit pas devenir indispensable au fonctionnement de certains programmes nationaux de santé au point de paralyser leur opérationnalité du fait de multiples conditionnalités édictées. Le financement de la santé des populations doit être une marque de souveraineté et de fierté nationales pour notre pays après près de soixante ans d'indépendance.

Il est connu que l'État seul ne peut valablement financer la santé de toutes ses populations. C'est pour cela que le gouvernement doit engager un plaidoyer auprès des acteurs du monde économique, la diaspora et bien d'autres forces vives nationales pour contribuer à la mobilisation des ressources non budgétaires en faveur de la santé, à travers une bonne mise en œuvre de la stratégie nationale de financement de la santé élaborée en 2019.

Au moment où le pays vient de parachever son processus de décentralisation par la mise en place des Conseils Régionaux, il nous semble opportun dans le cadre de la gouvernance locale, de mettre en application la Déclaration d'Adelaïde qui engage l'ensemble des dirigeants et des décideurs à tous les niveaux dans l'action concertée sur les déterminants sociaux de la santé. Tous les secteurs doivent tenir compte de la santé et du bien-être comme étant un élément clé de l'élaboration des politiques publiques multisectorielles.

Cette approche intégrative de gouvernance a l'avantage de limiter les facteurs structurels d'inefficience liés à la dispersion du financement de la santé par l'État à plusieurs départements ministériels ayant des volets santé sans coordination, sans mise en commun de ressources pour la mise en œuvre, mais plutôt avec parfois des duplicités.

Étant donné que plusieurs déterminants sociaux de la santé ne relèvent pas du ministère de la santé, un financement global de la fonction Santé Publique au sein du gouvernement permettrait de disposer d'une enveloppe budgétaire substantielle à deux chiffres avec des projets multisectoriels ainsi que des sous composantes opérationnelles qui seraient attribuées à des départements ministériels précis sous la coordination technique du ministère de la Santé Publique et le *leadership* stratégique du Premier Ministère.

Pour promouvoir l'intégration de la santé dans toutes les politiques, le secteur de la santé doit apprendre à travailler en partenariat avec les autres secteurs. Il devrait reconnaître qu'il ne dispose pas de l'expertise dans certains domaines ou fonctions de la Santé Publique à l'instar de la promotion de la santé, le Plaidoyer et la communication, etc.

La mise en œuvre effective de la décentralisation doit être une opportunité de libérer le génie humain et les intelligences pour mobiliser des ressources extra-budgétaires complémentaires aux transferts de ressources de l'État central dans le domaine de la santé afin de financer des projets régionaux de promotion de la santé et de prévention des maladies.

Chers Gouvernants, Chers Élus du Peuple et Élus locaux,

Mobiliser et disponibiliser davantage de ressources financières en faveur de la Santé Publique n'auraient pas un impact significatif pour la santé et le bien-être de nos populations si la gestion de ces ressources reste minée par les détournements, la corruption et surtout une gestion personnalisée, non participative et non transparente qui ne connaît et ne se soumet pas à l'impératif de redevabilité, l'obligation de rendre compte à tous les niveaux.

Au stade actuel, la gestion des services de santé est loin d'être rationnelle et participative. Les organes de cogestion mis en place dans le cadre de la réorientation des soins de santé primaires ne fonctionnent pas normalement, ce qui laisse libre cours à une gestion fortement influencée par les responsables sanitaires. La gestion des recettes générées par le recouvrement des coûts des prestations de soins dans les formations sanitaires publiques doit être élucidée en vue de justifier le bien-fondé de la promulgation depuis 1990 et 1999 des lois portant dérogation spéciale aux formations sanitaires publiques en matière financière et celle autorisant la conservation de 100% des recettes des formations sanitaires publiques.

La gestion rationnelle et participative ainsi que l'impératif de rendre compte doivent être dorénavant érigés en règle cardinale de bonne gouvernance dans notre système de santé. À cet effet, il est important de redynamiser les structures de dialogue et de participation communautaires en charge de la cogestion de la santé par la formation et la responsabilisation en vue de les rendre véritablement autonomes et capables de mobiliser les communautés pour assurer un contrôle citoyen de la gestion sanitaire locale.

Le contrôle citoyen est l'étape ultime de la participation au développement et de la vie démocratique. Il garantit aux populations gouvernées, le pouvoir de s'assurer que leurs droits en matière de santé sont respectés, que ceux qui sont chargés de leur offrir des services le font effectivement dans le respect des leurs obligations.

Le pouvoir de contrôle citoyen découle de la Déclaration des droits de l'homme et du citoyen qui édicte le droit pour tous les citoyens, « *de constater, par eux-mêmes ou par leurs représentants, la nécessité de la contribution publique [et] d'en suivre l'emploi* » (art. 14), et qui dispose que « *la société a le droit de demander des comptes à tout agent public de son administration* » (art. 15). Le contrôle social du citoyen sur l'action des élus locaux est une composante essentielle de la vie démocratique locale.

S'agissant toujours de la redevabilité, il est important que dans le contexte de la décentralisation, après le transfert des compétences et de ressources, une liste d'indicateurs sanitaires, sociaux et de gestion soit établie d'accord-parties entre l'administration centrale, les Délégations régionales de la Santé Publique, les Exécutifs des Conseils Régionaux et Communaux d'une même région. Ces indicateurs constitueront des outils de mesure des progrès réalisés. Des conférences communale, régionale et centrale pourront être organisées chaque année à cet effet et des rapports de progrès seront produits et les résultats restitués aux populations bénéficiaires.

CHERS ÉLUS ET GOUVERNANTS, INVESTISSONS DAVANTAGE POUR LA SANTÉ ET LE BIEN-ÊTRE DE NOS POPULATIONS, APPLIQUONS AVEC RIGUEUR, TRANSPARENCE ET EFFICIENCE, LA GESTION DES RESSOURCES ALLOUÉES PAR L'ÉTAT ET SES PARTENAIRES ET CELLES MOBILISÉES PAR LES FORCES VIVES NATIONALES À TOUS LES NIVEAUX POUR LA SANTÉ ET SURTOUT, RENDONS COMPTE DE NOTRE GESTION

Appel à la mobilisation citoyenne en faveur de la santé pour tous et par tous à travers la mise en œuvre intégrale des soins de santé primaires au Cameroun

SM. Dominique Kondji Kondji

Chers concitoyens, chères Concitoyennes,

Chers concitoyens, chères Concitoyennes au Cameroun et dans la diaspora !

Nous savons tous que l'objectif fixé en 1978 à Alma Ata lors du lancement des Soins de Santé Primaires à savoir : « ***Santé pour tous en l'an 2000*** » n'avait pas été atteint au grand désespoir des populations.

Réorientés au Cameroun en 1993, avec une restructuration du système national de santé en trois niveaux (central, intermédiaire et périphérique), et l'instauration du système de recouvrement des coûts des prestations de soins dans les formations sanitaires publiques, force est de constater que jusqu'ici, leur mise en œuvre n'est pas intégrale et par conséquent, les besoins de santé des populations ne sont pas satisfaits.

De toutes les réformes autour de cette innovation, qui a eu le mérite d'obtenir du Législateur, puis du Chef de l'Exécutif du pays, le vote et la promulgation de la loi portant dérogation spéciale aux formations sanitaires publiques en matière financière (1990) et celle autorisant la conservation de 100% des recettes desdites formations sanitaires (1998), seul le recouvrement des coûts a connu une mise en œuvre effective et toujours en vigueur, avec de grandes conséquences sur la faible capacité des populations à supporter les charges liées à leur santé. Ce qui entraîne leur appauvrissement, l'absence d'équité et de justice sociale en santé (l'un de ses quatre piliers).

La prestation de soins n'obéit pas toujours de manière optimale aux principes de soins qui, selon la Réorientation des soins de santé primaires devraient être théoriquement sont intégrés, globaux, continus définis et rationnels. Les caractéristiques de permanence des services et de polyvalence des ressources humaines sont questionnables avec un système de référence/Contre référence non opérant.

Plus grave encore, la participation communautaire, une des grandes innovations de la réorientation des Soins de Santé Primaires reste très faible. En effet, malgré la mise en place des Structures de dialogue et de participation communautaire dans tous les districts et aires de santé, leur fonctionnalité laisse à désirer, parce que non capacités pour pouvoir participer activement à la cogestion des services de santé. On est loin de l'idéal de faire des communautés de véritables partenaires au développement sanitaire participant activement à la gestion et la prise de décision. Le moins qu'on puisse dire est que les responsables sanitaires des districts de santé (Services de santé de District, Hôpitaux de District, Centres Médicaux d'Arrondissement et Centres de santé Intégrés) restent les véritables maîtres de la gestion des services de santé. Malgré la désignation des Maires comme Présidents des Comités de gestion des formations sanitaires publiques de 2ᵉ, 3ᵉ, 4ᵉ et 5ᵉ catégories, ces derniers n'ont jamais reçu de formation sur les principes de la réorientation des soins de santé primaires pour comprendre les tenants et les aboutissants du co-financement et de la cogestion de la santé.

La non mise en œuvre intégrale des Soins de Santé Primaires est à l'origine de grandes inégalités ou disparités sociales de santé qui compromettent aussi bien le bien-être des populations que l'émergence socioéconomique du pays.

Pourtant, la Déclaration d'Astana sur les Soins de Santé Primaires issue de la Conférence internationale ayant commémoré le 30ᵉᵐᵉ anniversaire de la Déclaration des SSP du 25-26 octobre 2018, invite toutes les parties prenantes de tous les secteurs à entreprendre des actions communes pour **construire des soins de santé primaires plus solides et durables** en vue de parvenir à la **Couverture Sanitaire Universelle** (CSU).

De ce qui précède, il apparaît évident que s'investir à coût de moyens humains et financiers colossaux pour la mise en place de la CSU au Cameroun sans au préalable veiller à mobiliser toutes les forces vives du pays à contribuer à la construction des soins de santé primaires plus solides et durables serait une fuite en avant et une entreprise qui pourrait se révéler inefficace, inefficiente et au final, une grande déception pour les populations.

La santé étant un droit humain qui appelle des devoirs individuels et collectifs et une responsabilité partagée, il importe que dans l'ordre et la discipline animés par l'esprit républicain, les forces vives nationales exigent des pouvoirs publics l'impératif de renforcer le système national de santé dans ses six composantes, de revitaliser les soins de santé primaires dans l'esprit de la Déclaration d'Astana et d'engager un dialogue participatif avec elles pour la conduite de l'instauration de la Couverture Sanitaire Universelle au Cameroun.

Ensemble, unissons nos voix pour exiger des pouvoirs publics les efforts nécessaires en vue du renforcement du système de santé avec des districts de santé viables, un système de santé solide et résilient, basé sur des soins de santé primaires revitalisés avec des communautés capacitées et valorisées, le tout animé par une communication verticale, horizontale et participative.

Tous pour des Soins de Santé Primaires revitalisés sur l'ensemble du système de santé en vue de l'instauration d'une Couverture Sanitaire Universelle à la mesure des engagements formulés par le Chef de l'État et des attentes des populations camerounaises.

Appel à la mobilisation des forces vives nationales en faveur d'un projet social d'éducation et d'*empowerment* des populations en matière de santé et de développement local

SM. Dominique Kondji Kondji

Chères Forces vives nationales du Cameroun (administratives, politiques, économiques, sociales, traditionnelles et culturelles), y compris la Diaspora.

Dans son document intitulé « *Politique de la santé pour tous en Afrique pour le XXIe siècle* », l'OMS et ses États membres avaient en 2002, formulé la Vision du développement sanitaire en Afrique à l'horizon 2020 (Agenda 2020) suivante : « *Vaincre les maladies liées à la pauvreté, à l'exclusion et à l'ignorance, dans un contexte de bonne gouvernance et de développement autonome d'un système de santé proactif et performant, pour une vie décente et digne* ».

Dans son message d'introduction du Rapport sur la situation sanitaire dans la Région africaine publié en 2006, le Dr Luis Gomes Sambo, alors Directeur régional de l'OMS pour l'Afrique déclarait ceci : « *La Promotion des modes de vie sains et l'éducation pour la santé peuvent beaucoup contribuer à prévenir les maladies et les incapacités ; nous connaissons les méthodes de prévention, de diagnostic et de traitement indispensables et nous savons lesquelles donnent les bons résultats en Afrique* ; les systèmes de santé sont la clé pour assurer une série de soins essentiels. Les gouvernants africains et leurs partenaires doivent investir davantage pour renforcer les systèmes de santé fragiles».

La pauvreté et l''ignorance tuent à grande échelle en Afrique et dans notre pays. Nous devons le savoir. La Déclaration de Ouagadougou sur les soins de Santé Primaires et les systèmes de santé en Afrique adoptée en Avril 2008 recommandait ceci aux communautés et à la société civile : « *Les communautés, y compris la société civile, doivent chercher à obtenir la reconnaissance de leur rôle dans la gouvernance des services de santé, en particulier pour ce qui est des interventions de santé publique et autres interventions à assise communautaire liées à la santé, et explorer avec les gouvernements la possibilité de conduire des campagnes de sensibilisation auprès de la diaspora africaine, afin de faciliter la participation effective de celle-ci aux activités de développement ».*

La Vision 2035 dans son analyse des menaces, risques et hypothèques identifie entre autres **la participation** et **la décentralisation** comme des risques plus ou moins prévisibles, susceptibles d'influencer ou d'hypothéquer sa réalisation (MINEPAT, 2009).

S'agissant de la participation, il est écrit ceci : « *Au Cameroun, l'hégémonie administrative de l'Anglais et du Français dont la maîtrise exige une formation scolaire pose une hypothèque sur la participation de toutes le couches sociales à la gestion des affaires publiques : Elle crée ainsi une partition de la société entre une masse nombreuse et faiblement scolarisée, exclue des centres de décision et des débats sur les thèmes majeurs et une classe intellectuelle et ouverte sur le monde, participant aux débats et monopolisant les centres de décision et de pouvoir. La conséquence est **une société duale** qui crée une grave discontinuité dans la Nation qu'elle sèvre d'une importante capacité cognitive. C'est l'expression même de l'extériorité sociologique de l'État d'où découlent les difficultés d'une expression politique extraite de son substrat ethnique car les choix dit démocratiques manquent d'une chose essentielle : **l'individualité de l'électeur et le choix en fonction des programmes politiques** ».*

« *La participation étant devenue l'une des clés de réussite de toute initiative de développement, réaliser la vision de développement du Cameroun dépendra de la manière par laquelle les populations dans leur ensemble seront associées aux mécanismes de gestion. La nécessité d'entreprendre des stratégies pour valoriser nos langues nationales pour leur donner un statut de dignité, puis d'envisager des organisations même péri-administratives qui les utilisent et permettent à toute la population de participer aux débats sur le développement se perçoit dans cette perspective ».*

Tout en réitérant au gouvernement et ses partenaires au développement d'investir davantage pour l'éducation et la formation des populations en matière de santé et de développement en vue d'une participation consciente et éclairée dans le contexte de la décentralisation, nous invitons toutes nos forces vives y compris la diaspora et chacun de nous, à contribuer et à participer à la conception et la mise en œuvre de **projets citoyens régionaux d'éducation et d'empower-ment des populations en matière de santé et de développement local** en vue de faire reculer l'ignorance qui tue à grande échelle et compromet l'essor du pays.

De tels projets novateurs dans notre système de santé pourraient relever de l'initiative des Conseils Régionaux et des Communes, mais aussi des Chefferies traditionnelles et des Organisations de la société civile au profit des populations et bénéficier des appuis des organisations spécialisées et des institutions nationales ou internationales dans le cadre de la coopération décentralisée ou de particuliers.

De tels projets, seraient aussi une opportunité de résorber utilement le chômage chronique et grandissant des jeunes diplômés de notre système éducatif qui pourraient après avoir bénéficié de formations de courte durée en promotion de la santé et en Communication pour le développement appliquée à la santé servir comme de véritables Éducateurs/Communicateurs en santé et développement local auprès des communautés.

Des études comportementales initiales sur les connaissances et les perceptions des populations en matière de santé et de développement local permettraient de disposer de données quantitatives et qualitatives initiales qui devraient servir à la conception, la planification, la mise en œuvre, le suivi des progrès sur la base des indicateurs sociaux précis.

Ainsi, l'évidence de la contribution significative de l'éducation et l'empowerment des individus et des communautés à l'amélioration de l'état de santé des populations au niveau de chaque Commune et chaque Région sera démontrée pour servir d'exemple en Afrique à moyen terme.

La différence entre individus et entre des groupes sociaux du fait de leurs niveaux d'éducation en matière de santé étant une cause d'inégalité sociale de santé, de tels projets régionaux et communaux seraient une avancée considérable vers plus d'équité et de justice sociale en santé au Cameroun.

Tous ensemble, contribuons et participons à la conception, la planification et la mise en œuvre de projets citoyens d'éducation et d'empowerment des individus et des communautés en matière de santé et de développement local en vue de faire reculer l'ignorance qui nous tue sans le savoir.

Chers tous, l'État et son gouvernement ne peuvent pas tout faire pour notre santé. Ils ne peuvent non plus avoir à eux seuls toutes les expertises très variées de la Santé Publique.

Mettons tous la main à la pâte en développant et en finançant des projets citoyens d'éducation des populations en matière de santé et de développement, afin qu'elles jouissent en toute connaissance de leur droit à la santé et que de moins en moins elles meurent d'ignorance.

Chers tous, l'État et son gouvernement ne peuvent pas tout faire pour notre santé. Ils ne peuvent non plus avoir à eux seuls toutes les expertises très variées de la Santé Publique. Mettons tous la main à la pâte en développant et en finançant des projets citoyens d'éducation des populations en matière de santé et de développement, afin qu'elles jouissent en toute connaissance de leur droit à la santé et que de moins en moins elles meurent d'ignorance.

Bibliographie indicative

ACASAP, 2014, *Notes Politiques de l'Association camerounaise de santé publique 2014*, Yaoundé.

ACASAP, 2016, *Notes de plaidoyer Politique de l'Association camerounaise de santé publique 2016*. Page 5. Yaoundé.

Association Camerounaise de Santé Publique, 2016, *Deuxièmes Notes de Plaidoyer Politique de l'ACASAP*, Yaoundé.

Atangana, S. et Foumbi, J., 1982, *Projet d'un programme national des SSP en République Unie du Cameroun*, Yaoundé, MINSANTÉ et Institut de Recherches Médicales et d'études des plantes Médicinales.

Audibert, M. et Kondji Kondji, D., 2015, *Le développement sanitaire en Afrique francophone : enjeux et perspectives post 2015*, Paris, L'Harmattan.

OMS, 2008, *Commission de l'OMS sur les déterminants sociaux de la santé*, Genève, OMS.

Bastien, R. et al., 1994, *Promouvoir la santé : Réflexions sur les théories et les pratiques,* Québec, International de Promotion de la santé (REFIPS).

Baumann, M. et al., 1991, *Extrait de projets de recherche et mémoire en santé publique et communautaire*, Nancy, Centre International de l'Enfance.

CONAC, 2010, *Stratégie Nationale de Lutte contre la Corruption 2010-2015*, Yaoundé, CONAC.

Galland, B. et al., 1997, *Évaluer la viabilité des centres de santé. Fascicule n°1 : Guide méthodologique*, Paris, ReMed.

Grundy, F. et al., 1973, *Recherche en organisation sanitaire et techniques de management*, Genève, OMS.

Haddad, S. et al., 1997, « Comprendre la qualité : en reconnaître la complexité », *Ruptures : revue transdisciplinaire en santé*, 4(1), pp. 59-78.

Kondji Kondji, D., 1995, « Information - Éducation - Communication pour la santé » *Manuel de formation du personnel sanitaire*, 1, pp. 44-45.

Kondji Kondji, D., 1995, « Réorientation des soins de santé primaires au Cameroun », *Module de formation du personnel sanitaire*, pp. 23-24.

Kondji Kondji, D., 2001, « Qualité des soins et services de santé : des clarifications nécessaires pour un consensus au Cameroun. Contribution à la promotion de la culture de la qualité », *Article journées Internationales des Infirmiers*.

Kondji Kondji, D., 2005, *Politique et système de santé. Évolution historique du Cameroun : de la conceptualisation à l'opérationnalisation*, Yaoundé, Imprimerie St Paul.

Luttrell, C. et al., 2009, *Understanding and operationalising empowerment*, London, Overseas Development Institute.

MINEPAT, 2009, *Document de Stratégie pour la Croissance et l'Emploi*, Yaoundé, MINEPAT.

Ministère de la Santé Publique et Observatoire National de Santé Publique, 2016, *Profil Sanitaire du Cameroun 2016*, Yaoundé, MSP.

Ministère de la Santé publique, 1993, *Déclaration Nationale de mise en œuvre de la politique de réorientation des soins de santé primaires au Cameroun*, Yaoundé, MSP.

Ministère de la Santé publique, 1998, « Cadre conceptuel de district de santé viable au Cameroun », *Draft*, pp. 41-45.

Ministère de la Santé Publique, 2007, *Stratégie Partenariale du secteur de la santé au Cameroun*, Yaoundé, MSP.

Ministère de la Santé Publique, 2009, *Stratégie Sectorielle de Santé 2001-2015*, Yaoundé, MSP.

Ministère de la Santé Publique, 2010, *Rapport de l'analyse de la situation des Ressources Humaines pour la santé au Cameroun*, Yaoundé, MSP.

Ministère de la Santé Publique, 2016, *Plan National de Développement Sanitaire du Cameroun 2016-2020*, Yaoundé, MSP.

Ministère de la Santé Publique, 2016, *Politique Nationale de Santé Communautaire*, Yaoundé, MSP.

Ministère de la Santé Publique, 2016, *Stratégie Sectorielle de Santé 2016-2027*, Yaoundé, MSP.

Ministère de la Santé Publique, 2017, *Manuel national d'exécution du financement base sur la performance (pbf) Cameroun*, Yaoundé, MSP.

Ministère de la Santé Publique, 2017, *Manuel national d'exécution du financement base sur la performance (PBF)* , Yaoundé, MSP

Ministère de la Santé Publique, 2017, *Stratégie nationale de Financement de la Santé du Cameroun*, Yaoundé, MSP.

Monekosso, G. L., 1989, *Accélérer l'instauration de la santé pour tous les Africains ; scénario de développement sanitaire en trois phases*, Brazzaville, OMS/AFRO.

Monekosso, G. L., 1989, *Accélérer l'instauration de la santé pour tous les Africains : scénario de développement sanitaire en trois phases*, Brazzaville, OMS.

Monekosso, G. L., 1994, *Gestion sanitaire au niveau du district ; directives de mise en œuvre : de la médiocrité à l'excellence des prestations sanitaires*, Brazzaville, OMS - Bureau Régional pour l'Afrique.

Nsabimana, S. B. et al., 2018, *Expérience d'un mécanisme de financement des soins obstétricaux par tiers-payant : le Projet Chèque-santé au Cameroun*, Yaoundé, CIDR.

OMS et UNICEF, 2018, *Déclaration d'Astana sur les soins de santé primaires. Global Conference on Primary Health Care*, Astana, Kazakhstan.

OMS, 1976, *L'économie sanitaire*, Genève, OMS.

OMS, 1978, *Les soins de santé primaires - Rapport de la conférence internationale sur les soins de santé primaires ; ALMA-ATA (URSS) 6-12 septembre 1978*, Genève, OMS.

OMS, 1984, « Glossaire de la série Santé pour tous », *Santé pour tous*, 9, pp. 1-8).

OMS, 1986, *Rapport de la 1ère conférence internationale sur la Promotion de la santé*, Ottawa, Genève, OMS.

OMS, 1997, *Créer des environnements favorables à la santé. Rapport de la 3ème conférence sur la promotion de la santé tenue à SUNDSVALL en Suède 1991*, Genève, OMS.

OMS, 2010, *Cadre de mise en œuvre de la Déclaration de Ouagadougou sur les Soins de Santé Primaires et les Systèmes de santé en Afrique*, Brazzaville, OMS/Bureau Régional pour l'Afrique.

OMS, 2012, *Cadre de mise en œuvre de la Déclaration de Ouagadougou sur les Soins de Santé Primaires et les systèmes de santé en Afrique*, Brazzaville, Bureau Régional pour l'Afrique.

OMS, 2015, *Rapport du Secrétariat. EB138/37 ; Cadre pour des services de santé intégrés centrés sur la personne. Conseil Exécutif ; 138ème session Point 10.1 de l'ordre du jour,* Genève, OMS.

OMS-Haut-Commissariat aux Droits de l'Homme, 2009, *Droits de l'Homme, santé et stratégies de réduction de la pauvreté*, Genève, OMS.

Pineault, R. et Daveluy, C., 1995, *La planification de la santé : concepts, méthodes, stratégies*, Montréal, Éditions nouvelles.

Quenum, A. A., 1979, *Développement sanitaire en Afrique - 4 - Santé comme un des facteurs du développement*, Comlam, Brazzaville, OMS.

OMS, 1991, *Rapport de la 3ᵉ conférence sur la promotion de la santé: « créer des environnements favorables à la santé*, Genève, OMS.

Ribaut, M. et al., 1991, *L'hôpital entreprise, pourquoi pas*, Rueil Malmaison, Édition Lamarre.

Sambuc, R. et Gentile, S., 2005, *Principes d'une démarche d'assurance qualité et évaluation des pratiques professionnelles*, Marseille, Faculté de Médecine de Marseille.

UNICEF, 2016, *Évaluation du Projet redevabilité sociale et contrôle citoyen Mis en œuvre dans 49 communes au Burkina Faso*, Ouagadougou, UNICEF.

Union Africaine, 2016, *Stratégie africaine de santé 2016-2030*, Addis-Abeba, UA.

Postface

Les Politiques de santé s'inscrivent habituellement dans un contexte de sécurité sanitaire et permettent aux États de diriger les divers centres d'intérêt et la décision en Santé Publique. En effet, la santé des communautés, les enjeux sanitaires et la manière dont ces dernières gèrent les risques environnementaux et sanitaires interpellent les politiques sur le choix des outils de planification stratégique adéquats dans la prise en compte des besoins sanitaires sur les plans qualitatif et quantitatif des populations. Les politiques de santé orientent donc l'offre de soins et l'appréciation de la qualité de vie.

La structuration de ce livre en quatre parties témoigne du souci de l'auteur de faire de la lumière sur les divers concepts de Santé Publique souvent peu connus. Il revient à indiquer l'historique de la discipline sur le plan mondial, à analyser le secteur de la santé au Cameroun. Enfin, il importe aussi de lancer **selon l'auteur,** « trois appels à la mobilisation citoyenne à l'endroit des Décideurs politiques, des Élus du peuple et des Élus locaux, du Secteur privé, de la Société civile, des Collectivités Territoriales Décentralisées, de la Diaspora et des Communautés, à s'investir davantage dans le renforcement du système de santé et la revitalisation des Soins de Santé Primaires en vue d'une meilleure instauration de la Couverture Sanitaire Universelle, l'empowerment des individus et des communautés nécessaire pour une participation et une appropriation éclairées en faveur des actions de santé et de développement ».

L'opportunité de ce livre est qu'il est une réponse à la redéfinition d'une approche plus stratégique, plus actualisée et pluridisciplinaire dans la gestion des problèmes de santé des communautés. Cet ouvrage arrive à point nommé au moment où la pandémie de la Covid-19 à mis à rude épreuve les politiques de santé des États du monde entier, les amenant à revisiter les diverses stratégies et techniques de prise en charge et en soins des populations, mettant à nu les diverses failles des systèmes de santé.

Ce livre est un atout majeur, un outil de plaidoyer et de prise de décision écrit dans un style simple qui facilite la lecture et la compréhension de tous. Il est une opportunité certaine pour les étudiants des facultés de Médecine, des institutions de formation en Sciences de la Santé, des départements de Santé Publique et de Gestion Hospitalière et Sanitaire, des professionnels de santé et des universitaires.

Dr Julienne Louise NGO LIKENG,
PhD Anthropologie de la Santé
Chargée de Cours statutaire
Coordonnateur des Masters Santé Publique
et Gestion Hospitalière et Sanitaire
Responsable de l'Unité Doctorale de Santé Publique
École des Sciences de la Santé
Université Catholique d'Afrique Centrale

Annexes

ANNEXE 1 : DOCUMENT - SYNTHÈSE DES ÉLÉMENTS D'UN DISTRICT DE SANTÉ VIABLE AU CAMEROUN

1- RESPONSABLES SANITAIRES DU DISTRICT		
Structures : - Comité de développement du district. - Comité de santé du district. - Equipe cadre du district. **Activités :** - Elaboration des plans de santé communautaire. - Organisation des activités de santé communautaire. - Appui au suivi des activités de la santé communautaire **Documentation** : Les rapports de développement sanitaire dans les aires de santé (communautés) surtout la survie de l'enfant, la maternité à moindre risque, la santé de la main-d'œuvre.		
2- SERVICE DE SANTÉ DU DISTRICT Il est en charge de la : - Gestion opérationnelle du district (équipe cadre). - Gestion administrative du district (Service de santé de district). - Coordination des activités de l'hôpital de district, de santé publique et des secteurs apparentés (partenariat) dans les aires de santé. - Promotion et appui aux initiatives communautaires.		

3. HOPITAL DE DISTRICT	4. SANTÉ PUBLIQUE	5. SECTEURS APPARENTES
Administration - Travail/Discipline - Recouvrement des coûts - Logistique/Maintenance	**Santé individuelle** - Problèmes aigus - Problèmes chroniques - Problèmes spéciaux	**Education pour la santé** - Information sanitaire - Alphabétisation/Santé - Santé et Ecole
Soins de santé - Soins médicaux	**Santé de la Reproduction**	Agriculture et Nutrition - Disponibilité des

- Soins infirmiers - Action sociale	-Soins maternes/infantiles - Planning Familial	aliments - Sécurité alimentaire - Contrôle des denrées
Technologie - Pharmacie - Radiologie - Laboratoire	**Santé Communautaire** -Surveillance épidémiologique -Médicaments Essentiels -Préparation aux catastrophes	Environnement/Travail - Eau et Assainissement - Habitat et Santé - Travail et Santé
6 - INITIATIVES COMMUNAUTAIRES Amélioration du style de vie individuelle, amélioration des pratiques de la reproduction dans les familles, amélioration de la gestion de l'environnement dans les communautés		

Source : Ministère de la Santé 1998.

ANNEXE 2 : ELEMENTS ESSENTIELS D'ANALYSE DU DÉVELOPPEMENT DES DISTRICTS DE SANTÉ

Les dix éléments ci-après développés relèvent des principaux domaines critiques observés dans le développement des systèmes de santé de districts dans le monde.

Ils peuvent être considérés comme des éléments permettant d'analyser de manière globale le niveau de développement des districts. Ce travail s'inspire de l'étude mondiale et régionale fondée sur l'expérience des divers pays sur les systèmes de santé de district réalisée par l'OMS[23].

1- Niveau de déconcentration et de décentralisation de la gestion administrative, financière et technique

- La déconcentration :

Il s'agit de vérifier s'il y a un transfert effectif des activités opérationnelles initialement réalisées à partir du niveau central (verticalisation) vers le niveau périphérique dans le cadre d'un paquet d'activités intégrées ;

- La décentralisation :

Il s'agit de vérifier si la déconcentration ci-dessus est suivie d'un réel transfert de pouvoirs sur les plans décisionnel, administratif et financier de manière à promouvoir l'autonomie du district.

2- Organisation et fonctionnalité des services et structures du district

Il s'agit de vérifier si le district est doté de toutes les structures et services prévus dans le cadre conceptuel du district de santé viable, s'il dispose d'un organigramme avec définition des missions et descriptions de postes de travail pour chacune des structures, si ces structures fonctionnent effectivement et dans quelle mesure ?

3- Allocation adéquate et gestion efficace et efficiente de ressources du district

Il s'agit de vérifier si :

- les budgets alloués par l'État ainsi que les ressources propres du district sont suffisants pour le fonctionnement de ses différentes structures ;

---

[23] Cf. OMS, 1995, *Les systèmes de santé de district. Étude mondiale et régionale fondée sur l'expérience de divers pays*, Genève, OMS.

- il existe des procédures de gestion financière et comptable des ressources financières du district ;
- la gestion financière du district est conforme aux procédures édictées ;
- les ressources humaines, matérielles et logistiques allouées au district sont suffisantes pour son fonctionnement ;
- il existe des procédures de gestion des ressources ci-dessus ;
- la gestion de ces ressources est conforme aux procédures édictées.

4- Mise en place des paquets d'activités pour chaque structure et intégration des programmes intersectoriels

Il s'agit de vérifier si :

- les paquets minimums de prestation sont définis pour chaque service et structure du district ;
- ces différents paquets définis sont appliqués ;
- il existe des protocoles de soins dans les formations sanitaires
- les programmes de santé prioritaires sont mis en place et intégrés.

1- Mise en place et application du processus gestionnaire pour le développement du district

Il s'agit de vérifier si :

- le district dispose d'un plan de développement ;
- le district dispose d'un plan opérationnel ;
- les plans ci-dessus sont élaborés avec la participation de la communauté et des secteurs connexes et privés de la santé ;
- le district dispose d'un système de suivi, supervision et d'évaluation des activités (y a-t-il des outils à cet effet ?).

2- Développement de la participation communautaire

Il s'agit de vérifier si :

- les communautés sont organisées en structures de représentation au niveau des deux échelons ;
- ces structures sont sensibilisées sur la politique de santé et l'organisation du système de santé ;
- ces structures sont formées à assumer leurs rôles ;
- ces structures participent à la gestion effective du district ;

- il existe une plate-forme de partenariat entre les communautés et l'État.

3- Développement de la multisectorialité au niveau du district

Il s'agit de vérifier si :

- il existe une plate-forme de collaboration entre les secteurs public et privé régissant leurs relations ;

- le secteur privé est partie prenante du fonctionnement du district ; c'est-à-dire qu'il est intégré à toutes les activités de santé publique et de gestion opérationnelle ;

- il existe une plate-forme de collaboration entre la santé, les secteurs apparentés et les associations au niveau local ;

- les secteurs apparentés et les associations prennent activement part aux activités du district.

4- Mise en place et exploitation d'un système d'information sanitaire au niveau du district

Il s'agit de vérifier si :

- il existe un système d'information sanitaire au niveau du district (y a-t-il des outils à cet effet ?) ;

- ce système est utilisé pour la prise de décision au niveau local;

- les informations sont transmises au niveau supérieur ;

- le niveau inférieur reçoit une rétro information.

5- Développement des capacités des ressources humaines du district

Il s'agit de vérifier si :

- les ressources humaines du district sont suffisamment imprégnées sur la politique sanitaire et sur l'organisation du système de santé ;

- les ressources humaines du district ont reçu une formation ou un recyclage sur le plan technique (processus de soins médicaux, infirmiers, sociaux et en matière de technologies sanitaires) ;

- les ressources humaines du district ont reçu une formation ou un recyclage en gestion ;

- les ressources humaines du district ont été suffisamment sensibilisées au travail en équipe, à la communication et au partenariat.

6- Développement d'un système d'assurance et de contrôle de la qualité des soins et des services au niveau du district :

Il s'agit de vérifier si :

- il existe des normes, des protocoles de soins et des indicateurs des activités et programmes au niveau du district ;

- il existe au niveau du district, un dispositif avec des procédures administratives et techniques visant à travers l'identification continue des problèmes et la recherche des solutions appropriées, à améliorer la qualité des soins et services dispensés ;

- il existe des contrôles ou des évaluations périodiques de la qualité des soins et des services au niveau du district.

NB : les items relatifs à ces dix éléments peuvent être regroupés dans une grille d'analyse de base ou d'évaluation du niveau de viabilité des districts. La pondération peut être fixée par le pays ou l'organisme.

ANNEXE 3 : COUVERTURE DU TERRITOIRE EN DISTRICTS DE SANTÉ AU CAMEROUN EN DECEMBRE 2019[21]

N°	Régions	Nombre de districts	Liste des districts de santé
1	Adamaoua	09	Bankim ; Banyo ; Djohong ; Meiganga ; Ngaoundal ; Ngaoundéré Rural ; Ngaoundéré Urbain ; Tibati ; Tignère.
2	Centre	30	Akonolinga ; Awae ; ayos ; Bafia ; Biyem-Assi ; Cité verte ; Djoungolo ; Ebebda ; Efoula ; Elig-Essono ; Elig-Mfomo ; Eséka ; Essé ; Evodoula ; Mbalmayo ; Mbandjock ; Mbankomo ; Mfou ; Monatélé ; Nanga-Eboko ; Ndikiniméki ; Ngog-Mapubi ; Ngoumou ; Nkolbisson ; Nkolndong ; Ntui ; Obala ; Okola ; Sa'a ; Yoko.
3	Est	14	Abong6Mbang ; Batouri ; Bertoua ; Betare Oya ; Doumé ; Garoua Boulai ; Kette ; Lomié ; Mbang ; Messamena ; Moloundou ; Ndelele ; Nguelemendouka ; Yokadouma.
4	Extreme-Nord	31	Bogo ; Bourha ; Gazawa ; Goulfey ; Guere ; Guidiguis ; Hina ; Kaélé ; Kar-Hay ; Kolofata ; Kousseri ; Koza ; Mada ; Maga ; Makary ; Maroua1 ; Maroua2 ; Maroua3 ; Meri ; mindif ; Mogode ; Mokolo ; Mora ; Moulvoudaye ; Moutourwa ; Pette ; Roua ; Tokombere ; Vele ; Yagoua ; ; Fotokol.
5	Littoral	24	Abo ; Bangue ; Boko ; Bonassama ; Cité des Palmiers ; Deido ; Dibombari ; Edéa ; Japoma ; Logbaba ; Loum ; Manjo ; Manoka ; Mbanga ; Melong ; Ndom ; New-Bell ; Ngambe ; Njombe Penja ; Nkondjock ; Nkongsamba ; Nylon ; Pouma ; Yabassi.

---

[21] Source : Ministère de la Santé Publique. Direction de l'Organisation des Soins et de la Technologie Sanitaire. Sous-Direction des Soins de Santé Primaires. Service de la Viabilisation des districts de santé.

6	Nord	15	Bibemi ; Figuil ; Garoua1 ; Garoua2 ; Gashiga ; Golombe ; Guider ; Lagdo ; Mayo-Oulo ; Ngong ; Pitoa ; Poli ; Rey Bouba ; Tcholire ; Touboro.
7	Nord-Ouest	19	Ako ; Bafut ; Bali ; Bamenda ; Batibo ; Benakuma ; Fundong ; Kumbo East ; Kumbo West ; Mbengwi ; Ndop ; Ndu ; Njikwa ; Nkambe ; Nwa ; Oku ; Santa ; Tubah ; Wum
8	Ouest	20	Bafang ; Baham ; Bamendjou ; Bandja ; Bandjoun ; Bangangté ; Bangourain ; Batcham ; Dschang ; Foumban ; Foumbot ; Galim ; Kekem ; Kouoptamo ; Malantouen ; Massangam ; Mbouda ; Mifi ; Penka-Michel ; Santchou.
9	Sud	10	Ambam ; Djoum ; Ebolowa ; Kribi ; Lolodorf ; Meyomessala ; Mvangan ; Olamze ; Sangmelima ; Zoetelé.
10	Sud-Ouest	18	Akwaya ; Bakassi ; Bangem ; Buéa ; Ekondo-Titi ; Eyumodjock ; Fontem ; Konye ; Kumba ; Limbé ; Mamfé ; Mbonge ; Mundemba ; Muyuka ; Nguti ; Tiko ; Tombel ; Wabane.
TOTAL : 190 Districts De Santé			

ANNEXE 4 : INDICATEURS DE SURVEILLANCE DES PROGRES EN SANTÉ COMMUNAUTAIRE[13]

POUR CHAQUE INDICATEUR RETENU, IL EST DONNE UNE DEFINITION, LA FORMULE DE CALCUL ET EVENTUELLEMENT UN COMMENTAIRE

Indicateur n°1 : Survie de l'enfant

Définition : Pourcentage d'enfants vivants à la fin de leur première année.

Formule : La mortalité infantile

$$\frac{\text{Nombre d'enfants décédés à la fin de leur première année}}{\text{Nombre total de naissances vivantes pendant les 12 mois}}$$

Commentaire : Bien que la définition classique d'un enfant se réfère à 5 ans et moins, cet indicateur vise la première année critique de la vie.

Indicateur n°2 : Maternité à moindre risque

Définition : Pourcentage de femmes enceintes vivantes bien portantes au cours des 12 derniers mois.

Formule : La mortalité maternelle

$$\frac{\text{Nombre de femmes décédées pendant la grossesse ou l'accouchement au cours des 12 derniers mois}}{\text{Nombre total de naissances vivantes au cours des 12 derniers mois.}}$$

Commentaire : Un décès maternel est le décès d'une femme enceinte ou d'une parturiente (femme en travail) dans les 42 jours qui suivent l'accouchement, quels que soient l'âge, la durée et le site de la grossesse, à la suite de causes liées à la grossesse ou aggravées par elle ou par sa prise en charge, à l'exclusion des causes accidentelles.

Dans un district faiblement peuplé, le nombre de décès peut être recueilli et combiné avec les résultats des autres districts d'une province en vue d'obtenir les chiffres plus significatifs.

---

[13] Reproduit avec autorisation de Monekosso, G. L., 1994, *Gestion sanitaire au niveau du district ; directives de mise en œuvre : de la médiocrité à l'excellence des prestations sanitaires*, Genève, OMS : 118-120.

Indicateur n°3 : Année de vie productive

Définition : Pourcentage d'années de vie adulte (15 à 65 ans) préservées au cours des 12 derniers mois.

Formule : Mortalité chez les adultes

Nombre d'adultes (15-65 ans) décédés au cours des 12 derniers mois

Nombre d'adultes (15-65 ans) vivants au cours des 12 derniers mois

Commentaire : 65 ans ont été définis par l'Organisation internationale du travail (O.I.T.), comme étant la limite supérieure d'âge de production. Cet indicateur est utile pour démontrer l'effet économique sur la famille et sur la communauté des décès précoces dans le groupe d'âge de production. Il est surtout utile lorsque beaucoup d'adultes sont affectés et meurent de problèmes de santé comme le SIDA.

Cet indicateur fut introduit dans le jeu des indicateurs de santé pour la première fois en 1993.

Indicateur n°5 : Taux de couverture vaccinale

Définition : Pourcentage d'enfants âgés de 12 à 23 mois complétement vaccinés avant leur premier anniversaire :

Formule :

Nombre d'enfants âgés de 12 à 23 mois complètement vaccinés avant leur anniversaire

Nombre total d'enfants âgés de 12 à 23 mois examinés.

Commentaire : La vaccination complète signifie qu'un enfant a eu le BCG, 3 doses de DTCoq, 3 doses de polio en dehors de polio o et le vaccin contre la rougeole.

Indicateur n°5 : Couverture en planning familial

Définition : Pourcentage de femmes âgées de 15 à 49 ans qui, au moment de l'enquête, utilisent une des méthodes modernes du planning familial.

Formule :

Nombre de femmes âgées de 15 à 49 ans utilisant une méthode moderne de planning familial au moment de l'enquête

Nombre total de femmes âgées de 15 à 49 ans enquêtées

Commentaire : Seules les femmes non enceintes sont éligibles.

Les méthodes modernes de planning familial sont les contraceptifs tels que les pilules, les injections, les implants, la chirurgie, les dispositifs intra-utérins, et les méthodes de barrière (condom, diaphragme et spermicides).

Indicateur n°6 : Couverture en médicaments essentiels

Définition : Pourcentage de ménages qui ont en permanence des médicaments essentiels disponibles sur place ou à moins d'une heure de marche.

Formule :

Nombre de ménages qui ont un accès permanent aux médicaments
essentiels sur place ou à moins d'une heure de marche
_____

Nombre total de ménages enquêtés.

Commentaire : Recueillir l'information auprès du chef de ménage. Une heure correspond à la durée de marche dans un sens. La source de médicaments peut être publique ou privée.

Indicateur n°7 : Taux d'alphabétisation des adultes

a) *Taux d'alphabétisation masculine*

Définition : pourcentage d'hommes capables de lire et/ou écrire dans n'importe quelle langue.

Formule :

Nombre d'hommes âgés de 15 ans et plus qui sont capables
de lire et ou écrire dans n'importe quelle langue
_____

Nombre total d'hommes enquêtés âgés de 15 ans et plus.

b) *Taux d'alphabétisation féminine*

Définition : Pourcentage de femmes capables de lire et/ou écrire dans n'importe quelle langue

Formule :

Nombre de femmes âgées de 15 ans et plus qui sont capables de lire et/ou
écrire dans n'importe quelle langue
_____
Nombre total de femmes enquêtées âgées de 15 ans et plus.

Indicateur n°8 : Sécurité alimentaire des ménages

Définition : Pourcentage de ménages ayant consommé au moins un repas régulier par jour au cours des 12 derniers mois.

Formule :

Nombre de ménages ayant consommé au moins un repas régulier par jour au cours des 12 derniers mois

───

Nombre total de ménages enquêtés

Commentaire : Un certain nombre de rapports d'enquête révèlent que le nombre de repas pris par jour reflète bien ce que la population consomme, sans tenir compte de son aptitude à cultiver ou à se procurer des aliments. La préoccupation principale ici est que tous les membres de famille aient un repas par jour, quelle que soit la valeur nutritive.

Indicateur n°9 : Approvisionnement en eau de la communauté

Définition : Pourcentage de ménages qui ont accès à l'eau potable à domicile ou à une demi-heure de marche.

Formule :

Nombre de ménages qui ont accès à l'eau potable à domicile ou à une demi-heure de marche

───

Nombre total des ménages enquêtés

Commentaire : Ces indicateurs incluent au moins les éléments (composantes des SSP) de la déclaration d'ALMA ATA. Ils constituent les paramètres pour suivre la mise en œuvre **du Paquet minimum de Santé de district**, et pour en mesurer le progrès.

Notre production autour de la Collection « Savoir pour mieux agir »

La Collection Santé Publique « *Savoir pour mieux agir* » propose depuis 1995 à la communauté nationale et internationale de la Santé Publique, des ouvrages destinés à répondre aux besoins d'information et de formation pour une prise de décision éclairée par tous et pour le bien-être de tous. Les produits de cette Collection sont des fruits de la recherche permanente d'un Groupe interdisciplinaire de Cadres Africains dirigé par l'Auteur.

DANS CETTE COLLECTION

Déjà parus :

- **RÉORIENTATION DES SOINS DE SANTÉ PRIMAIRES AU CAMEROUN** : Module de formation de l'Aide-Soignant au Cameroun, 1995, Dominique Kondji Kondji.

- **RÉORIENTATION DES SOINS DE SANTÉ PRIMAIRES AU CAMEROUN** : Module de formation du personnel sanitaire, 1995, Dominique Kondji Kondji.

- **INFORMATION - ÉDUCATION - COMMUNICATION POUR LA SANTÉ** : Manuel de formation du personnel sanitaire TOME I, 1995, Dominique Kondji Kondji.

- **POLITIQUE ET SYSTEME DE SANTÉ**. Evolution Historique au Cameroun : de la conceptualisation à l'opérationnalisation, 2005, Dominique Kondji Kondji.

A paraître :

- **COMMUNICATION POUR LA SANTÉ** : Concepts, Aspects psychosociologiques, Approches et Outils : Manuel de renforcement des compétences des acteurs et Partenaires du secteur de la santé. Dominique Kondji Kondji.

- **COMMUNICATION POUR LA SANTÉ** : Planification-mise en œuvre-Suivi et Evaluation : Manuel de renforcement de compétences des acteurs et partenaires du secteur de la santé. Dominique Kondji Kondji.

- **SANTÉ COMMUNAUTAIRE PAR TOUS** : Du Diagnostic participatif à l'élaboration des projets de développement communautaire. Dominique Kondji Kondji.

-    SANTÉ POUR TOUS ET PAR TOUS : ce que nous devons tous savoir et savoir-faire pour que l'ignorance cesse de tuer à grande échelle en Afrique.

Table des matières

321